Praktische preventie

Praktische preventie

Redactie
T.O.H. de Jongh
H.G.L.M. Grundmeijer
E.H. van de Lisdonk

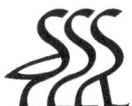

Bohn Stafleu van Loghum
Houten 2009

© 2009 Bohn Stafleu van Loghum, onderdeel van Springer Uitgeverij

Alle rechten voorbehouden. Niets uit deze uitgave mag worden verveelvoudigd, opgeslagen in een geautomatiseerd gegevensbestand, of openbaar gemaakt, in enige vorm of op enige wijze, hetzij elektronisch, mechanisch, door fotokopieën of opnamen, hetzij op enige andere manier, zonder voorafgaande schriftelijke toestemming van de uitgever.

Voor zover het maken van kopieën uit deze uitgave is toegestaan op grond van artikel 16b Auteurswet 1912 j° het Besluit van 20 juni 1974, Stb. 351, zoals gewijzigd bij het Besluit van 23 augustus 1985, Stb. 471 en artikel 17 Auteurswet 1912, dient men de daarvoor wettelijk verschuldigde vergoedingen te voldoen aan de Stichting Reprorecht (Postbus 3051, 2130 KB Hoofddorp). Voor het overnemen van (een) gedeelte(n) uit deze uitgave in bloemlezingen, readers en andere compilatiewerken (artikel 16 Auteurswet 1912) dient men zich tot de uitgever te wenden.

Samensteller(s) en uitgever zijn zich volledig bewust van hun taak een betrouwbare uitgave te verzorgen. Niettemin kunnen zij geen aansprakelijkheid aanvaarden voor drukfouten en andere onjuistheden die eventueel in deze uitgave voorkomen.

ISBN 978 90 313 6325 4
NUR 871

Ontwerp omslag: A-Graphics Design, Apeldoorn
Ontwerp binnenwerk: Studio Bassa, Culemborg
Automatische opmaak: Pre Press Media Groep, Zeist

Bohn Stafleu van Loghum
Het Spoor 2
Postbus 246
3990 GA Houten

www.bsl.nl

Inhoud

	Voorwoord	13
	Literatuur	15
	Medewerkers	16
	Redactie	16
	Auteurs	16
	Referenten	17
	ALGEMEEN	19
1	**Kenmerken van individuele preventie**	21
	E.H. van de Lisdonk	
	Individuele versus collectieve preventie	22
	Vormen van individuele preventie	24
	Resultaten van individuele preventie	26
	Mogelijkheden en problemen van individuele preventie in de praktijk	30
	Samenvattend	35
	Literatuur	35
2	**De complexiteit van risicofactoren**	37
	T.O.H. de Jongh	
	Literatuur	42
	RISICOFACTOREN VOOR HART- EN VAATZIEKTEN	45
3	**De preventie van hart- en vaatziekten**	47
	H.G.L.M. Grundmeijer	
	Pathogenese	47
	Risicofactoren voor hart- en vaatziekten	48
	Literatuur	58

4	**Hypertensie**	61
	H.G.L.M. Grundmeijer	
	Epidemiologie van hypertensie	62
	Soorten hypertensie en invloedsfactoren	63
	Medicamenteuze behandeling	67
	Voor de praktijk	70
	Literatuur	71
5	**Dislipidemie**	73
	M. Bruinsma	
	Dislipidemie en het risico op HVZ	74
	Epidemiologie van dislipidemie	75
	Factoren van invloed op de prevalentie van dislipidemie	77
	Preventie van dislipidemie	81
	Voor de praktijk	84
	Literatuur	84
6	**Roken**	87
	J.M.B. van Warmerdam en H. de Vries	
	Prevalentie van roken	88
	Factoren van invloed op de epidemiologie van roken	90
	Preventieve mogelijkheden	90
	Stoppen met roken	91
	Voor de praktijk	94
	Literatuur	95
7	**Overgewicht**	97
	T.O.H. de Jongh en E.M.H. Mathus-Vliegen	
	Overgewicht als risicofactor voor hart- en vaatziekten	97
	Epidemiologie van overgewicht	100
	Factoren van invloed op de prevalentie van overgewicht	100
	Preventieve mogelijkheden	103
	Voor de praktijk	108
	Literatuur	108

8	**Bewegingsarmoede** O. Wassenaar	111
	Bewegingsarmoede als risicofactor voor hart- en vaatziekten	112
	Epidemiologie van bewegingsarmoede	113
	Preventieve mogelijkheden	114
	Conclusie	116
	Voor de praktijk	117
	Literatuur	117
9	**Diabetes mellitus** W.J.C. de Grauw	119
	Epidemiologie van diabetes mellitus	120
	Factoren van invloed op de incidentie van diabetes mellitus	120
	Mogelijkheden voor preventie	121
	Effect van behandeling hyperglykemie op complicaties	125
	Voor de praktijk	130
	Literatuur	130
10	**Alcohol** J.C. Bakx	133
	Prevalentie van problematisch alcoholgebruik	136
	Factoren van invloed op alcoholgebruik	137
	Preventie van overmatig alcoholgebruik	138
	Voor de praktijk	140
	Literatuur	140
11	**Voeding** J.J. van Binsbergen	143
	Voedingsadviezen ter preventie van hart- en vaatziekten	144
	Richtlijnen Goede Voeding	148
	Voor de praktijk	150
	Literatuur	150
12	**Medicijnen met een risico voor hart- en vaatziekten** H.G.L.M. Grundmeijer	153
	Orale anticonceptiva	153
	Corticosteroïden	154

	NSAID's	155
	Antidepressiva	155
	Literatuur	156
	CARCINOMEN	159
13	**Mammacarcinoom**	161
	H.G.L.M. Grundmeijer	
	Incidentie van mammacarcinoom	161
	Factoren van invloed op de incidentie van mammacarcinoom	162
	Preventieve mogelijkheden	165
	Voor de praktijk	168
	Literatuur	168
14	**Cervixcarcinoom**	171
	I. Statius Muller	
	Epidemiologie van cervixcarcinoom	171
	Humaan papillomavirus	172
	Risicofactoren	174
	Mogelijkheden voor preventie	175
	Voor de praktijk	181
	Literatuur	181
15	**Longcarcinoom**	183
	S.S.L. Mol	
	Epidemiologie van longcarcinoom	184
	Factoren van invloed op de incidentie van longcarcinoom	185
	Preventieve mogelijkheden	187
	Voor de praktijk	188
	Literatuur	189
16	**Coloncarcinoom**	191
	T.O.H. de Jongh	
	Epidemiologie van colorectale carcinomen	191
	Risicofactoren voor colorectale carcinomen	193
	Preventieve mogelijkheden	197
	Voor de praktijk	199
	Literatuur	200

17	**Prostaatcarcinoom**	203
	W.K. van der Heide en K. van der Meer	
	Epidemiologie van prostaatcarcinoom	204
	Risicofactoren voor prostaatkanker	206
	Preventieve mogelijkheden	208
	Voor de praktijk	211
	Literatuur	211
18	**Huidcarcinoom**	213
	W.K. van der Heide en K. van der Meer	
	Epidemiologie van huidcarcinomen	214
	Factoren van invloed op de incidentie van huidcarcinoom	218
	Risicofactoren voor verschillende soorten huidcarcinoom	221
	Preventieve mogelijkheden	224
	Voor de praktijk	230
	Literatuur	230
	INFECTIEZIEKTEN	233
19	**Inleiding preventie van infectieziekten**	235
	T.O.H. de Jongh	
	Preventieve maatregelen bij infectieziekten	235
	Literatuur	237
20	**Influenza**	239
	G.A. van Essen	
	Epidemiologie van influenza	241
	Preventieve mogelijkheden	243
	Voor de praktijk	246
	Literatuur	247
21	**Hepatitis**	249
	E.H. van de Lisdonk	
	Epidemiologie van hepatitis	250
	Factoren van invloed op de incidentie van hepatitis	251
	Preventieve mogelijkheden	252
	Voor de praktijk	255
	Literatuur	256

22	**Pneumokokken**	257
	H.A. Thiadens en T.O.H. de Jongh	
	Epidemiologie van pneumokokkeninfecties	257
	Preventieve mogelijkheden	258
	Voor de praktijk	261
	Literatuur	261
23	**Endocarditis**	263
	M.C. van der Wel	
	Epidemiologie van endocarditis	265
	Preventieve mogelijkheden	266
	Voor de praktijk	270
	Literatuur	270
24	**Wondinfecties en tetanus**	273
	H.G.L.M. Grundmeijer	
	Tetanus	274
	Epidemiologie van tetanus	275
	Preventieve mogelijkheden	276
	Voor de praktijk	277
	Literatuur	278
25	**Seksueel overdraagbare aandoeningen**	281
	T.O.H. de Jongh	
	Epidemiologie van soa	287
	Risicofactoren voor soa's	288
	Preventieve mogelijkheden	288
	Voor de praktijk	292
	Literatuur	292
	OVERIGE AANDOENINGEN	295
26	**Veneuze trombo-embolie**	297
	M.K. van Alphen	
	Epidemiologie van diepe veneuze trombose	298
	Risicofactoren voor diepe veneuze trombose	299
	Preventieve mogelijkheden	301
	Voor de praktijk	303
	Literatuur	303

27	**Aneurysma van de aorta abdominalis**	305
	H.G.L.M. Grundmeijer en D.T. Ubbink	
	Epidemiologie van AAA	306
	Factoren van invloed op de incidentie van AAA	306
	Opsporen van een AAA	306
	Voor de praktijk	307
	Literatuur	308
28	**Osteoporose**	309
	H.G.L.M. Grundmeijer	
	Epidemiologie van osteoporose	310
	Risicofactoren voor osteoporose	310
	Preventieve mogelijkheden	312
	Voor de praktijk	313
	Literatuur	315
	Register	316

Voorwoord

Dat voorkomen beter is dan genezen, is een wijsheid die door weinig mensen zal worden bestreden. Voor de volksgezondheid is preventie belangrijk: in de twintigste eeuw is de gemiddelde levensverwachting in Nederland met 25 jaar verlengd, een groot deel daarvan was te danken aan de verbeterde leefomstandigheden en preventie, meer dan aan de curatieve zorg.[1] Toch wordt in Nederland aan de preventieve gezondheidszorg volgens het CBS slechts 3,4 procent van de totale zorgkosten uitgegeven.[2] Als er al aandacht wordt geschonken aan preventie, gaat het vooral om preventie op populatieniveau, zoals bevolkingsonderzoeken en vaccinaties. De aandacht voor individuele preventie, de mogelijkheden van de arts in zijn spreekkamer, is aanzienlijk minder. Toch komen aspecten van individuele preventie in veel contacten met patiënten aan de orde, zowel bij huisartsen als bij andere medische specialisten.
In de curatieve geneeskunde is evidence based klinisch redeneren momenteel een must. Het ingrijpen bij mensen die nergens last van hebben en meestal niet om ingrijpen vragen, zoals het geval is preventie, vraagt nog meer zekerheid dat de beslissing zorgvuldig is genomen. Het verzamelen van de kennis om die beslissing gefundeerd te nemen is vaak een moeizaam proces. Wetenschappelijke publicaties betreffen de resultaten van epidemiologisch populatieonderzoek, meestal van streng geselecteerde, gezonde, blanke mensen van middelbare leeftijd. Het is lang niet altijd duidelijk wat de betekenis daarvan is voor de persoon die voor uw bureau zit.
Ook in het medisch onderwijs wordt veel minder aandacht besteed aan preventie dan aan curatie en er wordt zeker weinig aandacht besteed aan de besluitvorming van de arts bij individuele preventie.

DOEL
Dit boek is geschreven om de mogelijkheden en resultaten van preventie te beschrijven, gebaseerd op de huidige stand van de wetenschap. Het doel van dit boek is aan medisch studenten, artsen in

opleiding en praktiserende (huis)artsen kennis te verschaffen over de belangrijkste factoren die een rol spelen bij het bepalen van een individueel risicoprofiel voor een aantal veelvoorkomende aandoeningen en over de mogelijkheden om deze risico's beïnvloeden. Hierdoor is de lezer beter in staat om preventieve maatregelen en adviezen op hun praktische waarde te beoordelen en toe te passen.

In dit boek wordt uitgegaan van de preventieve mogelijkheden bij iemand die advies vraagt om een aandoening te voorkomen en/of iemand die een groter (toekomstig) risico heeft op een bepaalde afwijking dan zijn leeftijdsgenoten. Het gaat dus niet om collectieve preventieve maatregelen gericht op de hele bevolking, zoals het rijksvaccinatieprogramma.

Om pragmatische redenen is in dit boek alleen de preventie van somatische aandoeningen beschreven, hoewel ook de preventie van psychosociale en psychiatrische problemen voor alle praktiserende artsen van belang is.

INHOUD EN STRUCTUUR

Het boek begin met twee algemene hoofdstukken, waarin de kenmerken van individuele preventie en de complexiteit van risicofactoren worden behandeld.

De aandoeningen die in de daaropvolgende delen worden beschreven, zijn geselecteerd aan de hand van de volgende criteria: de te voorkomen aandoening moet een medisch belangrijke aandoening zijn en er moeten effectieve preventieve maatregelen mogelijk zijn. Op basis van deze twee criteria zijn de volgende onderwerpen geselecteerd:
- risicofactoren voor hart- en vaatziekten;
- een aantal maligniteiten;
- een aantal infectieziekten;
- enkele andere aandoeningen zoals osteoporose en veneuze trombose.

Alle onderwerpen worden zoveel mogelijk behandeld volgens een vaste structuur, waarbij de te voorkomen aandoening centraal staat. De risicofactoren voor iedere aandoening worden geanalyseerd en per risicofactor wordt beschreven welke mogelijkheden er zijn om deze factor te beïnvloeden en/of vroegopsporing te verrichten. Ten slotte wordt beschreven wat de invloed is van iedere actie op de incidentie van de te vermijden aandoening.

Indien er een recente NHG-Standaard of CBO-consensusafspraak over het beschreven onderwerp is verschenen, is deze als basis voor een artikel gebruikt. Verder hebben de auteurs de volgende bronnen geraadpleegd: alle in Medline opgenomen artikelen met de relevantie zoektermen, *Huisarts en Wetenschap*, Nederlandse morbiditeitsregistraties (Nivel, Transitieproject, CMR Nijmegen), medische leerboeken. De literatuur is minimaal bijgehouden tot zomer 2008.

Dit boek is geschreven door artsen die betrokken zijn bij het onderwijs aan medisch studenten, met hulp van een aantal specialisten op het gebied van preventie.
De redactie

Literatuur

1 Mackenbach JP. Hervorming publieke gezondheid nodig. Nieuwe bedreigingen vereisen krachtig beleid. Medisch Contact 2005;60:568-71.
2 Smit JM, Freese MFC, Groen J. Working paper zorgrekeningen 1998-2004. Voorburg: Centraal Bureau voor de Statistiek, 2006.

Medewerkers

Redactie

Dr. H.G.L.M. Grundmeijer, huisarts, AMC-UvA, afdeling Huisartsgeneeskunde, divisie Klinische methoden & Public Health
Drs. T.O.H. de Jongh, huisarts, LUMC, afdeling Public Health en Eerstelijnsgeneeskunde
Dr. E.H. van de Lisdonk, huisarts, UMC St Radboud, afdeling Eerstelijns Geneeskunde

Auteurs

Dr. M.K. van Alphen, huisarts, VUmc, afdeling Huisartsgeneeskunde
Dr. J.C. Bakx, huisarts, UMC St Radboud, afdeling Eerstelijnsgeneeskunde
Prof.dr. J. J. van Binsbergen, huisarts, UMC St Radboud, afdeling Eerstelijnsgeneeskunde
Dr. M. Bruinsma, huisarts, UMC Groningen, afdeling Huisartsgeneeskunde
Dr. G.A. van Essen, huisarts, UMC Utrecht, Julius Centrum voor Gezondheidswetenschappen en Eerstelijns Gezondheidszorg
Dr. W.J.C. de Grauw, huisarts, UMC St Radboud, afdeling Eerstelijnsgeneeskunde
Dr. H.G.L.M. Grundmeijer, huisarts, AMC-UvA, afdeling Huisartsgeneeskunde, divisie Klinische methoden & Public Health
Dr. W.K. van der Heide, huisarts, UMC Groningen, afdeling Huisartsgeneeskunde
Drs. T.O.H. de Jongh, huisarts, LUMC, afdeling Public Health en Eerstelijnsgeneeskunde
Dr. E.H. van de Lisdonk, huisarts, UMC St Radboud, afdeling Eerstelijns Geneeskunde
Prof.dr. E.M.H. Mathus-Vliegen, maag-darm-leverarts, AMC-UvA, afdeling Interne Geneeskunde

Prof. K. van der Meer, huisarts, UMC Groningen, afdeling Huisartsgeneeskunde

Dr. S.S.L. Mol, huisarts, UMC Utrecht, Julius Centrum voor Gezondheidswetenschappen en Eerstelijns Gezondheidszorg

Drs. I. Statius Muller, huisarts, AMC-UvA, afdeling Huisartsgeneeskunde, divisie Klinische methoden & Public Health

Dr. H.A. Thiadens, huisarts, LUMC, afdeling Public Health en Eerstelijnsgezondheidszorg

Dr. D.T. Ubbink, chirurg/epidemioloog, AMC-UvA, concernstaf Kwaliteit en Procesinnovatie

Dr. H. de Vries, huisarts, VUmc, afdeling Huisartsgeneeskunde

Drs. J.M.B. van Warmerdam, huisarts, VUmc, afdeling Huisartsgeneeskunde

Drs. O. Wassenaar, huisarts, VUmc, afdeling Huisartsgeneeskunde

Drs. M.C. van der Wel, huisarts, UMC St Radboud, afdeling Eerstelijnsgeneeskunde

Referenten

Prof. P.J. van den Broek, internist-infectioloog, LUMC, afdeling Interne Geneeskunde

Dr. R.T. de Jongh, VUmc, afdeling Interne Geneeskunde

Prof. A. Verbeek, epidemioloog, UMC St Radboud, afdeling Epidemiologie, Biostatistiek en Health Technology Assessment

Algemeen

1 Kenmerken van individuele preventie

E.H. van de Lisdonk

Onder individuele preventie vallen de adviezen en handelingen van een arts aan een individu dat een verhoogd risico heeft op een bepaalde ziekte, met als doel ziekte te voorkómen en gezondheid te bevorderen. Individuele preventie is gebaseerd op kennis van groepen mensen met het risico op een bepaalde ziekte. Die kennis wordt in de praktijk door de arts op het individu toegesneden.

PREVENTIE IN SOORTEN
In het volksgezondheidsmodel worden drie vormen van preventie onderscheiden.
- Ziektepreventie: maatregelen gericht op het ontstaan van specifieke ziekten of vroegtijdige opsporing daarvan. Daarover gaat dit boek vooral.
- Gezondheidsbescherming: algemene maatregelen zoals de aanleg van goede riolering, veilig drinkwater, verkeersveiligheid en goede huisvesting. Ook het beheersen van blootstelling aan gevaarlijk stoffen op het werk, in de voeding of in het milieu hoort hierbij. Dit is vooral een collectieve verantwoordelijkheid van de overheid.
- Gezondheidsbevordering: maatregelen gericht op het gezonder maken van ons gedrag. Die kunnen gericht zijn op de algemene bevolking, groepen of individuen. Voor werkelijke gezondheidsbevordering zijn vaak gecombineerde maatregelen nodig. De invloed van de maatregelen is vaak moeilijk te meten, zodat vaak procesuitkomsten worden gebruikt: deelnemers aan een cursus over goede voeding, kennis of bewustwording van ongezond gedrag, daling van cholesterolgehalte of verandering in rookgedrag.

In het CVZ-rapport *Van preventie verzekerd* (www.cvz.nl) wordt een nieuwe indeling van preventie voorgesteld.

- Universele preventie: gericht op de gehele populatie of een deelpopulatie die geen verhoogd risico op ziekte heeft. Het doel is de kans op het ontstaan van ziekte of risicofactoren verminderen. Een voorbeeld is de actie van de overheid om het gebruik van autogordels te bevorderen.
- Selectieve preventie: gericht op groepen met een (hoog) risico op een bepaalde aandoening. Het doel is de gezondheid van specifieke risicogroepen bevorderen. Een voorbeeld is de opsporing van diabetes bij Hindoestanen.
- Geïndiceerde preventie: gericht op individuen bij wie nog geen ziekte gediagnosticeerd is, maar die risicofactoren of symptomen hebben die tot een ziekte of stoornis kunnen leiden. Een voorbeeld is het aanbieden van begeleiding aan iemand met veel stress met als doel surmenage voorkomen.
- Zorggerelateerde preventie: gericht op mensen met een of meer manifeste gezondheidsproblemen. Het doel is het individu ondersteunen, de ziektelast verminderen en comorbiditeit voorkomen.

Individuele versus collectieve preventie

Individuele preventie staat tegenover collectieve preventie, waarbij de maatregelen juist zonder onderscheid des persoons worden uitgevoerd. Individuele en collectieve preventie kunnen tegengestelde belangen en effecten hebben. Individuele preventie is maatwerk, vraagt individuele inspanningen van arts en patiënt en is gericht op winst voor het individu. Collectieve preventie is geprotocolliseerd handelen, vraagt algemene organisatorische en logistieke inspanningen en is gericht op winst op populatieniveau.

MAATWERK VERSUS WERK OP VASTE MAAT
Individuele preventie is maatwerk. De persoon van de patiënt en zijn omstandigheden bepalen in belangrijke mate of en zo ja hoe de arts de individuele preventie aanpakt. Zo zal een patiënt met een ernstige depressie weinig of niet toegankelijk zijn voor een dieetadvies. Huiselijke omstandigheden, beroep en werk kunnen de toegankelijkheid voor preventie, en de aard en het tijdstip van de preventieve actie beïnvloeden. Een advies om te stoppen met roken kan bijvoorbeeld wachten tot het examen is afgelegd. Een jonge vrouw die een recept voor foliumzuur komt vragen, wil waarschijnlijk zwanger worden. In datzelfde consult kan de arts maatwerk verrichten door bijvoorbeeld te spreken over leefregels, het gebruik van geneesmiddelen, de noodzaak van een bloedglucosebepaling of prenataal onderzoek naar het syn-

droom van Down. In individuele preventie kunnen dus diverse vormen worden gecombineerd.

Collectieve preventie is werk op vaste maat. Er is een strakke organisatie en gesmeerde logistiek. De inzet van middelen en menskracht is precies bepaald. De patiënt past zich aan de standaardprocedures aan. Deze aanpak is gericht op één enkele vorm van preventie, voor andere preventieve adviezen of activiteiten is geen plaats. Een patiënte die voor een mammografie komt bijvoorbeeld, moet zich op een ander tijdstip en/of andere plaats melden als zij ook haar cholesterol wil laten bepalen. In de aanpak van de collectieve preventie kunnen dus niet meer onderwerpen worden behandeld dan die waarin het programma voorziet.

DE PREVENTIEPARADOX

Met individuele preventie is met op het individu toegesneden activiteiten gewoonlijk een goede gezondheidswinst te behalen, maar dit geldt alleen voor die kleine groep individuen op wie de preventie gericht is. Met collectieve preventie is met gestandaardiseerde activiteiten een bescheiden gezondheidswinst te behalen, maar dan wel bij de gehele populatie. Deze tegenstelling in opbrengst staat bekend als de preventieparadox. De klassieke omschrijving van de preventieparadox luidt: 'A preventive measure which brings much benefit to the population offers little to each participating individual'.[1]

Individuele preventie is gericht op mensen met een hoog risico op een bepaalde ziekte en poogt dit hoge risico met op het individu toegesneden advisering of maatregelen te beïnvloeden. Deze werkwijze (de 'high risk-strategy', ook 'case finding' genoemd) past bij uitstek in de spreekkamer van de arts, waar de arts deze individuen kan motiveren en begeleiden. De inspanning betreft een kleine groep 'high risk'-patiënten bij wie wordt beoogd de kans op de ziekte te doen afnemen. Het risico op een bepaalde ziekte is statistisch zo verdeeld dat velen een licht verhoogd risico hebben en weinigen een sterk verhoogd risico, en juist bij de mensen met een hoog risico is veel winst te behalen. Het risico kan maximaal worden teruggebracht tot het risico dat iedereen op die aandoening heeft. Op het vóórkomen van de ziekte in de populatie heeft deze benadering gewoonlijk weinig of geen invloed, gezien het klein aantal mensen waarop deze betrekking heeft. Collectieve preventie daarentegen is gericht op de beïnvloeding van de determinanten van een ziekte in een dusdanige richting dat de incidentie van die ziekte vermindert. Deze werkwijze (de 'population strategy') past bij de 'public health'-benadering. Deze benadering betreft veel mensen, want velen hebben voor een bepaalde ziekte een licht verhoogde kans. In tegenstelling tot de effecten bij de individuele preventie zullen individuen weinig merken van de gezondheidswinst. Over de gehele bevolking genomen echter kan de gezondheidswinst groot zijn.[2]

DE (ON)AANTREKKELIJKHEID VAN INDIVIDUELE PREVENTIE

Het nadeel van preventieve maatregelen is dat het mensen betreft die geen klachten hebben en dat de effecten ervan weinig gevoeld en beleefd worden. Een succesvolle individuele interventie op risicofactoren voor hart- en vaatziekten zegt de patiënt weinig: de kans op een hartinfarct is volgens de boekjes afgenomen, maar hij kan er niet gerust op zijn aan dit lot nu definitief te ontsnappen. Preventie zal dus niet gemakkelijk populair worden aangezien je er zo weinig tastbaars voor terugkrijgt. Ook in wetenschappelijke zin zijn de effecten vaak moeilijk aan te tonen. Daarbij komt dat zo'n interventieprogramma veelomvattend is: het gaat over gewicht, roken, bloeddruk, cholesterol en bewegen. De gedragsveranderingen die op deze punten worden gevraagd zijn niet alleen moeilijk in te voeren, maar ook onaangenaam en moeilijk vol te houden.

Ten nadele van de individuele preventie geldt ook dat alleen de mensen met een hoog risico worden bereikt die een arts bezoeken. Anderen blijven rondlopen met hun ongezonde leefstijl, hoge bloeddruk en kans op een ernstige aandoening.

Tegenover de genoemde nadelen staan voor arts en patiënt belangrijke voordelen. (1) De 'high risk-strategy' is namelijk toegesneden op het individu met verhoogd risico. (2) Dit individu kan dankzij de preventieve actie gezondheidswinst boeken in de zin van risicoreductie (vaak meetbaar in de vorm van een gewichts-, bloeddruk- of cholesteroldaling) en (3) die potentiële gezondheidswinst motiveert tot deelname. (4) De groep met een hoog risico vormt maar een klein deel van de populatie, zodat de belasting voor de arts te overzien is. (5) De individuele preventie vindt plaats in de spreekkamer, er is geen aparte organisatie voor nodig. (6) Als gevolg hiervan is individuele preventie kosteneffectief uit te voeren.

Vormen van individuele preventie

Er zijn drie vormen van individuele preventie: primaire, secundaire en tertiaire preventie.[3]

PRIMAIRE PREVENTIE

Bij primaire preventie gaat het om de uitbanning of vermindering van het risico op ziekte.

In de praktijk zijn er diverse vormen van primaire individuele preventie.

- Hygiënische maatregelen zoals steriel werken bij chirurgische ingrepen en instructies aan een patiënt om de handen te wassen voor en na de verzorging van een huidinfectie.
- Vaccinatie tegen infectieziekten zoals een vaccinatie of vaccinatieadvies aan mensen die naar de tropen of subtropen reizen, een pneumokokkenvaccinatie na een miltextirpatie, tetanusvaccinatie na een verwonding, griepvaccinatie.
- GVO (Gezondheidsvoorlichting en -opvoeding) zoals het advies om te stoppen met roken, veilig te vrijen, een gezonde voeding te gebruiken en geregeld te bewegen.
- Risicofactoren opsporen, bijvoorbeeld door meting van bloeddruk en het cholesterolgehalte bij iemand met een belaste familieanamnese of het wegen van iemand die overduidelijk te zwaar is.
- Conditiebevorderende adviezen zoals oefeningen ter preventie van rugklachten, spierrekoefeningen ter preventie van sportblessures, geregeld opstaan en lopen als tromboseprofylaxe.
- Genetische screening of het ter sprake brengen hiervan bijvoorbeeld bij iemand met een erfelijke vorm van mammacarcinoom in de familie.
- Stoppen van onnodige diagnostiek en behandeling, zoals ondoelmatige gebruik van geneesmiddelen (bijv. chronisch gebruik van benzodiazepinen).

SECUNDAIRE PREVENTIE

Secundaire preventie is gericht op het aantonen van ziekte in een stadium dat er nog geen symptomen van die ziekte zijn.

Enkele vormen van secundaire individuele preventie zijn de volgende.

- Gerichte anamnese, zoals het navragen van alcoholgebruik bij iemand die 's morgens vroeg al (of nog) naar de 'kroeg' ruikt.
- Onderzoek, bijvoorbeeld lichamelijk onderzoek van de huid bij mensen die beroepsmatig veel buiten zijn, aanvullend diagnostisch onderzoek zoals pathologisch-anatomisch onderzoek van een door de arts verwijderde naevus of een nuchtere bloedglucosebepaling bij iemand met fors overgewicht.
- Instructie voor zelfonderzoek, bijvoorbeeld van de mammae bij een vrouw uit een familie waar mammacarcinoom voorkomt.

- Medisch ingrijpen, zoals een abortus bij aangetoonde ernstige intrauteriene afwijkingen van de vrucht.

TERTIAIRE PREVENTIE

Tertiaire preventie is gericht op het niet, later of in mindere mate optreden van de gevolgen van ziekte en op de bevordering van de kwaliteit van leven.
Enkele vormen van tertiaire individuele preventie zijn de volgende.
- Maatregelen in de verzorging zoals het gebruik van een antidecubitusmatras bij bedlegerige psychogeriatrische patiënten.
- Medicatiebewaking bij chronisch gebruik van geneesmiddelen, bijvoorbeeld met behulp van een dispenser of door het tellen van de geneesmiddelen.
- Geregeld lichamelijk onderzoek zoals voetinspectie bij patiënten met diabetes mellitus.
- Aanvullend onderzoek ter controle van het ziekteverloop zoals de bepaling van de bezinkingssnelheid bij polymyalgia rheumatica en het PSA-gehalte in het bloed bij patiënten met prostaatcarcinoom.
- Behandeling zoals hypoallergene voeding bij een kind met bewezen koemelkallergie.

Soms is er verwarring over deze termen. De opsporing van hypertensie is primaire preventie als hypertensie beschouwd wordt als een risicofactor voor hartvaatziekten; het kan secundaire preventie worden genoemd als hypertensie beschouwd wordt als een aandoening. Medicatie die een tweede hartinfarct moet voorkomen bij iemand die reeds een hartinfarct heeft gehad, wordt wel eens secundaire preventie genoemd, maar is eigenlijk tertiaire preventie.

Resultaten van individuele preventie

Om het resultaat van preventie in maat en getal uit te drukken is zorgvuldig meten voor en na de invoering van de preventieactiviteit noodzakelijk.

MAAT EN GETAL

Veelgebruikte uitkomstmaten bij epidemiologisch onderzoek (observationeel en interventieonderzoek) zijn de incidentie, de prevalentie, het relatieve risico en de oddsratio.

Incidentie

De incidentie is het aantal nieuwe gevallen van een ziekte of aandoening dat zich in een bepaalde tijdsspanne voordoet. Indien dit cijfer wordt bepaald in een cohort (dat is een populatie in onderzoek waartoe tijdens dat onderzoek geen nieuwe leden worden toegelaten), is de uitkomst de 'cumulatieve incidentie'. Indien het wordt vastgesteld in een dynamische populatie (dat is een populatie in onderzoek die op elk moment van het onderzoek door uitval of toetreding van nieuwe leden in omvang kan veranderen), is de uitkomst de 'incidentiedichtheid'.

Beide uitkomsten worden als breuk uitgedrukt, met in de teller het aantal nieuwe gevallen en in de noemer de omvang van de populatie (een absoluut getal, bijvoorbeeld 1000 personen, in geval van cumulatieve incidentie en in geval van incidentiedichtheid het aantal patiëntjaren, dat is het aantal jaren dat ieder uit de populatie gedurende een deel of heel de bestudeerde tijdsspanne aanwezig was) en de tijdsperiode (bijvoorbeeld een jaar).

Prevalentie

De prevalentie is het aantal bekende gevallen van een ziekte of aandoening in een vastgestelde tijdsspanne. Indien die tijdsspanne een bepaald meetmoment is, wordt gesproken van een puntprevalentie, als dit een langere duur (bijvoorbeeld een maand of jaar) is, wordt gesproken van een periodeprevalentie, die in bijzondere gevallen een leven lang kan zijn.

Prevalentie wordt als breuk uitgedrukt, met in de teller het aantal bekende gevallen en in de noemer de omvang van de populatie (een absoluut getal, bijvoorbeeld 1000 personen) die op het meetmoment (puntprevalentie) of gedurende de bestudeerde tijdsspanne (periodeprevalentie) aanwezig was.

Relatieve risico

Het relatieve risico (RR) is het quotiënt van de incidentie van de ziekte of aandoening nadat een interventie plaatsvond en de incidentie voordat (of zonder dat) de interventie plaatsvond.

Het relatieve risico is een absoluut getal zonder eenheid. Voor de bepaling van deze maat is een prospectief of follow-uponderzoek noodzakelijk.

Oddsratio

De oddsratio (OR) is het quotiënt van de 'odds' op een ziekte of aandoening nadat een interventie plaatsvond en de odds voordat de interventie plaatsvond. Een odds is de kansverhouding tussen het wel en niet optreden van een gebeurtenis. De oddsratio is dus de kansverhouding tussen het wel en niet optreden van een ziekte nadat de interventie of blootstelling plaatsvond, gedeeld door de kansverhouding tussen het wel en niet optreden van een ziekte voordat de interventie of blootstelling plaatsvond.

De oddsratio is een absoluut getal zonder eenheid. De bepaling van deze maat is geschikt voor patiëntcontroleonderzoek en dwarsdoorsnedeonderzoek. De oddsratio kan ook gebruikt worden in follow-uponderzoek, maar dan is het relatieve risico een nauwkeuriger maat.

De vraag of en hoe groot de effecten van preventieve maatregelen zijn, kan worden beantwoord met behulp van wetenschappelijk onderzoek. In preventieonderzoek worden de uitkomsten op diverse manieren weergegeven. In tabel 1.1 staan enkele veelgebruikte maten.[4]

Tabel 1.1 Uitkomstmaten in preventieonderzoek

risicomaten	omschrijving	getallenvoorbeeld
uitgangsrisico (het risico dat iedereen op deze aandoening heeft)	incidentie zonder interventie	5%
het risico na interventie (de incidentie bij mensen die een bepaalde maatregel hebben ondergaan of toegepast)	incidentie na interventie	4%
absolute risicoreductie (het absolute verschil tussen het risico na interventie en het uitgangsrisico)	incidentie zonder interventie minus incidentie na interventie	5% - 4% = 1% (= 0,01)
relatieve risicoreductie (de procentuele afname van het risico op de ziekte na interventie)	absolute risicoreductie gedeeld door uitgangsrisico	1% : 5% = 20
number needed to treat (NNT): het aantal mensen dat met de onderzochte aanpak moet worden behandeld om succes te bereiken bij één patiënt méér dan met de gebruikelijke aanpak	het absolute getal 1 gedeeld door absolute risicoreductie	1 : 0,01 = 100

Andere maten bij preventieonderzoek
- NNT (number needed to treat): het aantal mensen dat met de onderzochte aanpak moet worden behandeld om succes te bereiken bij één patiënt meer dan met de gebruikelijke aanpak.
- NNH (number needed to harm): het aantal mensen dat met de onderzochte aanpak moet worden behandeld, waarbij schadelijke bijwerkingen optreden bij één patiënt meer dan met de gebruikelijke aanpak.
- NNS (number needed to screen): het aantal mensen dat met de onderzochte aanpak moet worden gescreend om de gezochte aandoening op te sporen bij één patiënt meer dan met de gebruikelijke aanpak.
- NND (number needed to diagnose): het aantal mensen dat met de onderzochte aanpak moet worden onderzocht om de gezochte aandoening vast te stellen bij één patiënt meer dan met de gebruikelijke aanpak.

BEOORDELING VAN DE EFFECTEN VAN INDIVIDUELE PREVENTIE

Kennis over de omvang van risicoreducties komt uit publicaties van wetenschappelijk onderzoek. Deze kennis moet op waarde en toepasbaarheid worden geschat. Dat is een vaardigheid die een arts zich eigen kan maken. Op voorhand zijn daarbij enkele kanttekeningen te maken.
- De populatie waarin de risicoreductie werd bestudeerd kan, maar hoeft niet overeen te komen met de populatie waarin de arts werkt die het onderzoek leest.
- Het uitgangsrisico op de aandoening die is bestudeerd kan, maar hoeft niet hetzelfde te zijn in de populatie waarin de arts werkt die het onderzoek leest.
- Het zuivere uitgangsrisico is soms niet bekend, mede omdat al jaren preventieve maatregelen en behandelingen bekend zijn en ongestructureerd worden toegepast.
- De effecten die worden weergegeven betreffen soms intermediaire effecten en niet de feitelijke eindmaat (bijvoorbeeld een daling van het cholesterolgehalte is een intermediaire maat voor de feitelijke eindmaat hartinfarct).
- De follow-upduur van het onderzoek beïnvloedt het gemeten effect.

- De preventieve maatregelen kunnen verschillend worden uitgevoerd: eenmalig, herhaald, intermitterend gedurende langer tijd, en kunnen daarmee invloed hebben op de compliantie van de patiënt.
- Meting van de compliantie van de patiënt is niet in alle onderzoeken onderzocht.
- Een gevonden risicoreductie is de resultante van een werkelijk effect van de preventieve maatregelen, van het (statistisch) toeval en van het natuurlijk verloop; hoeveel van het effect daadwerkelijk aan de interventie is toe te schrijven, is gewoonlijk onbekend.

Het is dus zaak de beschikbare literatuur kritisch te lezen en op toepasbaarheid voor de eigen situatie te beoordelen. De exacte opbrengst van individuele preventie is gewoonlijk niet te geven, want die wordt in de context van de spreekkamer van de arts meestal niet onderzocht. Gegevens uit populatieonderzoek vormen vaak de enig beschikbare informatie.

Mogelijkheden en problemen van individuele preventie in de praktijk

Voordat individuele preventie wordt gestart, zijn de volgende afwegingen van belang.
- Hoe groter het uitgangsrisico op de ziekte, des te meer winst is er voor het individu te behalen.
- Hoe groter de absolute risicoreductie, des te meer winst is er voor het individu te behalen.
- Hoe minder nadelen de preventieve maatregelen meebrengen voor de deelnemer (in termen van tijd, geld, inspanning, betrokkenheid van derden), des te eerder zal een individu meewerken.
- Hoe eenvoudiger de organisatie van de preventieve maatregelen voor de arts is (past binnen de reguliere consulttijd, is te delegeren aan hulpkrachten), des te eerder zal een arts met individuele preventie beginnen.
- Hoe beter de patiënt voor de preventieve activiteit gemotiveerd is, des te groter is de kans op compliantie en dus op succes.

MOTIVATIE VOOR INDIVIDUELE PREVENTIE
Meestal moet de arts de patiënt motiveren voor individuele preventie. Een afweging van voor- en nadelen is daarvan een onderdeel. Daarbij komen de volgende thema's aan de orde: cijfers en de interpretatie daarvan, bijwerkingen, haalbaarheid, cognities en emoties en achtergrondkenmerken[5].

Cijfers

Vaak maakt de arts gebruik van cijfers omtrent het vóórkomen van de aandoening waarop de preventie gericht is en de daling van de kansen hierop dankzij de preventieve maatregelen. De deelnemer aan een preventieprogramma is van zijn kant geïnteresseerd in het effect van deelname voor hem persoonlijk. De absolute risicoreductie is het best geschikt om dat effect aan te geven.

Interpretatie van getallen

De arts moet uitleggen dat de absolute risicoreductie niet betekent dat de patiënt na deelname de ziekte met aan zekerheid grenzende waarschijnlijk niet zal krijgen; altijd blijft er minimaal het uitgangsrisico. Absolute risicoreductie en een blijvend uitgangsrisico zijn getallen die een orde van grootte aangeven van kansen voor de individuele patiënt. De waardering van die kansen wordt door persoonlijke opvattingen en ervaringen gekleurd.

Voorbeeld

Het effect van een behandeling met een smalspectrumpenicilline is dat de kans op een peritonsillair abces bij keelontsteking afneemt met 25 procent. Dat lijkt heel wat, maar deze 25 procent is een relatieve risicoreductie. Als de absolute kans op een peritonsillair abces 1,2 op 100 keelontstekingen is, dan daalt die kans met 25 procent naar 0,9. Dus van iets meer dan 1 procent naar iets minder dan 1 procent. Als de arts deze geringe absolute winst bespreekt met de patiënt die penicilline vraagt, en ook informatie geeft over de kans op bijwerkingen zoals diarree en een allergische reactie, dan ligt het, nog afgezien van de kosten, voor de hand geen recept te schrijven.

Bijwerkingen

Indien de preventieve activiteit een kans op onbedoelde neveneffecten met zich brengt, moet de patiënt daarover worden geïnformeerd. Bijvoorbeeld: op de plaats van de intramusculaire injectie van een vaccinatie kan zich een lokale ontstekingsreactie voordoen. Overstappen van fastfood naar slowfood vraagt veel bereidingstijd en brengt extra kosten mee. Bij de behandeling van hoge bloeddruk met geneesmiddelen is er een gerede kans op bijwerkingen van die middelen.

Haalbaarheid

Om de patiënt te motiveren is het van belang informatie te verstrekken over de wijze van uitvoering van de preventieve activiteit. Waar moet de patiënt heen, hoeveel tijd kost het, wat moet de patiënt precies doen, hoe lang moet hij dit volhouden, zijn er controles aan verbonden?

Cognities en emoties

De vraag of het voor een patiënt zinvol en acceptabel is om aan het preventieprogramma deel te nemen, kent naast de 'harde' of objectieve kant van de cijfers, de 'zachte' of subjectieve van de cognities en emoties. Dat geldt zowel voor de patiënt als voor de arts. De afweging over deelname pakt anders uit voor een patiënt met als dominante cognitie 'elke risicovermindering is de moeite waard' dan voor een patiënt met de cognitie 'ik ga me niet vermoeien als ik geen garanties krijg'. Emoties spelen evenzeer een rol, zoals de hoop op gezondheid en de vrees voor ziekte.

Achtergrondkenmerken

De motivatie voor het toepassen van individuele preventie is divers voor mensen van verschillende sociaal-economische status. Bij mensen met een lage sociaal-economische status is de motivatie gewoonlijk kleiner vanwege minder kennis (opleiding), geringere financiën, slechtere gezondheid en meer (geaccepteerd) ongezond gedrag.

ETHISCHE EN JURIDISCHE ASPECTEN VAN INDIVIDUELE PREVENTIE

In hoeverre is een arts verplicht om een preventief advies uit te brengen of een preventieve handeling uit te voeren waarvan de effectiviteit bewezen is? Staat het een arts vrij om geen advies te geven om te stoppen met roken aan een directiesecretaresse die onlangs een hartinfarct doormaakte? Bij een discussie hierover moet onderscheid worden gemaakt tussen het morele en het juridische aspect.

In morele zin heeft de arts de plicht de beste kennis aan te wenden om de gezondheid van een patiënt te bevorderen of te herwinnen. De Nederlandse artseneed begint als volgt: 'Ik zweer/beloof dat ik de geneeskunde zo goed als ik kan zal uitoefenen ten dienste van mijn medemens. Ik zal zorgen voor zieken, gezondheid bevorderen en lijden verlichten.' Gezondheid bevorderen zoals in deze eed staat, betekent dat de directiesecretaresse een advies om te stoppen met roken dient te krijgen van haar arts. Uiteraard is dit afhankelijk van de context, want als deze vrouw haar arts bezworen heeft met haar nooit, maar dan ook nooit, over het roken van sigaretten te spreken, dan getuigt het in morele zin van respect om er ook na het infarct op dit punt het zwijgen toe te doen.

In juridische zin is het volkomen duidelijk waar preventie door de wet wordt afgedwongen (denk aan het dragen van autogordels of de limiet voor alcohol in het verkeer). De wetgever spreekt zich echter niet uit over een verplichte deelname aan preventieve activiteiten binnen de geneeskunde. Sterker nog, de individuele vrijheid van de patiënt om al dan niet te participeren in (collectieve) preventieprogramma's prevaleert. De plicht, in juridische zin, van de arts om aandacht te besteden aan preventie is evenmin door de wetgever omschreven. Het onderwerp behoort toe aan de eigen professie.

Stoppen met roken
In de richtlijn van het Nederlands Huisartsen Genootschap (NHG) over de behandeling van COPD staat: 'Stoppen met roken is de belangrijkste stap in de behandeling van COPD. Het verdient aanbeveling hiervoor een gestructureerde aanpak te volgen zoals beschreven in het NHG-DKB-Stoppen met roken cahier.'

De professie geeft dus aanbevelingen en de arts is gerechtigd hiervan gemotiveerd af te wijken. Over het grijze gebied: geen advies geven om te stoppen met roken zonder motief, is jurisprudentie afwezig. Voordat een arts tot individuele preventie besluit, zal hij een aantal aspecten afwegen:
- de te verwachten resultaten (met name de te bereiken absolute risicoreductie);
- de investering in tijd (in hoeverre concurreert de individuele preventie met de andere taken van de arts);
- de investering in geld (wordt de preventie vergoed?);
- de vraag hoe de patiënt de activiteit zal ontvangen ('goed dat u me dat vraagt, dokter' of 'dat is mijn zaak, waar bemoeit u zich mee');
- de vraag wiens verantwoordelijkheid het is: die van de patiënt, die van de arts, die van de maatschappij;
- de filosofische overweging of menselijk geluk gediend is met meer preventie, meer gerichtheid op lichamelijke gezondheid, meer testen en meer medische bemoeienis.

Dat zorgvuldige afweging van baten en lasten nodig is, blijkt uit problemen die recentelijk in de geneeskunde zijn ontstaan. Door verbetering van de diagnostische methoden (genetica, beeldvormende technieken, biochemie) worden bij het toepassen van individuele preventieve maatregelen ook (toevals)bevindingen gedaan die (misschien) geen consequenties hebben omdat het natuurlijk verloop onvoldoende bekend is (drager zijn van een bepaald gen) of die onbehandelbaar zijn (een inoperabel carcinoom). Dit is informatie die de onderzochte en soms ook de arts ongerust kan maken, en die onzekerheid oproept over de vraag of er meer onderzoek moet worden gedaan of dat er een behandeling gestart moet worden.

EISEN

In het raamplan 2009 staan de volgende eisen met betrekking tot preventie.[6]

De juist afgestudeerde arts als gezondheidsbevorderaar erkent en bepleit actief het belang van preventieve gezondheidszorg voor de individuele patiënt, patiëntengroepen en de maatschappij. De arts draagt dit belang individueel dan wel in teamverband uit aan beleidsmakers op het terrein van de volksgezondheid en brengt preventieve gezondheidszorg (primair, secundair, tertiair) waar mogelijk in de praktijk.

De juist afgestudeerde arts heeft de bekwaamheid:
1 Kennis over de determinanten van gezondheid en ziekte toe te passen in de praktijk en mee te werken aan maatregelen die de gezondheid van individuen en groepen bevorderen:
 • inzicht te tonen in factoren die de gezondheid kunnen beïnvloeden waaronder gedragsmatige, genetische, psychosociale, economische en biologische factoren;
 • inzicht te tonen in etiologie en pathogenese als stappen van gezond naar ziek;
 • de mogelijkheid voor interventies op verschillende niveaus te herkennen en deze toe te passen;
 • inzicht te tonen in de wijze waarop gezondheidszorgbeleid wordt ontworpen en methoden om ontwikkelingen in de gezondheidszorg te beïnvloeden toe te passen.
2 Risicovolle determinanten van gezondheid op het niveau van het individu, (patiënten)groepen en maatschappij te herkennen:
 • informatie over determinanten van gezondheid op individueel patiëntenniveau en groepsniveau te verzamelen en deze informatie in het medisch handelen te integreren;
 • kennis van epidemiologie in de praktijk toe te passen op het niveau van de individuele patiënt;
 • kennis van de epidemiologie in de praktijk toe te passen op het niveau van (patiënten)groepen en de maatschappij.

3 Adequaat te reageren op risicovolle determinanten van gezondheid op het niveau van het individu, (patiënten)groepen en de maatschappij:
  - zich gevolgen van eigen (infectie)ziekten voor patiënten te realiseren en zijn gedrag daarop aan te passen;
  - kennis over de gezondheidsvoorlichting in de praktijk toe te passen en de effecten van preventieve maatregelen in relatie tot modellen voor gezondheidsvoorlichting te benoemen;
  - inzicht te tonen in zijn plaats als arts in de gezondheidszorg en de voorbeeldfunctie die hiervan uitgaat te erkennen.

De juist afgestudeerde arts heeft kennis van en inzicht in preventie:
- gericht op algemene leefstijlfactoren (voeding, genotmiddelen, beweging);
- gericht op leef- en werkomgeving;
- preventie van infecties/ infectieverspreiding;
- preventie van hart- en vaatziekten;
- preventie van erfelijke en andere aangeboren aandoeningen;
- preventie van groei- en ontwikkelingsstoornissen.

Samenvattend

Individuele preventie verdient een plaats naast de collectieve preventie. Het is een concrete en goed uitvoerbare taak in de dagelijks praktijk van een arts. De arts kan deze preventieve activiteiten geïntegreerd in een consult en toegesneden op de mogelijkheden van de patiënt vormgeven. Individuele preventie concurreert in tijd en aandacht wel met de andere taken van een arts. De arts zal dan ook een zorgvuldige afweging moeten maken alvorens bepaalde vormen van preventie in het repertoire op te nemen. Het is een belangrijke professionele vaardigheid om de medewerking van de patiënt te verkrijgen. De gezondheidseffecten van individuele preventie zijn vaak moeilijk meetbaar.

Literatuur

1 Rose G. Sick individuals and sick populations. Int J Epidemiol 1985;14:32-8.
2 Mant D. Principles of prevention. In: Jones R, Britten N, Culpepper L, et al, editors. Oxford Textbook of Primary Medical Care, pp. 369-72. Oxford: Oxford University Press, 2004.
3 Fletcher RW, Fletcher SW. Prevention. In: Fletcher RW, Fletcher SW. Clinical Epidemiology, pp. 147-67. Philadelphia: Lippincott, Williams & Wilkins, 2005, 4th ed.
4 Schayck CP van, Gercama A, Crone-Kraaijeveld E. Preventie. In: Grundmeijer

HGLM, Reenders K, Rutten GEHM, redactie. Het geneeskundig proces, pp. 207-24. Maarssen: Elsevier, 2004, 2e druk.
5 Ubbink D. Th., Knops A.M., Legenda D.A., et al. Kiezen tussen verschillende behandelopties; hoe informeer ik mijn patiënte? Nederlands Tijdschrift voor Geneeskunde 2009; 153:1271-7.
6 Herwaarden C.L.A. van, Laan R.F.J.M., Leunissen R.R.M., redactie Raamplan artsenopleiding 2009. Nederlandse Federatie van Universitaire Medische Centra, Utrecht.

2 De complexiteit van risicofactoren

T.O.H. de Jongh

In de hoofdstukken hierna wordt steeds beschreven hoe een bepaalde ziekte of aandoening te voorkómen is. In dit hoofdstuk wordt de omgekeerde weg gevolgd en worden enkele voorbeelden gegeven van hoe een risicofactor, meestal een leefwijze, de kans op verschillende aandoeningen verandert. Wat preventie is voor de ene ziekte, kan een andere juist bevorderen.

Het mechanisme volgens hetwelk een risicofactor de kans op een bepaalde aandoening verandert, is niet altijd eenduidig. Een beperking van de zoutinname leidt tot bloeddrukverlaging en daardoor tot een kleinere kans op hart- en vaatziekten. Uit langdurig onderzoek blijkt dat een vermindering van 9 gram (huidige niveau van zoutinname) naar 6 gram (geadviseerde niveau) zout per dag slechts een bloeddrukdaling van 1 à 3 mm Hg geeft, maar wel een 25 tot 30 procent lager risico op cardiovasculaire aandoeningen na tien jaar.[1] Waarschijnlijk spelen er dus andere, nog onbekende factoren mee, waardoor een reductie van de zoutinname zo belangrijk is voor de vermindering van hart- en vaatziekten.

Roken

De invloed van het rookgedrag op de morbiditeit en mortaliteit wat betreft hart- en vaatziekten is algemeen bekend. Maar roken geeft niet alleen meer risico op hart- en vaatziekten, maar ook op verschillende vormen van kanker. Daaronder vallen voor de hand liggende vormen zoals long- en keelkanker, maar ook onverwachte zoals blaaskanker. Bovendien hebben mensen die roken meer kans op dementie en de ziekte van Alzheimer; dit risico is onafhankelijk van de grotere kans op vaatschade.[2] Bij zwangere vrouwen heeft het advies om niet te roken extra gewicht omdat het roken niet alleen een risico is voor haar eigen gezondheid, maar ook voor de ongeboren vrucht: het geeft een extra risico op aangeboren afwijkingen, vroeggeboorte en een te laag geboortegewicht.

Roken heeft niet alleen negatieve effecten, het kan ook een zekere gunstige invloed hebben omdat het door inwerking op de maag de calorie-inname beperkt en overgewicht tegengaat. Stoppen met roken gaat dan ook vaak met gewichtstoename gepaard.

Overgewicht

Overgewicht en met name obesitas wordt beschouwd als een chronische ziekte die niet alleen een risicofactor is voor hart- en vaatziekten, hypertensie en diabetes, maar ook leidt tot andere aandoeningen.[3,4] Hoe groter de gewichtstoename, hoe sterker de toename van morbiditeit en mortaliteit als gevolg van de volgende aandoeningen.[5]

- Carcinomen. Met name de kans op colon-, borst-, oesofagus-, ovarium-, endometrium-, nier- en galblaaskanker is verhoogd. Overgewicht zou in de Verenigde Staten verantwoordelijk zijn voor 14 procent van alle doden door kanker onder mannen en voor 20 procent van de doden onder vrouwen.[6]
- Artrosis, vooral van de knieën, heupen en carpometacarpale gewrichten, jicht en lage rugklachten.[3,7]
- Galstenen.
- Huidveranderingen zoals striae, acanthosis nigrans en hirsutisme.
- Obstructieve slaapapnoe en hypoventilatie.[8]
- Chronische nierziekten en nierstenen.
- Subfertiliteit bij vrouwen.[3]
- Dementie. Volgens de Britse Alzheimer Society lopen mensen die op hun zestigste jaar kampen met overgewicht twee keer zoveel risico om dement te worden als ze 75 jaar zijn als mensen met een gemiddeld gewicht.[9] Hoewel de achtergrond van deze relatie nog niet duidelijk is, wordt de grotere kans op dementie niet alleen veroorzaakt door het grotere risico op atherosclerose.

Alcoholgebruik

De invloed van overmatig alcoholgebruik is zeer veelzijdig; behalve somatische problemen treden vaak psychologische en sociale problemen op. Volgens de World Health Organisation (WHO) wordt 9 procent van de ziektelast in de westerse wereld veroorzaakt door alcoholgebruik. Er zijn problemen van algemene aard en verschillende orgaansystemen kunnen bij overmatig alcoholgebruik worden aangetast.[10,11]

- Algemeen: grotere kans op ongelukken, overgewicht door calorie-entoename, maar ook ondergewicht en vitaminedeficiënties door insufficiënt dieet.
- Hart- en vaatziekten, zoals hypertensie, CVA, coronairlijden en hartritmestoornissen.
- Gastrointestinaal: toename van de incidentie van gastrointestinale carcinomen, slijmvliesbeschadiging van het duodenum en de maag, pancreatitis en levercirrose.
- Neurologische problemen zoals polyneuropathie en het syndroom van Wernicke-Korsakow, verminderd cerebraal functioneren (tijdelijk en permanent).
- Urogenitaal: seksuele problemen, verminderde fertiliteit van de man en menstruatiestoornissen.
- Huidafwijkingen, zoals spidernaevi en erythema palmare.
- Bij zwangerschap kan overmatig alcoholgebruik leiden tot een foetaal alcoholsyndroom. Er zijn aanwijzingen dat matig alcoholgebruik kan leiden tot congenitale afwijkingen, groeiretardatie en spontane abortus.[12]
- Ook het risico op borstkanker is verhoogd bij overmatig alcoholgebruik, met een duidelijke dosisresponsrelatie.[13]

Aan de andere kant heeft matige alcoholconsumptie (twee glazen per dag) ook gunstige effecten vergeleken bij helemaal geen alcoholgebruik. Het meest bekend is het afgenomen risico op hart- en vaatziekten. Maar er zijn ook onderzoeken die een gunstig effect beschrijven op de incidentie van borst- en prostaatkanker, botontkalking, gal- en nierstenen en een lager sterfterisico in het algemeen.[14] Matige alcoholinname zou mogelijk ook de kans op diabetes mellitus type 2 verminderen.[15]

Voeding

De samenstelling van de voeding speelt een belangrijke rol bij het ontstaan van hart- en vaatziekten, zowel direct als indirect door de invloed op risicofactoren voor hart- en vaatziekten zoals overgewicht en diabetes mellitus (zie hoofdstuk 11). Verder speelt voeding waarschijnlijk een belangrijke rol bij het ontstaan van de verschillende soorten kanker, waarbij zowel over de exacte grootte van die invloed als over het werkingsmechanisme veel onduidelijkheid bestaat. Waarschijnlijk is er een directe relatie tussen de consumptie van veel vezels en een verlaagd risico op darmkanker (zie hoofdstuk 16), en tussen het eten van veel rauwe vis en een verhoogd risico op maagkanker. Verrassend zijn de aanwijzingen uit Fins cohortonderzoek dat mensen die meer dan tien kopjes koffie per dag drinken, minder kans hebben op de ziekte van Parkinson.[16]

Het toevoegen van foliumzuur aan voedingsmiddelen vermindert wel de kans op het ontstaan van neuralebuisdefecten bij de baby, maar verhoogt mogelijk de kans op colorectale carcinomen bij de moeder en alle anderen die deze voedingsmiddelen gebruiken.[17,18]

Lichamelijke inspanning

Voldoende lichamelijke inspanning heeft een directe positieve invloed op het voorkómen van hart- en vaatziekten (zie hoofdstuk 8). Beweging heeft ook een belangrijke invloed op een groot aantal andere risicofactoren voor hart- en vaatziekten. Regelmatige fysieke activiteit leidt tot minder overgewicht en een verlaging van de bloeddruk. Het verhoogt de insulinegevoeligheid en heeft een positief effect op het lipidenspectrum: het vermindert het triglyceridengehalte en verhoogt het gunstige HDL-cholesterol.

Een gebrek aan lichamelijke activiteit is een belangrijke risicofactor voor veel aandoeningen, niet alleen voor hart- en vaatziekten. De WHO schat dat bewegingsarmoede wereldwijd de oorzaak is van 10 tot 16 procent van alle gevallen van borstkanker, colon- en rectumcarcinoom en diabetes mellitus.[19]

Ook op een aantal psychische en psychiatrische aandoeningen, zoals depressie, zou lichamelijke inspanning een positieve invloed hebben. Hoewel in het algemeen lichamelijke inspanning heilzaam is voor de lichamelijke en geestelijke gezondheid, is het wel zo dat acute hartdood bij jonge sporters vaker voorkomt dan bij niet-sportenden.

Zonlicht

De laatste tientallen jaren is veel aandacht besteed aan het risico van de blootstelling aan zonlicht in verband met het vaker vóórkomen of vroeger ontstaan van huidkanker.

Zonlicht heeft echter ook gunstige effecten: het kan het ontstaan en het beloop van een aantal bot-, spier- en huidziekten en van diverse maligniteiten (prostaat-, mamma-, colon- en ovariumcarcinoom en non-hodgkinlymfoom) gunstig beïnvloeden.[20] Ook het gunstig effect bij (winter)depressie en de aanmaak van vitamine D hoort bij de positieve effecten van zonlicht.

Medicatie

Van alle curatieve en preventieve medicijnen is in principe goed onderzocht of ze het beoogde effect hebben en of de bijwerkingen en potentiële negatieve effecten daarbij vergeleken acceptabel zijn. Toch zijn er enkele preventieve medicamenten die behalve het gewenste effect belangrijke neveneffecten kunnen hebben.

Orale anticonceptie heeft als primair preventief doel het voorkomen van zwangerschappen. Maar het gebruik bevordert de kans op trombo-embolische aandoeningen, perifere arteriële vaatziekten[21] en andere hart- en vaatziekten bij vrouwen die ouder dan 35 jaar zijn en roken. De kans op osteoporose neemt waarschijnlijk af. Ook de kans op carcinomen neemt af (relatief risico 0,88), vooral van ovariumcarcinoom (RR 0,54), endometriumcarcinoom (RR 0,58) en dikkedarm- of rectumcarcinoom (RR 0,72).[22] Hoewel het risico op alle gynaecologische carcinomen tezamen daalt (RR 0,71), stijgt het risico op cervixcarcinoom (RR 1,90).[23] Of het gebruik van orale anticonceptie invloed heeft op het ontstaan van mammacarcinoom is nog onduidelijk. Het gebruik van oestrogenen ter behandeling van postmenopauzale klachten en ter voorkoming van osteoporose is door het risico op negatieve effecten sterk verminderd.

Acetosal is niet alleen belangrijk voor de preventie van cardiovasculaire mortaliteit, maar heeft ook een preventief effect op het ontstaan van een aantal carcinomen. De sterfte aan kanker daalt echter pas na gebruik van langer dan tien jaar (RR bij vrouwen 0,88), vooral bij colorectale carcinomen (RR 0,72).[24] De toename van maag- en darmulcera is een negatieve effect van aspirinegebruik.

Statines worden primair gebruikt bij de preventie van cardiovasculaire incidenten. Hierbij speelt niet alleen een daling van het cholesterolgehalte een rol, maar ook anti-inflammatoire en antioxidatieve effecten zijn beschreven. Hierdoor zouden statines mogelijk ook een preventief effect hebben op het ontstaan van diabetes, hypertensie, hartfalen, osteoporose, dementie, cataract, sepsis en pneumonie.[25,26]

Vitamine D-suppletie zou net als de blootstelling aan zonlicht niet alleen helpen om osteoporose te voorkomen, maar mogelijk ook een gunstig effect hebben op de kans op long-, darm-, borst-, prostaat- en hematologische kanker.[27]

Vooral ouderen gebruiken vaak veel medicamenten (polyfarmacie) waarvan de onderlinge interacties en de bijwerkingen grotendeels onbekend zijn. Sanering van de medicatie kan een vorm van preventie zijn.

Sociaal-economische status

De sociaal-economische status kan zowel betrekking hebben op de inkomenspositie als op het opleidingsniveau en meestal gaan die twee samen. Zeker is dat mensen met een lagere sociaal-economische status meer aandoeningen en ziekten hebben en gemiddeld minder lang leven. De oorzaken daarvoor zijn complex.

Dankzij hun kennis- en onderwijsniveau hechten mensen met een hogere sociaal-economische status meer belang aan gezondheid, ze herkennen de symptomen van ziek zijn beter en kunnen de ernst van de ziekte beter inschatten. Ook zien ze het belang van preventie beter in. Bovendien menen mensen met meer kennis vaker dat ze door hun gedrag hun eigen leven in de hand hebben (interne oriëntatie). Mensen met weinig kennis daarentegen denken vaker dat een mens de omstandigheden waarin hij leeft niet kan veranderen. Ze schrijven veranderingen in hun leven meestal toe aan het toeval (externe oriëntatie) en zijn dus minder geneigd preventieve handelingen te verrichten om hier zelf invloed op uit te oefenen.

De communicatieve vaardigheden kunnen ook een rol spelen: iemand met een hogere opleiding zal de arts beter begrijpen dan iemand die een lagere opleiding heeft gehad. Uit schaamte zou het kunnen dat een lager geschoolde de arts niet om verduidelijking durft te vragen. Ook kan iemand aarzelen een arts te raadplegen omdat hij bang is voor de reacties van de omgeving. Dit doet zich vooral voor in wijken waar veel sociale controle is.

Ook gedragsmatige factoren spelen een rol: mensen uit lagere sociaal-economische groepen vertonen vaker gedrag dat de gezondheid schaadt (roken, drinken en overgewicht) en sporten minder.

Verder kunnen de omstandigheden waarin iemand woont en werkt een rol spelen. Zo komt obesitas in dure wijken minder vaak voor. Mensen uit lagere sociaal-economische groepen ervaren hun werk vaker als monotoon en vinden vaker dat ze weinig te zeggen hebben over hun eigen werk. Hiervan kunnen zowel sociale als psychologische ziekten een gevolg zijn.

Tot slot spelen psychosociale problemen in het privéleven mee, zoals ontslag, echtscheiding of overlijden van de partner. Mensen uit lagere sociaal-economische groepen krijgen hiermee relatief vaker te maken. Bovendien is gebleken dat zij minder vrienden hebben op wie ze in tijden van nood een beroep kunnen doen, wat de psychologische gevolgen van de stress nog versterkt.

Literatuur

1 Cook NR, Cutler JA, Obarzanek E, et al. Long term effect of cardiovascular disease outcomes: observational follow-up of the trials of hypertension (TOHP). BMJ 2007; 334:885-8.
2 Reitz C, Heijer T den, Duijn C van, et al. Relation between smoking and risk of

dementia and Alzheimer disease: the Rotterdam study. Neurology 2007;69:998-1005.
3 Seidell JC, Beer JJA de, Kuijpers T. Richtlijn 'Diagnostiek en behandeling van obesitas bij volwassenen en kinderen'. Ned Tijdschr Geneeskd 2008;152:2071-6.
4 Flegal KM, Graubard BI, Williamson DF, Gail MH. Cause-specific excess deaths associated with underweight, overweight and obesity. JAMA 2007;298:2028.
5 Adams KF, Schatzkin A, Harris TB, et al. Overweight, obesity and morbidity in a large prospective cohort of persons 50 to 71 year old. N Engl J Med 2006;355:763.
6 Calle EE, Rodriguez C, Walker-Thurmond K, Thun MJ. Overweight, obesity and mortality of cancer in a prospectively studied cohort of U.S. adults. N Engl J Med 2003;348:1625.
7 Cicuttini FM, Baker JR, Spector TD. The association of obesity with osteoarthritis of the knee in women: a twin study. J Rheumatol 1996;23:1221.
8 Ray CS, Sue DY, Bray JE, et al. Effects of obesity on respiratory function. Am Rev Resp 1983;128:501.
9 Beydoun MA, Beydoun HA, Wang Y. Obesity and central obesity as risk factors in dementia and its subtypes. Obesity Reviews 2008;9(3):204-18.
10 Thun MJ, Peto R, Lopez AD, et al. Alcoholconsumption and mortality among middle class elderly US adults. N Engl J Med 1997;337:1705.
11 Meerkerk GJ, Aarns T, Dijkstra RH, et al. NHG-Standaard Problematisch alcoholgebruik. Huisarts Wet 2005:48(6):284-5.
12 Martinez-Frias ML, Bermejo E. Risk for congenital anomalies associated with different sporadic and daily doses of alcohol consumption during pregnancy. A case-control study. Birth Defects Res A Clin Mol Teratol 2004;70:194.
13 Singletary KW, Gapstur SM. Alcohol and breast cancer: a review of epidemiologic and experimental evidence and potential mechanisms. JAMA 2001;286:2143.
14 Snel J. Alcohol, nuchter bekeken. Assen: Van Gorcum, 2002.
15 Koppes LLJ, Dekker JM, Hendriks HF, et al. Moderate alcohol consumption lowers the type 2 diabetes: a meta-analysis of prospective observational studies. Diabetes Care 28:719-25.
16 Saaksjarvi K, Knekt P, Rissanen H, et al. Prospective study of coffee consumption and risk of Parkinson's disease. Eur J of Clin Nutr 2008;62:908-15.
17 Kim Y. Folic acid fortification and supplementation. Nutrition Reviews 2007;65:504-11.
18 Solomonson NW. Food fortification with folic acid: Has the other shoe dropped? Nutrition Reviews 2007;65:512-5.
19 www.who.int/dietphysicalactivity/en/index.html
20 Rhee HJ van der, Vries E de, Coebergh JWW. Gunstige en ongunstige effecten van zonlichtexpositie. Ned Tijdschr Geneesk 2007;151:118-22.
21 Bosch MAAJ van den, Kemmeren JM, Tanis BC, et al. The RATIO study: oral contraceptives and the risk of peripheral arterial disease in young women. Haemostasis 2003;1:439-44.
22 Hannaford PC, Selvaraj S, Elliott, et al. Cancer risk among users of oral contraceptives: cohort data from the Royal College of General Practitioner's oral contraception study. BMJ 2007;335-651.
23 Appleby P, Beral V, Berrington de González A, et al. Cervical cancer and hormonal contraceptives. Lancet 2007;370:1609-21.
24 Chan AT, Manson JE, Feskanich D, et al. Long-term aspirin use and mortality in women. Arch Intern Med 2007;167:562-72.
25 Garde E van de. Statines ter preventie van pneumonie. Huisarts Wet 2008;51(4):195-7.

26 www.uptodate.com: Lipid lowering with statins. Geraadpleegd januari 2009.
27 Schreuder F. Vitamine-D-advies Gezondheidsraad schiet tekort. Huisarts Wet 2009;52(2):76-8.

Risicofactoren voor hart- en vaatziekten

3 De preventie van hart- en vaatziekten

H.G.L.M. Grundmeijer

Hart- en vaatziekten (HVZ) waren lange tijd de belangrijkste oorzaken van sterfte in Nederland en de westerse wereld. In 2008 heeft in Nederland de sterfte aan kanker deze positie echter overgenomen. Ongeveer een derde van alle sterfte is door hart- en vaatziekten verklaarbaar. Coronaire hartziekten en cerebrovasculaire accidenten (CVA) komen in Nederland het meest voor en zorgen samen voor 18 procent van het totaal aantal verloren levensjaren;[1] andere vaataandoeningen zijn zeldzamer. Van de volwassen Nederlandse bevolking van 20 tot 60 jaar heeft ongeveer één op de acht een verhoogd cholesterolgehalte (> 6,5 mmol/l), één op de vijf een verhoogde bloeddruk (> 140/90 mm Hg) en één op de drie rookt. Beïnvloeding van deze risicofactoren kan de cardiovasculaire sterfte en morbiditeit aanzienlijk doen afnemen.

Onder hart- en vaatziekten vallen de volgende aandoeningen:
- coronaire aandoeningen;
- CVA en TIA;
- perifeer arterieel vaatlijden;
- aneurysma aortae;
- microangiopathie van netvlies, nieren en voeten.

Pathogenese

De hart- en vaatziekten die in dit hoofdstuk worden besproken, zijn het gevolg van atherosclerose. Atherosclerose wordt gekenmerkt door veranderingen van de wand van de bloedvaten met lokale ophoping (atherosclerotische plaques) van onder meer lipiden en polysachariden. In feite is dit een 'normaal' verouderingsproces, dat echter bij sommigen versneld verloopt. Het proces is in de tijd niet lineair, maar verloopt in afwisselend stabiele en instabiele fasen. Bij geleidelijke progressie van atherosclerose zal allereerst de buitendiameter van de vaten toenemen, zonder afname van de diameter van het lumen. Pas later wordt de inwendige diameter kleiner, waardoor de bloedstroom beperkt kan worden. Met angiografie kunnen dan vaatvernauwingen zichtbaar worden gemaakt, waarbij moet worden aangetekend dat het ziekteproces veel uitgebreider is en niet beperkt blijft tot de zichtbare vernauwingen. Als gevolg van een ontstekingsproces in de vaatwand, dat nog niet geheel wordt begrepen, kan de bindweefselkap die een atherosclerotische plaque afdekt, worden aangetast. Dit gaat samen met - en wordt wellicht veroorzaakt door - een vermindering van de functie van het endotheel boven de plaque. Deze endotheelbeschadiging in combinatie met een fissuur of ruptuur van de plaque kan leiden tot plaatjesaggregatie en trombusvorming, waardoor het lumen van het vat plotseling verder wordt vernauwd of geheel afgesloten. Door een afname van de bloedtoevoer kan op een dergelijk moment een relatief zuurstoftekort ontstaan, distaal van de bloedvatvernauwing. Angina pectoris bijvoorbeeld is pijn op de borst die ontstaat als de zuurstofbehoefte van het myocard tijdelijk groter is dan het zuurstofaanbod. Meestal is een belangrijke lokale vernauwing van een of meer kransslagaderen hiervan de oorzaak. Sommige patiënten hebben hiervan chronische klachten, met name bij inspanning, hetgeen stabiele angina pectoris wordt genoemd. Anderen hebben klachten in rust, de zogenaamde instabiele angina pectoris. Dit gaat niet gepaard met beschadiging (necrose) van de hartspier. Indien patiënten wel necrose van een deel van de hartspier hebben, is er sprake van een hartinfarct.

De verschillende risicofactoren voor hart- en vaatziekten beïnvloeden de beschreven processen en vergroten daardoor de kans op hart- en vaatziekten. Bij de preventie en behandeling van hart- en vaatziekten wordt gepoogd de risicofactoren in gunstige zin te beïnvloeden. Gezien de complexiteit van het atherosclerotische proces is het begrijpelijk dat er, behalve algemene gezondheidbevorderende maatregelen, verschillende medicamenten zijn die de kans op atherosclerotische complicaties kunnen verminderen. Deze middelen hebben verschillende werkingsmechanismen: bloeddrukverlaging, hartfrequentievertraging, remming van het vasculaire ontstekingsproces, beïnvloeding van het lipidengehalte, bescherming of verbetering van de endotheelfunctie en het tegengaan van lokale trombose.

Risicofactoren voor hart- en vaatziekten

Belangrijke risicofactoren voor hart- en vaatziekten zijn hoge leeftijd, mannelijk geslacht, belaste familieanamnese, etniciteit, hypertensie, dislipidemie, roken, overgewicht, inactiviteit, diabetes mellitus, overmatig alcoholgebruik, bepaalde voedingsmiddelen, bepaalde medicatie. Verder zijn er nog zo'n driehonderd andere risicofactoren bekend, waaronder geheelonthouder zijn, geen siësta houden, in Schotland wonen, snurken, overdreven nauwkeurig zijn in afspreken, arm zijn in een rijk land. De belangrijkste risicofactoren worden in de hoofdstukken 4 tot en met 12 besproken. De meeste van de andere risicofactoren zijn van weinig belang of verklaarbaar uit confounding. Zo is snurken meestal het gevolg van obesitas en alcoholgebruik. Die worden in dit hoofdstuk verder ook niet besproken.

> Het minste risico loopt een werkloze, fietsende, broodmagere premenopauzale vrouwelijke dwerg, die woont in een overvolle kamer in Kreta en louter leeft van vezelrijke granen, zonnebloemolie en water.

Zowel coronaire hartziekten als cerebrovasculaire aandoeningen (CVA) komen frequent voor (figuur 3.1 en 3.2), zij het dat coronairlijden zich grofweg driemaal zo vaak voordoet als het CVA. Preventie van deze vaak dodelijke of ernstig invaliderende ziekten is dus maatschappelijk relevant.

RISICOPROFIEL
Bij patiënten zonder hart- en vaatziekten en zonder diabetes mellitus type 2 worden de gegevens uit het risicoprofiel gebruikt om de hoogte van het tienjaarsrisico op sterfte door hart- en vaatziekten van de patiënt te schatten. Hiervoor zijn diverse risicofuncties beschikbaar. In eerdere richtlijnen werd met behulp van de Framingham-risicofunctie het risico op sterfte en morbiditeit door hart- en vaatziekten geschat. In navolging van de Europese richtlijn worden in dit hoofdstuk de SCORE-risicofunctie en de daarop gebaseerde tabellen gebruikt. Dit is een recent ontwikkelde functie, gebaseerd op longitudinaal onderzoek onder ruim 200.000 personen zonder coronaire hartziekten in twaalf Europese cohortonderzoeken. In de SCORE-risicofunctie wordt de hoogte van het risico op sterfte door hart- en vaatziekten in tien jaar geschat. In diverse landen in Europa, waaronder Nederland, is de risicofunctie aangepast met behulp van specifieke nationale cijfers. In de SCORE-risicofunctie zijn de volgende factoren uit het risicoprofiel verwerkt: leeftijd, geslacht, roken, de systolische bloeddruk en totaalcholesterol/HDL-cholesterol-ratio. Voor de schatting van het risico

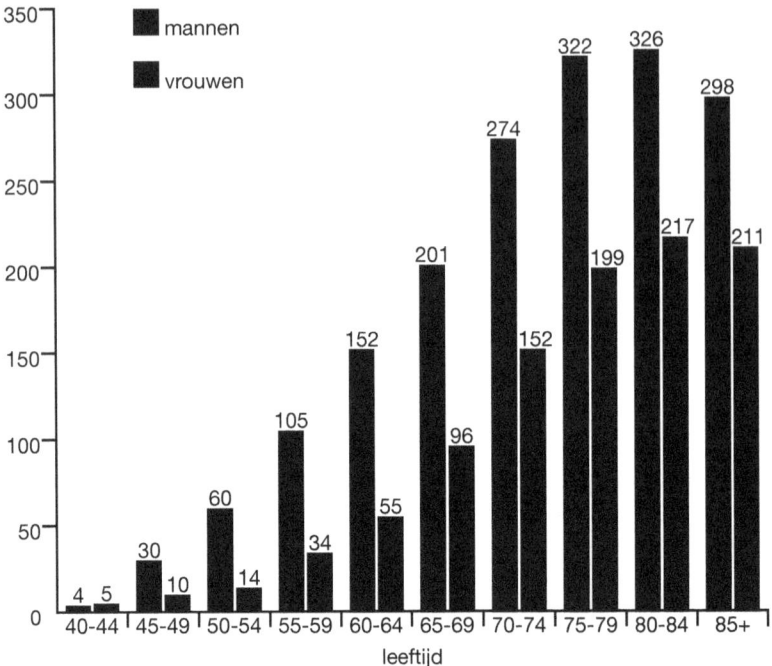

Figuur 3.1 Prevalentie van coronaire hartziekten in huisartsenregistraties bij personen van 40 jaar en ouder (per 1000 personen).[2]

kan worden uitgegaan van de actuele bloeddruk en cholesterolwaarden, ook als de patiënt al medicamenteus behandeld wordt. De SCORE-risicofunctie is niet ontworpen voor gebruik bij patiënten met diabetes mellitus type 2. Voor deze categorie patiënten is het gebruik van absolute behandelgrenzen voor bloeddruk en cholesterol verdedigbaar. De SCORE-risicofunctie geeft geen informatie over het tienjaarsrisico op morbiditeit ten gevolge van hart- en vaatziekten. Een van SCORE afgeleide berekening van het risico op sterfte en morbiditeit is gepresenteerd in figuur 3.3 en 3.4.

LEEFTIJD
Het effect van de leeftijd op de kans op morbiditeit en mortaliteit ten gevolge van hart- en vaatziekten is af te lezen uit het risicoprofiel (figuur 3.5).

GESLACHT
Vrouwen hebben een lager risico op hart- en vaatziekten, ook als dit risico gecorrigeerd wordt voor factoren die mogelijk meer bij mannen voorkomen, zoals roken. Op grond van figuur 3.5 kan geconcludeerd

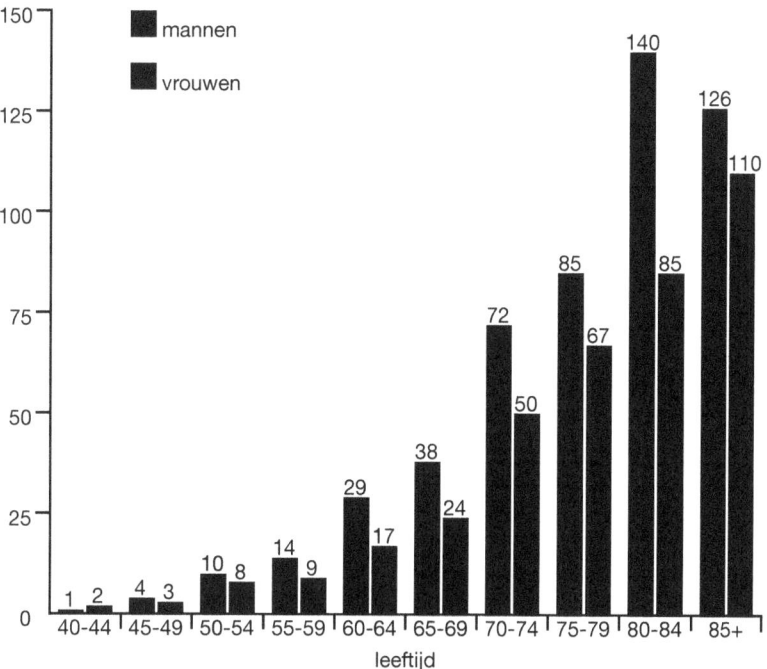

Figuur 3.2 Prevalentie van cerebrovasculaire aandoeningen in huisartsenregistraties bij personen van 40 jaar en ouder (per 1000 personen).[2]

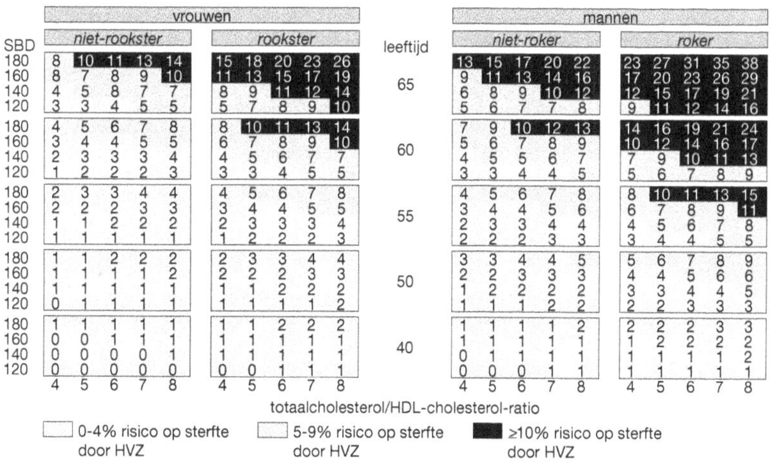

Figuur 3.3 Tienjaarssterfterisico voor patiënten zonder hart- en vaatziekten en zonder diabetes mellitus type 2: risicoprofiel.

worden dat mannen gemiddeld 1,6 tot 1,9 keer zoveel kans hebben te sterven aan een hart- of vaatziekte als vrouwen.

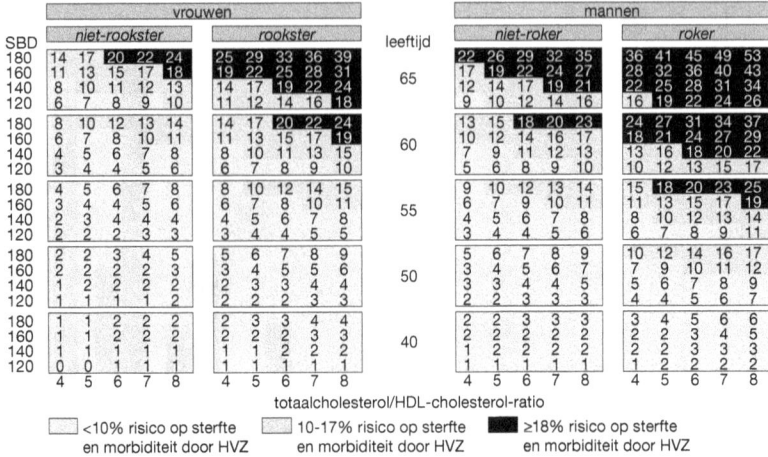

Figuur 3.4 Tienjaarssterfte- en ziekterisico voor patiënten zonder hart- en vaatziekten en zonder diabetes mellitus type 2: risicoprofiel.

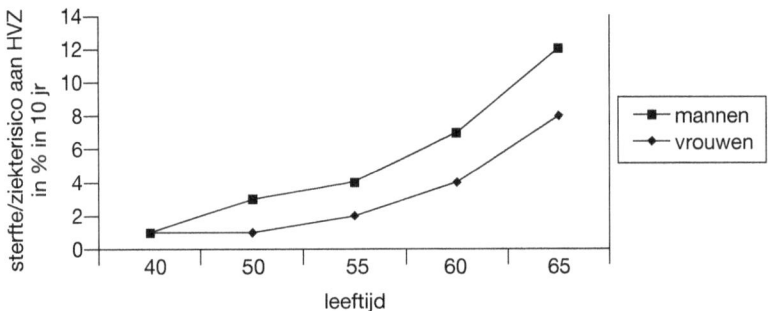

De getallen gelden voor niet-rokende personen zonder diabetes mellitus, orgaanschade of bestaande hart- en vaatziekten, met een gemiddelde systolische bloeddruk van 140 mm Hg en een totaalcholesterol/HDL-cholesterol-ratio van 4.

Figuur 3.5 De invloed van leeftijd en geslacht en de kans op morbiditeit en mortaliteit aan hart- en vaatziekten binnen tien jaar.

BELASTE FAMILIEANAMNESE

Er is nogal wat discussie over wat precies verstaan wordt onder een belaste familieanamnese. De meest geaccepteerde definitie is: de familieanamnese is belast als een vader, moeder, broer of zus voor het zestigste levensjaar een hart- of vaatziekte heeft gekregen. Een belaste familieanamnese is geassocieerd met een toename van het relatieve risico op hart- en vaatziekten (RR = 1,4-2,1), dat groter wordt naarmate de hart- en vaatziekten bij het familielid op jongere leeftijd is opgetreden.[3]

ETNICITEIT

Turken en Marokkanen hebben respectievelijk driemaal en viermaal zo vaak diabetes mellitus type 2 als Nederlanders. Turkse diabetespatiënten zijn gemiddeld zwaarder dan Nederlandse. Ook Hindoestanen hebben meer kans op het ontwikkelen van diabetes mellitus type 2. Hoge bloeddruk komt 1,3 keer zo vaak voor bij negroïde mensen. Hypertensie leidt bij hen bovendien eerder tot ernstig nierlijden.

HYPERTENSIE

Het relatieve risico op hart- en vaatziekten van hoge bloeddruk kan worden afgelezen in de risicotabel (figuur 3.3). Een persoon met een systolische tensie van gemiddeld 180 mm Hg heeft 2,1 tot 2,7 keer zoveel kans om te sterven aan een hart- of vaatziekte als iemand met een tensie van 120 mm Hg.

Hypertensie heeft niet alleen effect op de kans op hart- en vaatziekten vanwege de artherosclerotische werking, maar ook vanwege overbelasting van het hart. Het hart moet bij een hogere bloeddruk met meer kracht tegen de verhoogde druk in pompen. Aanvankelijk leidt dat tot hypertrofie van de wand van met name van de linkerkamer van het hart (linkerventrikelhypertrofie, LVH). Dit geeft op zich geen klachten, maar kan ontaarden in hartfalen, waarbij het hart de kracht niet meer kan opbrengen en het gaat falen (decompensatio cordis).

Een hoge bloeddruk is vooral verantwoordelijk voor de verhoogde kans op een cerebrovasculair accident, maar ook de kans op hartfalen en coronairlijden neemt toe, zij het in mindere mate.

De relatie tussen de hoogte van de bloeddruk en het risico op hart- en vaatziekten is niet eenduidig. Er is waarschijnlijk sprake van een J-vormige curve. Zowel bij jongeren als bij ouderen neemt de kans op hart- en vaatziekten toe bij een diastolische tensie onder de 80 mm Hg. Dit geldt vooral bij mensen die reeds bekend zijn met coronairlijden. Boven de 90 mm Hg neemt de kans op hart- en vaatziekten vrij rechtlijnig toe met de diastolische bloeddruk.

Was tot in de jaren negentig de diastolische bloeddruk de leidraad voor het stellen van de diagnose hoge bloeddruk en het starten van de behandeling, latere analyses van de Framingham-gegevens lieten zien dat de relatie met de systolische bloeddruk nog sterker is. Vandaar dat ook de systolische bloeddruk in het afkappunt betrokken wordt, waarbij vanaf 140/90 mm Hg gesproken wordt van verhoogde bloeddruk.

DISLIPIDEMIE

Het relatieve risico van hypercholesterolemie kan worden afgelezen in de risicotabel (figuur 3.3 en 3.4). De toename van het risico hangt ook af van de andere factoren, maar grofweg is te stellen dat het risico ongeveer 1,4 tot 2,0 keer zo groot is bij een totaalcholesterol/HDL-cholesterol-ratio van 8,0 als bij een ratio van 4,0. In onderzoek is aangetoond dat de totaalcholesterol/HDL-cholesterol-ratio een betere voorspeller voor coronaire hartziekten is dan het totaalcholesterolgehalte.[4]

ROKEN

Het relatieve risico van roken kan worden afgelezen in de risicotabel (figuur 3.3 en 3.4). Daaruit is af te lezen dat het risico binnen tien jaar te sterven aan hart- en vaatziekten ongeveer verdubbelt als iemand rookt. In figuur 3.6 is het risico op coronaire mortaliteit te zien van rokers, niet-rokers en stoppers in een Zweeds onderzoek onder gezonde personen,[5] waarbij opvalt dat ook het roken van weinig sigaretten het risico sterk doet toenemen.

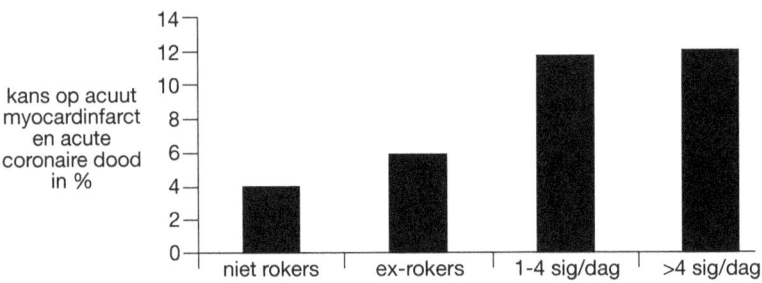

Figuur 3.6 *De relatie tussen rookgedrag en de tienjaarsmortaliteit aan hartinfarct en acute hartdood.*

OVERGEWICHT

De WHO beveelt de body mass index (BMI) aan voor de classificatie van overgewicht (BMI 25,0-29,9 kg/m$^{[2]}$) en obesitas (BMI $\geq$ 30,0 kg/m$^{[2]}$). Daarentegen lijkt bij mensen ouder dan 55 jaar de middelomtrek een betere voorspeller van het sterfterisico. Bij een middelomtrek van 88 cm of meer bij vrouwen en 102 cm of meer bij mannen is het risico op morbiditeit duidelijk verhoogd. De relatieve risicotoename op hart- en vaatziekten bij obesitas is te zien in tabel 3.1.

Tabel 3.1 De relatieve risicotoename op hart- en vaatziekten bij obesitas			
	RR op myocardinfarct	RR op CVA	RR op diabetes mellitus type 2
obesitas bij mannen	1,5	1,3	5,2
obesitas bij vrouwen	3,2	1,3	12,7

BEWEGINGSARMOEDE

Meer dan de helft van de Nederlandse bevolking is onvoldoende lichamelijk actief. Het RIVM heeft op basis van gegevens van cohorten geschat dat het attributieve risico van een inactieve levensstijl voor de kans op hart- en vaatziekten in de leeftijdscategorie van 20 tot 59 jaar op 23 procent ligt, en vanaf het zestigste jaar op 31 procent bij mannen en op 40 procent bij vrouwen.[6]

DIABETES MELLITUS

Patiënten met diabetes mellitus hebben een twee- tot vijfmaal hogere mortaliteit als gevolg van atherosclerose dan patiënten zonder diabetes mellitus.[7] In een Nederlands onderzoek in Zwolle bleek het relatieve mortaliteitsrisico aan hart- en vaatziekten van diabetespatiënten lager: 1,86 (95%-betrouwbaarheidsinterval 1,66-2,06) in vergelijking met personen zonder diabetes.[8]

ALCOHOLGEBRUIK

Matig alcoholgebruik kan het HDL-cholesterolgehalte verhogen en daardoor het risico op hart- en vaatziekten verlagen. Matig alcoholgebruik is bij hartpatiënten geassocieerd met een lagere sterfte vergeleken met geen alcoholgebruik. Meer dan twee of drie consumpties per dag bij vrouwen respectievelijk mannen daarentegen is schadelijk en verhoogt de kans op een verhoogde bloeddruk.

VOEDING

Er bestaat een verband tussen voeding en de kans op hart- en vaatziekten, zie tabel 3.2. In een recente systematische review werd op basis van een drietal gerandomiseerde onderzoeken (totaal circa 2000 patiënten, met een follow-up tot vier jaar) de risicoreductie van gecombineerde dieetmaatregelen bij patiënten met een doorgemaakt hartinfarct geschat op 45% (95%-BI 0,41-0,74).[9]

Tabel 3.2 De relatie tussen voeding en hart- en vaatziekten	
verhoogde kans op hart- en vaatziekten	verlaagde kans op hart- en vaatziekten
verzadigd vet en transvet verhoogt het LDL-cholesterol	onverzadigd vet verlaagt het cholesterol
transvet verlaagt het HDL-cholesterol	omega-3-vetzuren in vette vis
zout en drop verhogen de bloeddruk	groente (200 gr/dag) en fruit (2 stuks/dag)

MEDICATIE

Orale anticonceptiva

Er is een toename van de kans op hart- en vaatziekten bij oudere pilgebruiksters die roken (oddsratio 2,5 bij > 25 sigaretten/dag).[10] Er is tevens meer kans op het krijgen van hypertensie (OR van 1,8).[11] Voor het optreden van trombo-embolische processen (diepe veneuze trombose, longembolie) is de oddsratio voor tweede generatie pillen 3,2 en die van derde generatiepillen 4,8.[12] Dat risico neemt toe met de leeftijd.

Corticosteroïden

Het effect op hart- en vaatziekten treedt vooral op bij continu gebruik van hoge doses corticosteroïden (> 7,5 mg/dag). Het continue gebruik van steroïden geeft 6,7 zoveel kans op hartfalen, 3,3 zoveel kans op een hartinfarct en 1,7 zoveel kans op een TIA.[13]

NSAID's

Het gebruik van NSAID's heeft geen relatie met ontstaan van hartfalen, maar speelt wel een rol bij de verergering van bestaand hartfalen. De kans op een exacerbatie bij het gebruik van NSAID's heeft een OR van 9,9 (95%-BI 1,7-57).[14] NSAID's verhogen wel de tensie bij normotensieven; bij 7 procent van hen stijgt de bloeddruk met meer dan 20 mm Hg.[15]

COMBINATIE VAN FACTOREN

Een combinatie van risicofactoren is eerder regel dan uitzondering (tabel 3.3). De aanwezigheid van meer risicofactoren doet de kans op hart- en vaatziekten exponentieel toenemen (tabel 3.4). Daarom is juist bij de mensen met meer risicofactoren de meeste winst te behalen. De meest relevante en beïnvloedbare andere risicofactoren zijn roken, diabetes mellitus en dislipidemie.

De aanwezigheid van vier risicofactoren wordt wel het 'deathly quartet' genoemd. Het tienjaarsrisico van een 60-jarige man op dood door hart- en vaatziekten met vier risicofactoren is 68 procent.

Tabel 3.3 Comorbiteit van hypertensie[16]		
	alle leeftijden	ouderen (> 65 jaar)
roken	35%	10-15%
hyperlipidemie	40%	?
obesitas	40%	?
diabetes	5-18%	15%
zittend leven	50%	> 60%
myocardinfarct	2%	10-15%
eerder CVA	< 2%	7%
linkerventrikelhypertrofie	30%	40-45%

Tabel 3.4 De risico's op sterfte ten gevolge van hart- en vaatziekten binnen tien jaar bij een man van 60 jaar op basis van de SCORE-tabel					
bloeddruk	TC/HDL	roken	diabetes mellitus	risico op sterfte binnen 10 jaar	risico op ziekte of sterfte binnen 10 jaar
120/90	4	-	-	3	5
180/90	4	-	-	7	13
180/90	7	-	-	12	30
180/90	7	+	-	21	34
180/90	7	+	+	42	68

RR = relatief risico, TC/HDL = totaalcholesterol/HDL-cholesterol-ratio.

METABOOL SYNDROOM

Met de term 'metabool syndroom' wordt een clustering van risicofactoren aangeduid. Er is geen algemeen geaccepteerde definitie van het metabool syndroom, dat ook wel het insulineresistentiesyndroom wordt genoemd. Bij de meest gebruikte definitie is er sprake van het metabool syndroom indien drie of meer van de volgende criteria aanwezig zijn:[17]

- abdominale obesitas, gedefinieerd als een middelomtrek van 102 cm of meer bij mannen resp. 88 cm of meer bij vrouwen;
- serumtriglyceridengehalte: > 1,7 mmol/l;
- HDL-gehalte: < 1,0 mmol/l bij mannen en < 1,3 mmol/l bij vrouwen;
- bloeddruk: > 130/85 mm Hg;
- nuchter serumglucosegehalte: > 6,1 mmol/l.

Geschat wordt dat in Nederland de prevalentie van het metabool syndroom bij 50- tot 75-jarigen zonder diabetes mellitus en bekende hart- en vaatziekten op 23 procent ligt. In een prospectief Fins cohortonderzoek met een follow-up van elf jaar was het relatief risico van cardiovasculaire mortaliteit bij mannen tussen de 42 en 60 jaar met het metabool syndroom 2,9 tot 4,2 (afhankelijk van de gebruikte definitie), na correctie voor conventionele cardiovasculaire risicofactoren.[18] De verhoogde cardiovasculaire mortaliteit was ook aanwezig bij mannen met het metabool syndroom zonder diabetes mellitus of hart- en vaatziekten. Voor de praktijk heeft dit echter weinig consequenties. De meeste patiënten met het metabool syndroom zouden ook volgens de gewone criteria in aanmerking komen voor het bepalen van het risico op hart- en vaatziekten. De behandeling van patiënten met een metabool syndroom is hetzelfde als die van patiënten met de afzonderlijke risicofactoren. Daarom heeft het onderscheiden van patiënten met het metabool syndroom in het kader van cardiovasculair risicomanagement weinig meerwaarde.

Literatuur

Voor dit hoofdstuk is gebruikgemaakt van veel gegevens uit de NHG-Standaard Cardiovasculair risicomanagement, zie http://nhg.artsennet.nl.

1 Koek HL, Dis SJ van, Peters RJG, Bots ML. Hart- en vaatziekten in Nederland. In: Leest LATM van, Koek HL, Trijp MJCA van, et al, redactie. Hart- en vaatziekten in Nederland 2005: cijfers over risicofactoren, ziekte, behandeling en sterfte. Den Haag: Nederlandse Hartstichting, 2005.
2 Nationaal Kompas Volksgezondheid. Volksgezondheid Toekomst Verkenning. Bilthoven: RIVM, 2004.
3 Sesso HD, Lee IM, Gaziano JM, et al. Maternal and paternal history of myocardial infarction and risk of cardiovascular disease in men and women. Circulation 2001; 104:393-8.
4 Grover SA, Palmer CS, Coupal L. Serum lipid screening to identify high-risk individuals for coronary death. The results of the Lipid Research Clinics prevalence cohort. Arch Intern Med 1994;154:679-84.
5 Wilhelmsen L, Berglund G, Elmfeldt D, et al. The multifactor primary prevention trial in Goteborg, Sweden. Eur Heart J 1986;7:279-88.
6 Ruwaard D, Kramers PGN. Volksgezondheid toekomstverkenning 1997. De som der delen. Utrecht: Elsevier/De Tijdstroom, 1997.
7 Kanaya AM, Grady D, Barrett-Connor E. Explaining the sex difference in coronary heart disease mortality among patients with type 2 diabetes mellitus: a meta-analysis. Arch Intern Med 2002;162:1737-45.
8 De Vegt F, Dekker JM, Ruhe HG, et al. Hyperglycaemia is associated with all-cause and cardiovascular mortality in the Hoorn population: the Hoorn Study. Diabetologia 1999;42:926-31.
9 Iestra JA, Kromhout D, Schouw YT van der, et al. Effect size estimates of lifestyle and dietary changes on all-cause mortality in coronary artery disease patients: a systematic review. Circulation 2005;112:924-34.

10 Rosenberg L, Palmer JR, Rao RS, Shapiro S. Low-dose oral contraceptive use and the risk of myocardial infarction. Arch Intern Med 2001;161(8):1065-70.
11 Chasan-Taber L, Willett WC, Manson JE, et al. Prospective study of oral contraceptives and hypertension among women in the United States. Circulation 1996; 94(3):483-9.
12 Douketis JD, Ginsberg JS, Holbrook A, et al. A re-evaluation of the risk for venous thromboembolism with the use of oral contraceptives and hormone replacement therapy. Arch Intern Med 1997;157(14):1522-30.
13 Saag KG, Furs D. Major side effects of systemic glucocorticoids. www.update.com. Last literature review version 16.2: mei 2008.
14 Solomon DH. NSAIDs: Cardiovascular effects. www update. com. Last literature review version 16.2: mei 2008.
15 Feenstra J, Heerdink ER, Grobbee DE, Stricker BH. Association of nonsteroidal anti-inflammatory drugs with first occurrence of heart failure and with relapsing heart failure: the Rotterdam Study. Arch Intern Med 2002;162(3):265-70.
16 Mulrow CD, Cornell JA, Herrera CA, et al. Hypertension in the elderly. Implications and generalizability of randomized trials. JAMA 1994;272:1932-8.
17 Banga JD, Beutler JJ, Hoekstra JBL, et al. Richtlijnen Cardiovasculair risicomanagement. Utrecht: Nederlandsche Internisten Vereeniging, 2005. http://orde.artsennet.nl.
18 Lakka HM, Laaksonen DE, Lakka TA, et al. The metabolic syndrome and total and cardiovascular disease mortality in middle-aged men. JAMA 2002;288:2709-16.

4 Hypertensie

H.G.L.M. Grundmeijer

De bloeddruk is een nog steeds niet helemaal opgehelderd samenspel tussen de uitstroom van bloed uit het hart en het open- en dichtgaan van de bloedvaten. Het doel is zorgen voor een constante druk in de bloedvaten in de organen en voor een toenemende druk in geval van een verhoogde behoefte bij bijvoorbeeld inspanning. De bloeddruk gaat bij het samentrekken van het hart (de systole) omhoog tot 120 tot 140 mm Hg en daalt bij het ontspannen van het hart (de diastole) weer tot ongeveer 80 à 90 mm Hg. De regulatie van dit systeem is zeer gevoelig. Als na de nachtrust met een relatieve lage bloeddruk, mensen uit bed opstaan, is er plotseling een hogere druk nodig om de hersenen te voorzien. Die aanpassing geschiedt binnen enkele seconden, behalve bij jonge opgroeiende pubers bij wie het systeem zich nog niet heeft aangepast aan de lengtegroei en bij bejaarden bij wie het systeem door verouderingsprocessen trager wordt. Deze mensen worden bij snel opstaan dan ook duizelig. Het sympathische zenuwstelsel speelt hierbij een belangrijke rol: het stimuleert het hart door de hartslagfrequentie te verhogen en het zorgt voor vasoconstrictie (het vernauwen van de vaten) waardoor de bloeddruk omhoog gaat. De vasoconstrictie wordt ook gereguleerd door de concentraties van bepaalde stoffen in het bloed. Als het hart minder bloed uitpompt, wordt bijvoorbeeld de concentratie van renine en angiotensine in het bloed verhoogd, hetgeen dan voor de vasoconstrictie zorgt.

Van hoge bloeddruk (hypertensie) wordt gesproken als de bloeddruk 140/90 mm Hg of hoger is. Boven dit afkappunt nemen de gevolgen van een verhoogde bloeddruk snel toe. Als praktische maat wordt tegenwoordig de systolische bloeddruk (SBD) gehanteerd, omdat de relatie tussen de systolische bloeddruk en de kans op hart- en vaatziekten wat sterker is dan die met de diastolische bloeddruk (DBD). Ook in de praktijk levert dat voordelen op. Een verhoogde diastolische bloeddruk gaat vrijwel altijd samen met een verhoogde systolische bloeddruk. Een geïsoleerde verhoogde diastolische bloeddruk (verhoogde DBD bij normale SBD) komt zelden voor, terwijl een geïsoleerde verhoogde systolische bloeddruk (verhoogde SBD bij normale DBD) wel regelmatig voorkomt, vooral bij ouderen.[1] Het voordeel is dat het praktische beleid eenvoudiger uit te zetten is met één waarde dan met allerlei combinaties met twee waarden.

Bijzondere vormen van hypertensie

- Zwangerschapshypertensie. Samen met proteïnurie wordt dit het syndroom van de zwangerschapsvergiftiging (preëclampsie) genoemd. Dit heeft gevolgen voor het kind door infarcten in de placenta en in ernstige gevallen kan de moeder trekkingen krijgen (eclampsie), die levensbedreigend kunnen zijn door bijkomende complicaties zoals een hersenbloeding.
- Wittejassenhypertensie. Deze vorm van hypertensie wordt vastgesteld tijdens opeenvolgende bloeddrukmetingen in een medische omgeving, terwijl de bloeddruk normaal is wanneer buiten de kliniek of huisartspraktijk gemeten wordt (zelfmeting of ambulante meting).
- Gemaskeerde hypertensie (geïsoleerde ambulante hypertensie). Er wordt een normale bloeddruk gemeten in een medische omgeving, terwijl de bloeddruk volgens de eigen of ambulante meting verhoogd is. Dit fenomeen is eigenlijk het omgekeerde van de wittejassenhypertensie.
- Maligne hypertensie. Dit is een meestal snel ontstane sterk verhoogde bloeddruk die gepaard gaat met afwijkingen in de ogen, zoals bloedingen, exsudaten en/of oedeem van de papil, en aantasting van de nieren.

Epidemiologie van hypertensie

De incidentie van hypertensie is niet eenvoudig vast te stellen en is afhankelijk van het afkappunt, de meetmethode en het al of niet behandeld worden. Vroeger werd het afkappunt voor de diagnose hypertensie hoger genomen omdat zonder bevolkingsonderzoek alleen de relatie tussen zeer hoge tensie en CVA echt duidelijk was en omdat de behandeling van hypertensie met kwikdiuretica en reserpine nogal riskant was. Doordat er steeds veiliger en effectievere geneesmiddelen en verfijndere epidemiologische gegevens ter beschikking zijn gekomen, zijn de waarden waarbij sprake is van hypertensie de vorige eeuw gedaald tot 140/90 mm Hg anno 2003.

Er zijn verschillende meetmethoden in gebruik en die geven verschillende resultaten. Een eenmalige meting geeft andere waarden dan het gemiddelde van een flink aantal metingen over een langere periode, de ambulante 24 uursbloeddrukmeting en de thuismeting, die tegenwoordig populair is.

Een verhoogde bloeddruk ($\geq$ 140/90 mm Hg) komt onder 20- tot 60-jarigen voor bij 24 procent van de mannen en 19 procent van de vrouwen. Dit is inclusief patiënten die medicatie voor een verhoogde bloeddruk gebruiken. Bij oudere patiënten (65-85 jaar) heeft 38 procent van de mannen en 42 procent van de vrouwen een bloeddruk boven de 160/90 mm Hg en/of gebruikt medicatie voor een te hoge bloeddruk.[3]

Soorten hypertensie en invloedsfactoren

Bij hoge bloeddruk is het bloeddrukregulerend systeem ontregeld geraakt. Voor 95 procent is onbekend waarom dat gebeurt. Dit wordt essentiële of primaire hypertensie genoemd. Voor de overige 5 procent is de reden wel bekend (secundaire hypertensie).

PRIMAIRE HYPERTENSIE
De oorzaak van primaire of essentiële hypertensie is zoals gezegd onbegrepen. Er zijn wel een aantal factoren aan te wijzen die invloed op de incidentie hebben, namelijk leeftijd, geslacht, etniciteit, erfelijke factoren, alcohol, overgewicht, voeding, zoutgebruik, bewegen en stress.

niet beïnvloedbaar	beïnvloedbaar
· geslacht	· alcoholgebruik
· leeftijd	· (over)gewicht
· etniciteit	· voeding
· erfelijke factoren	· zoutconsumptie
	· beweging
	· stress

SECUNDAIRE HYPERTENSIE
Secundaire hypertensie heeft wel een aanwijsbare oorzaak, waaronder nierafwijkingen, hormonale aandoeningen, het gebruik van geneesmiddelen en drop of zoethout.

Nierafwijkingen
Een nierarteriestenose is een vernauwing van de nierarterie waardoor de doorbloeding van de nier niet optimaal is en terugkoppelingsmechanismen niet goed werken. Dit is goed te behandelen. Door de betrokken arterie te 'dotteren' wordt de bloeddruk genormaliseerd. Als de nier niet goed functioneert als gevolg van parenchymateuze nierafwijkingen, zijn allerlei compensatiemechanismen verstoord en gaat de bloeddruk stijgen. Deze afwijkingen zijn causaal niet behandelbaar. Van de medicamenteuze behandeling zouden met name de ACE-remmers een gunstig effect hebben op de progressie van de nierfunctiestoornis.

Hormonale aandoeningen
De bijnier maakt hormonen die onder andere effect hebben op de bloeddruk (adrenaline, aldosteron en corticosteroïden). Als de bijnierwerking verstoord is, bijvoorbeeld bij feochromocytoom, hyperaldosteronisme, hypercortisolisme, kan de regulatie van de bloeddruk ook verstoord raken. Door operatieve verwijdering van een bijnier met een verhoogde werking (meestal op basis van een tumorgroei) is de bloeddruk te normaliseren.

Gebruik van geneesmiddelen en drop of zoethout
Prednison en de anticonceptiepil zorgen voor vochtretentie. Het gebruik daarvan kan leiden tot hoge bloeddruk (zie hoofdstuk 12). Meer dan vijf zoute of twee zoete dropjes per dag doet de bloeddruk stijgen ten gevolge van het aanwezige glycyrrhizine. Hetzelfde geldt voor meer dan een half kopje zoethoutthee. Het is niet duidelijk of het effect volledig reversibel is na het staken van de dropconsumptie.[4]

Overige
Andere oorzaken kunnen zijn een vernauwing van de aorta (aortacoarctatio) en zwangerschapsvergiftiging.

Naarmate de patiënt met hoge bloeddruk jonger is en naarmate de patiënt moeilijker te behandelen is, bestaat meer kans op de aanwezigheid van secundaire hypertensie.

ONBEHANDELBARE FACTOREN VAN INVLOED BIJ PRIMAIRE HYPERTENSIE
Geslacht
Bij mannen is het effect van hoge bloeddruk op zowel sterfte als morbiditeit 1,6 à 2 keer zo groot als bij vrouwen (zie figuur 4.1). Het is

nog niet zeker of dat genetisch is, of dat confounders zoals roken daarbij een rol spelen.

Leeftijd
Naarmate de leeftijd stijgt, wordt de kans op hoge bloeddruk groter.

Etniciteit
Hoge bloeddruk komt 1,3 keer zoveel voor bij negroïde mensen. Het is niet duidelijk of dit genetisch is of samenhangt met de lagere sociaal-economische status en de hoge zoutinname (vooral bij Afro-Amerikanen). Hypertensie leidt bij zwarte Afrikanen eerder tot ernstig nierlijden.[5]

Erfelijke factoren
Als een moeder hypertensie heeft, is de kans op hypertensie bij haar kind 1,5 keer zo groot als gemiddeld. De kans wordt 1,8 keer zo groot als de vader hypertensie heeft en 2,4 keer zo groot als beide ouders hypertensie hebben. Het risico neemt verder toe als beide ouders voor hun 55e hypertensie hebben (6,2 keer zo groot).[6]

BEHANDELBARE FACTOREN EN HET EFFECT VAN INTERVENTIES BIJ PRIMAIRE HYPERTENSIE

Een aantal factoren die een rol spelen bij het ontstaan van primaire hypertensie is te beïnvloeden. De effecten daarvan worden hierna besproken en een samenvatting is te vinden in tabel 4.1.

Alcohol
In een tweetal systematische reviews,[7,8] met in totaal ruim zevenhonderd patiënten met hypertensie en een hoog alcoholgebruik, kon geen duidelijk bloeddrukverlagend effect van een advies om te stoppen met alcohol worden gemeten, mogelijk omdat ook patiënten in de controlegroepen hun alcoholgebruik verminderden. Over het feit dat gebruik van meer dan twee tot drie eenheden per dag dient te worden ontraden, bestaat echter internationaal consensus.

Gewicht
Een systematische review[9] op basis van achttien gerandomiseerde gecontroleerde onderzoeken (RCT's), met 2611 patiënten van gemiddeld 50 jaar, laat zien dat reductie van het lichaamsgewicht met 3 tot 9 procent leidt tot een geringe reductie van de bloeddruk (3 mm Hg diastolisch en systolisch) bij obese personen met hypertensie.

Gezonde voeding

Uit een RCT[10] onder 459 normotensieve volwassenen blijkt een gering bloeddrukverlagend effect van enkele mm's Hg van een dieet rijk aan groente en fruit (al dan niet vetarm) in vergelijking met een controledieet (dat arm was aan kalium en magnesium). Verondersteld wordt dat het bloeddrukverlagend effect van groente en fruit veroorzaakt wordt door het feit dat ze relatief arm zijn aan natrium en rijk aan kalium.

Natriumbeperking en kaliumverrijking

Natriumbeperking blijkt gepaard te gaan met een geringe verlaging van de bloeddruk bij daarvoor gevoelige personen.[11,12] Doorgaans wordt gesteld dat spaarzaam gebruik van zout afdoende is. Volgens een meta-analyse[13] op basis van 21 RCT's, met 1560 volwassenen met hypertensie waarin de interventiegroep kaliumsuppletie in de vorm van 2 à 3 gram kaliumchloride per dag kreeg, is de systolische bloeddruk in de interventiegroepen 4,4 mm Hg en de diastolische bloeddruk 2,5 mm Hg lager dan in de controlegroepen.

Bewegen

In een systematische review[14] op basis van 29 RCT's, met in totaal 1533 patiënten met een normale bloeddruk, blijkt dat geregelde lichamelijke inspanning (driemaal per week gedurende 45 tot 60 minuten wandelen, joggen of fietsen) na een maand resulteert in een verlaging van de bloeddruk met 4,7 mm Hg systolisch en 3,1 mm Hg diastolisch. De bloeddrukdaling was groter naarmate de initiële bloeddruk hoger was. Volgens een andere systematische review[15] op basis van RCT's, onder mensen met hypertensie waarbij de lichamelijke inspanning ten minste zes maanden werd volgehouden, bleek de vermindering van de bloeddruk niet significant.
Een meer recent gerandomiseerd gecontroleerd onderzoek,[16] waarin het effect van dagelijks 30 minuten stevig wandelen of vergelijkbare inspanning op de bloeddruk werd vergeleken met de bloeddruk van een groep die zijn normale activiteitenpatroon handhaafde, liet eveneens een gering effect zien (daling systolische druk 3,4 mm Hg, daling diastolische druk 2,8 mm Hg), dat echter evenmin significant was. De auteurs concluderen dat verwachtingen omtrent een klinisch relevante bloeddrukdaling door matige verhoging van het activiteitenniveau niet realistisch zijn.

Stress

In een recente RCT[17] werd na een follow-up van zes maanden een gering bloeddrukverlagend effect (systolisch 6,1 mm Hg, diastolisch 4,3 mm Hg) gevonden van behandeling die gericht was op individueel stressmanagement. In eerder onderzoek[18] kon echter geen duidelijk bloeddrukverlagend effect worden aangetoond. Een definitief oordeel is derhalve op dit moment niet mogelijk.

Tabel 4.1 Effect van niet-medicamenteuze maatregelen op de bloeddruk

maatregel	effect op bloeddruk
alcoholbeperking: terug naar twee eenheden/dag	geen duidelijk effect
gewichtsreductie: BMI beneden de 27	3 mm Hg reductie
minder vet eten volgens de Richtlijnen goede voeding	alleen effect aangetoond op de bloeddruk van normotensieven
kaliumsuppletie door voldoende groenten te eten	2-3 mm Hg daling
natriumbeperking door spaarzaam zoutgebruik en oppassen voor kant-en-klaarmaaltijden	2-3 mm Hg daling
bewegen: op vier dagen per week een halfuur stevig wandelen	bij normotensieven 4-5 mm Hg daling, bij hypertensieven geen effect
stressvermindering door stressmanagementcursus	een onderzoek: 4-6 mm Hg daling, ander onderzoek: geen effect

Medicamenteuze behandeling

Hoge bloeddruk is te 'behandelen' met medicijnen. In het begin van het behandeltijdperk waren alleen zoutbeperking en vrij grove medicijnen beschikbaar om de bloeddruk te verlagen. Later kwamen de diuretica en bètablokkers en de eerste onderzoeken naar het effect daarvan. Verondersteld werd dat met het normaliseren van de bloeddruk ook het risico op hart- en vaatziekten normaal zou worden. Maar ook als de bloeddruk door behandeling tot ideale waarden teruggebracht was, bleek het risico niet gereduceerd te zijn tot dat van mensen zonder hypertensie. In enkele gevallen was het effect zelfs averechts. Zo verlaagden kortwerkende calciumantagonisten weliswaar de bloeddruk, maar nam de kans op hart- en vaatziekten zelfs toe.
Het is opvallend dat in de meeste onderzoeken het effect in termen van relatieve risicodaling op hart- en vaatziekten ongeveer hetzelfde is, en onafhankelijk van het uitgangsrisico. De kans op een myocardinfarct daalt met 16 tot 20 procent bij het gebruik van antihypertensiva gedurende tien jaar. De kans op een CVA daalt met 28 tot 35 procent.

Hartinfarcten komen echter tweemaal zo vaak voor als CVA's. Grosso modo is dus te zeggen dat de kans op een cardiovasculaire aandoening door behandeling van hoge bloeddruk met 25 procent daalt (figuur 4.1).[19] Zo daalt de kans op hart- en vaatziekten van een 50-jarige man met een systolische bloeddruk van 140-160 mm Hg, die tien jaar lang trouw zijn medicatie slikt, met 5 procent: van 20 naar 15 procent. Heeft hij een systolische tensie tussen de 160 en 180 mm Hg, dan daalt zijn risico van 33 naar 25 procent. Het absolute effect is dus, in tegenstelling tot de relatieve-risicodaling, erg afhankelijk van het uitgangsrisico. En het uitgangsrisico wordt groter naarmate de leeftijd vordert.

Uit onderzoek[20] bij een groep relatief gezonde personen ouder dan 60 jaar met hypertensie blijkt dat achttien personen vijf jaar behandeld moeten worden om één CVA of één geval van coronaire hartziekte te voorkomen. Ondanks de behandeling zullen toch nog één CVA en zes gevallen van coronaire hartziekte optreden. In de groep jonger dan 60 jaar moeten twee- tot viermaal zoveel personen vijf jaar lang behandeld worden om eenzelfde resultaat te bereiken. De cardiale mortaliteit wordt bij personen jonger dan 60 jaar echter niet door de behandeling beïnvloed. Hierin wordt het lagere uitgangsrisico van jongere personen met hypertensie weerspiegeld.

Deze uitkomsten pleiten ervoor tot op hoge leeftijd de bloeddruk stevig aan te pakken, ware het niet dat naarmate de leeftijd stijgt, de kans op sterfte door andere oorzaken groter wordt. Ziek worden of dood gaan aan een CVA of een infarct worden dan weliswaar vermeden, maar de kans dood te gaan aan een andere aandoening zoals kanker, wordt wel steeds groter.

Het effect hangt ook af van de andere risicofactoren. In de UKPDS, een onderzoek naar de behandeling van diabetes,[21] bleek het krachtig behandelen van zelfs relatieve lage bloeddrukken bij diabetespatiënten een absolute risicodaling van de kans op een CVA of een myocardinfarct te geven van 9,5 procent vergeleken met een minder stringente bloeddrukbehandeling.

ANTIHYPERTENSIVA

Van de medicijnen uit de vier grote groepen van antihypertensiva, de thiazidediuretica, de bètablokkers, de RAS-remmers en de calciumantagonisten, is nu wel aangetoond dat ze allemaal ongeveer even effectief zijn in het reduceren van het risico op hart- en vaatziekten. Het meest overtuigend en uitgebreid is dit aangetoond van diuretica. In een onderzoek[22] waarin ACE-remmers en calciumantagonisten vergeleken werden met thiaziden, bleek chloorthalidon superieur in

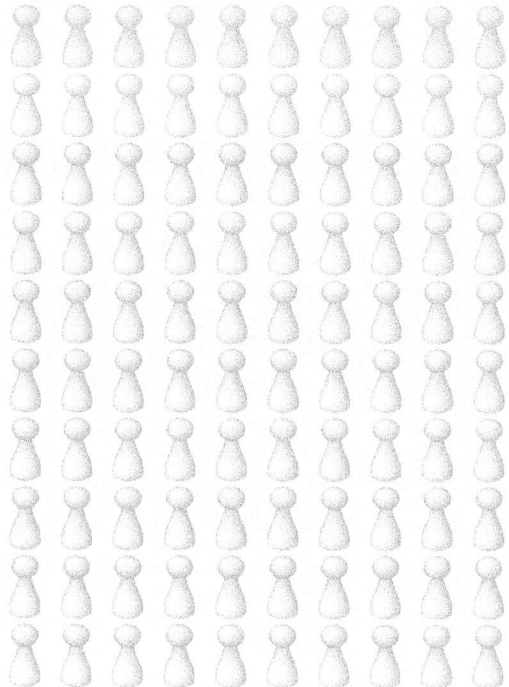

Figuur 4.1 *Het effect van medicamenteuze behandeling van hypertensie op de sterfte aan hart- en vaatziekten bij een uitgangsrisico van 10% in tien jaar.*

Gekleurde pionnen: sterfte door hart- en vaatziekten = 10%. Donkergekleurde pionnen: (vermijdbare) sterfte door medicamenteuze behandeling van hypertensie = 2,5%.

het voorkomen van alle vormen van cardiovasculaire ziekten, zelfs van hartfalen. Ook van bètablokkers is het effect in veel placebogecontroleerde onderzoeken aangetoond. Ze lijken echter minder effectief te zijn bij ouderen. Van ACE-remmers en calciumantagonisten zijn geen placebogecontroleerde onderzoeken bekend en om ethische reden worden die ook niet meer gedaan. In vergelijkende onderzoeken zijn ze even of iets minder effectief dan de klassieke antihypertensiva. In een vergelijkend onderzoek leek een angiotensine II-antagonist effectiever dan andere middelen, maar dit effect werd waarschijnlijk (gedeeltelijk) veroorzaakt door de toegevoegde diuretica.

De keuze van het antihypertensivum wordt dus niet gedaan op grond van effectiviteit, maar meer op grond van prijs, bijwerkingenprofiel en innamegemak. Ook de comorbiditeit van de patiënt speelt een rol bij de keuze van het meest geschikte middel (tabel 4.2). In het algemeen komen thiazidediuretica in aanmerking als eerste stap in de behandeling. Ze zijn goedkoop, ze hebben nauwelijks bijwerkingen en ze worden eenmaal daags gedoseerd.

Tabel 4.2 Hulp bij het maken van een keus voor antihypertensiva

comorbiditeit	1e keus	alternatief of bij onvoldoende effect	
		1e keus	2e keus
geen	thiazide	bètablokker	RAS-remmer
astma/COPD	thiazide	RAS-remmer	calciumantagonist
hartfalen	thiazide	RAS-remmer	bètablokker
diabetes mellitus	thiazide	ACE-remmer	bètablokker
diabetes mellitus type 1 met microalbuminurie	ACE-remmer	thiazide	bètablokker
recidiverende jicht	bètablokker	RAS-remmer	calciumantagonist
coronairlijden	bètablokker	thiazide	RAS-remmer

Voor de praktijk

- Breng bij het meten van een gemiddelde systolische bloeddruk > 140 mm Hg (van vier metingen tijdens twee consulten) het volledige cardiovasculaire risicoprofiel in kaart.
- Geef altijd algemene leefstijladviezen met betrekking tot bewegen, stoppen met roken, afvallen en gezonde voeding.
- Behandel hoge bloeddruk medicamenteus als het risico op cardiovasculaire sterfte > 10 procent is volgens de SCORE-tabel (of > 5% in combinatie met een belaste familieanamnese).
- Geef bij angina pectoris, myocardinfarct en hartfalen ook bij normale bloeddruk een bètablokker en/of een ACE-remmer (zie de desbetreffende NHG-Standaarden).
- Diuretica, bètablokkers, ACE-remmers, angiotensine II-antagonisten en calciumantagonisten zijn alle nagenoeg even effectief. De keus wordt mede bepaald door de comorbiditeit bij de patiënt en door de bijwerkingen, de prijs en het innamegemak van het antihypertensivum.

Literatuur

Veel materiaal in dit hoofdstuk is afkomstig uit de NHG-Standaard Cardiovasculair risicomanagement (http://nhg.artsennet.nl) en uit: Walma EP, Thomas S, Prins A, et al. NHG-Standaard Hypertensie (derde herziening). Huisarts Wet 2003;46(8): 435-49.

1 Koek HL, Dis SJ van, Peters RJG, Bots ML. Hart- en vaatziekten in Nederland. In: Leest LATM van, Koek HL, Trijp MJCA van, et al, editors. Hart- en vaatziekten in Nederland 2005: cijfers over risicofactoren, ziekte, behandeling en sterfte. Den Haag: Nederlandse Hartstichting, 2005.
2 Neaton JD, Wentworth D. Serum cholesterol, blood pressure, cigarette smoking, and death from coronary heart disease. Overall findings and differences by age for 316,099 white men. Multiple Risk Factor Intervention Trial Research Group. Arch Intern Med 1992;152:56-64.
3 Nationaal Kompas Volksgezondheid, versie 3.16. Bilthoven: RIVM, 18 december 2008.
4 Boganen H, Hee K van, Grundmeijer HGLM. Hypertensie door consumptie van drop en zoethoutthee. Ned Tijdschrift voor Geneesk 2007;151, nr. 51.
5 Kaplan NM, Rose BD. Hypertensive complications in blacks. www.update.com. Last literature review version 16.2: mei 2008.
6 Wang N-Y, Young JH, Meoni LA. Blood pressure change and risk of hypertension associated with parental hypertension. The Johns Hopkins precursors study. Arch Intern Med 2008;168(6):643-8.
7 Xin X, Frontini MG, Ogden LG, et al. Effects of alcohol reduction on blood pressure: a meta-analysis of randomized controlled trials. Hypertension 2001;38: 1112-7.
8 Campbell NR, Ashley MJ, Carruthers SG, et al. Lifestyle modifications to prevent and control hypertension. 3: Recommendations on alcohol consumption. Can Med Assoc J 1999;160:S13-20.
9 Mulrow CD, Chiquette E, Angel L, et al. Dieting to reduce body weight for controlling hypertension in adults. Cochrane Database Syst Rev 2000;2:CD000484.
10 Appel LJ, Moore TJ, Obarzanek E, et al. A clinical trial of the effects of dietary patterns on blood pressure. N Engl J Med 1997;336:1117-24.
11 Sacks FM, Svetkey LP, Vollmer WM, et al. Effects on blood pressure of reduced dietary sodium and the dietary approaches to stop hypertension (DASH) diet. N Engl J Med 2001;344:3-10.
12 Messerli FH. Salt and hypertension. Arch Intern Med 2001;116:505-6.
13 He FJ, MacGregor GA. Effect of modest salt reduction on blood pressure: a meta-analysis of randomised trials. Implications for public health. J Hum Hypertens 2002;16:761-70.
14 Halbert JA, Silagy CA, Finucane P, et al. The effectiveness of exercise training in lowering blood pressure: a meta-analysis of randomised controlled trials of 4 weeks or longer. J Hum Hypertens 1997;11:641-9.
15 Ebrahim S, Davey Smith G. Lowering bloodpressure: a systematic review of sustained non-pharmacological interventions. J Public Health Med 1998;20:441-8.
16 Cooper AR, Moore LAR, McKenna J, Riddoch CJ. What is the magnitude of blood pressure response to a programme of moderate intensity exercise? Randomised controlled trial among sedentary adults with unmedicated hypertension. Br J Gen Pract 2000;50:958-62.
17 Linden W, Lenz JW, Con AH. Individualized stress management for primary hypertension. A randomized trial. Arch Intern Med 2001;161:1071-80.

18 Garcia-Vera MP, Labrador FJ, Sanz J. Stress-management training for essential hypertension. A controlled study. Appl Psychophysiol Biofeedback 1997;22:261-83.
19 Neal B, MacMahon S, Chapman N. Effects of ACE inhibitors, calcium antagonists, and other blood-pressure-lowering drugs: results of prospectively designed overviews of randomized trials. Blood Pressure Lowering Treatment Trialists' Collaboration. Lancet 2000;356:1955-64.
20 Pearce KA, Furberg CD, Rushing J. Does antihypertensive treatment of the elderly prevent cardiovascular events or prolong life? A meta-analysis of hypertension treatment trials. Arch Fam Med 1995;4:943-50.
21 UK Prospective Diabetes Study Group. Tight blood pressure control and risk of macrovascular and microvascular complications in type 2 diabetes: UKPDS 38. BMJ 1998;317:703-12.
22 The Antihypertensive and Lipid-Lowering Treatment to prevent Heart Attack Trial (ALLHAT) officers and coordinators for the ALLHAT collaborative research group. Major outcomes in high-risk hypertensive patients randomized to angiotensin-converting enzyme inhibitor or calcium channel blocker vs diuretic. JAMA 2002;288:2981-97.

5 Dislipidemie

M. Bruinsma

Cholesterol is een lichaamseigen stof die slechts in beperkte mate uit het voedsel afkomstig is.[1] Het is van belang bij de opbouw van de celmembraan en de vorming van een aantal hormonen. Cholesterol is een slecht in water oplosbare lipide, net als triglyceriden en fosfolipiden. Het transport in het bloed vindt plaats door zogenaamde apolipoproteïnen, bestaande de lipiden en speciale eiwitten. De volgende lipoproteïnen komen voor:
- chylomicronen, die vetten (triglyceriden) vanuit de darm transporteren;
- 'very low density lipoproteins' (VLDL), die het transport van triglyceriden naar de perifere weefsels verzorgen;
- 'intermediate density lipoproteins' (IDL), een tussenvorm waarin VLDL wordt omgezet nadat zij de triglyceriden hebben afgestaan, voordat ze overgaan in LDL;
- 'low density lipoproteins' (LDL), die hoofdzakelijk uit cholesterol bestaan;
- 'high density lipoproteins' (HDL), die cholesterol van perifere cellen naar de lever terugvoeren.

Het meeste cholesterol in het plasma (ca. 75%) bevindt zich in de LDL. Slechts 20 procent zit in de HDL en een nog kleinere hoeveelheid in de VLDL en de chylomicronen. Bepaling van de triglyceriden geeft het VLDL-gehalte weer.
Hypercholesterolemie is een stoornis in de vetstofwisseling van het menselijk lichaam. Het wordt gedefinieerd als een totaal cholesterolgehalte (TC) van 6,5 mmol/l of meer. De biologische intra-individuele variatie voor TC, HDL en LDL is gemiddeld 6 à 8 procent.[2]
In de tweede helft van de twintigste eeuw is er een duidelijk verband vastgesteld tussen de plasmacholesterolconcentratie (totaalcholesterol en LDL) en het optreden van hart- en vaatziekten. Interventieonder-

zoeken toonden daarna aan dat verlaging van het gemiddelde plasmacholesterol leidt tot verlaging van de incidentie van hart- en vaatziekten, hoewel de totale sterfte niet of nauwelijks werd beïnvloed.[3] Later werd in onderzoeken wel een duidelijke vermindering gerapporteerd van zowel de cardiovasculaire als de totale sterfte als gevolg van een behandeling met cholesterolsyntheseremmende middelen, zoals statines.[4,5] De kennis van de vetstofwisseling, van de invloed van de verschillende vetten op de incidentie van hart- en vaatziekten en van de mogelijkheden die te beïnvloeden is nog steeds in ontwikkeling.
De bijdrage aan de ziektelast door hart- en vaatziekten in Nederland door dislipidemie is beperkt vergeleken met die van andere risicofactoren zoals verhoogde bloeddruk en overgewicht.[6]

Dislipidemie en het risico op HVZ

Dislipidemie is een van de risicofactoren voor het ontstaan van hart- en vaatziekten. De relatie met coronaire aandoeningen is groter dan die met CVA.[1] Het risico op hart- en vaatziekten lijkt steeds te stijgen met de toename van het totaalcholesterol en de LDL-concentratie, terwijl in verscheidene epidemiologische onderzoeken een sterk omgekeerd verband is gevonden tussen de concentratie van HDL en het risico op hart- en vaatziekten.[7] Er zijn verschillende maten om de relatie tussen cholesterol en hart- en vaatziekten aan te geven.
- Het totaalcholesterol: een stijging van 10 procent van het TC geeft een stijging van 20 procent van de kans op hart- en vaatziekten.[8]
- De beste maat om het risico op hart- en vaatziekten te schatten is de ratio van het TC en de HDL-concentratie.[2,9] De TC/HDL-ratio reflecteert het hoge risico bij de combinatie van een hoge totalecholesterolconcentratie en een lage HDL-concentratie. Deze maat wordt in Nederland het meest voor de risicoschatting gebruikt.[2]
- De LDL/HDL-ratio is ook een goede voorspeller voor hart- en vaatziekten.
- Apolipoproteïnen. Er is al jaren discussie over het gebruik van apolipoproteïnen (Apo B en Apo A1) om coronairlijden te voorspellen in plaats van het cholesterolgehalte.[10]
- De relatie tussen de plasmatriglycerideconcentraties en het ontstaan van hart- en vaatziekten is nog onduidelijk. Prospectief onderzoek ondersteunt de hypothese dat verhoogde nuchtere triglyceridespiegels geen en verhoogde niet-nuchtere triglyceridespiegels wel een verhoogd risico (RR = 2) geven op hart- en vaatziekten vergeleken met lage triglyceridenwaarden.[11]

- Bij de behandeling van hypercholesterolemie met statines wordt in de meeste recente richtlijnen het LDL-gehalte als controlemaat gebruikt; die correspondeert goed met de daling van het totale cholesterol.[2]

Het meeste bewijs voor de samenhang tussen de cholesterolconcentratie en sterfte aan hart- en vaatziekten is beschikbaar voor mannen van middelbare leeftijd. De relatieve risico's voor vrouwen komen wel overeen met de risico's voor mannen, maar de absolute risico's zijn lager. Bij ouderen is het relatieve risico op hart- en vaatziekten van hypercholesterolemie lager dan op middelbare leeftijd, maar het absolute risico hoger.

Met het stijgen van het totaalcholesterolgehalte neemt ook het risico op coronaire aandoeningen toe (figuur 5.1).[8] Een betere schatting van het risico op hart- en vaatziekten kan worden verkregen door gebruik te maken van de risicoscore op basis van diverse variabelen (zie hoofdstuk 3).

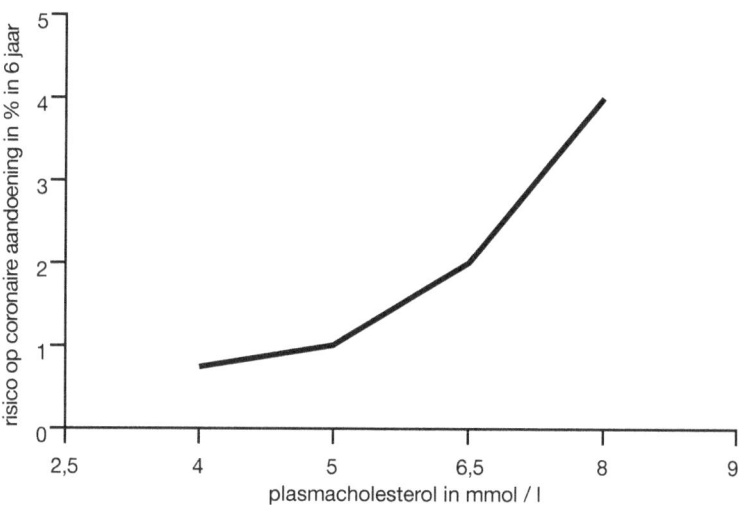

Figuur 5.1 *Relatie tussen het totaal-cholesterolgehalte in het plasma en het zesjaarsrisico op coronaire aandoeningen bij mannen 35 tot 57 jaar.*

Epidemiologie van dislipidemie

Betrouwbare prevalentiecijfers van dislipidemie in de populatie zijn niet beschikbaar. Het RIVM doet een schatting over het voorkomen op grond van enkele cohortonderzoeken in Nederland (tabel 5.1).

Tabel 5.1 Incidentie verhoogd cholesterol in Nederland (2003-2007)[6]		
	leeftijd	percentage van de bevolking
TC > 6,5 mmol	m 35-70 jr	22-26%
	v 35-70 jr	19-26%
HDL < 0,9 mmol	m 35-70 jr	13%
	v 35-70 jr	2%

In de periode van 1987 tot 1997 is er een daling van het percentage 35- tot 60-jarigen met een verhoogd totaalcholesterol opgetreden. Vanaf 1998 volgt naar alle waarschijnlijkheid weer een stijging. In figuur 5.2 is de trend voor de periode vanaf 1998 als stippellijn weergegeven, omdat de gegevens voorzichtig geïnterpreteerd moet worden; de percentages zijn gebaseerd op een kleiner aantal onderzochte personen dan de percentages tot 1998.[6]

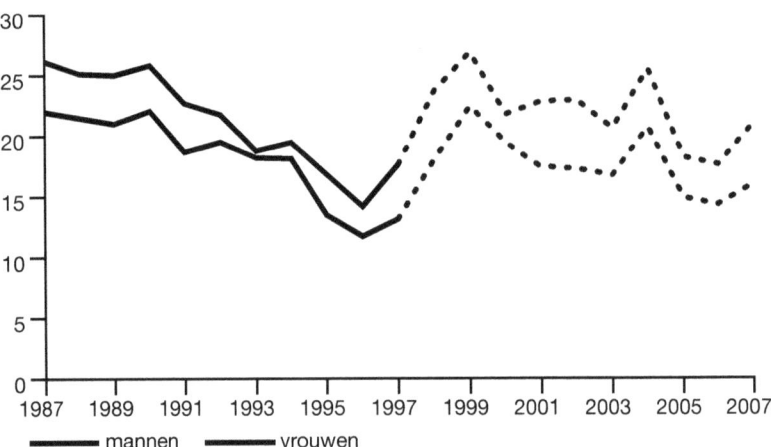

Figuur 5.2 *Percentage volwassen Nederlanders (35-60 jaar) met een verhoogd totaal serumcholesterol (≥ 6,5 mmol/l) en/of gebruik van cholesterolverlagende medicatie in de periode 1987-2007 naar geslacht; gestandaardiseerd naar de bevolking van Nederland in 2000.*[6]

Factoren van invloed op de prevalentie van dislipidemie

niet beïnvloedbaar	beïnvloedbaar
· leeftijd	· voeding
· geslacht	· beweging
· genetische factoren	· roken
· ras	· ziekten: diabetes mellitus, hypothyreoïdie, nefrotisch syndroom
	· medicatie: diuretica en bètablokkers
	· (centraal) overgewicht

NIET-BEÏNVLOEDBARE FACTOREN

Leeftijd
Globaal blijft het HDL-gehalte op volwassen leeftijd constant, terwijl het LDL-gehalte met de leeftijd wat toeneemt (figuur 5.3). De stabiliteit van de cholesterolspiegel impliceert dat het herhaaldelijk meten van het cholesterolgehalte in de loop der jaren weinig zinvol is.

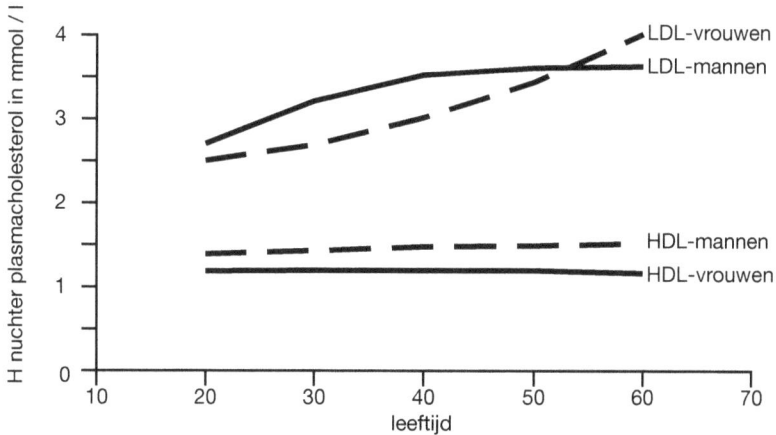

Figuur 5.3 *Verandering van het cholesterolgehalte met de leeftijd.*[5,7]

Genetische factoren
Er zijn genetisch afwijkingen die verantwoordelijk zijn voor een verhoogd cholesterol, er is dan sprake van primaire hypercholesterolemie.

Bij familiaire hypercholesterolemie (FH) is er sprake van een monogenetisch autosomaal dominant overervende aandoening als gevolg van een mutatie in het LDL-receptorgen. Deze aandoening gaat gepaard met een sterk verhoogde LDL-concentratie. De levensverwachting van mensen met FH is zonder behandeling met tien tot twintig jaar afgenomen. In Nederland is de prevalentie van deze genmutatie in de populatie 1 : 450.[12] Een deel (10-20%) van de FH-patiënten heeft een normaal TC en LDL. FH-patiënten hebben met eenzelfde cholesterolwaarde gemiddeld een hoger risico op hart- en vaatziekten dan mensen zonder FH. Dit betekent dat er eerder een indicatie voor cholesterolverlagende therapie zal zijn. Om FH op te sporen kan gebruikgemaakt worden van de FH-scorelijst (tabel 5.2), die een voorspellende waarde van 48 procent voor het opsporen van FH heeft.[12] Veelal zijn op jonge leeftijd kenmerken van cholesterolstapeling in de vorm van xanthalasmata en peesxanthomen aanwezig. Berekeningen

Tabel 5.2 FH-scorelijst van Nederlandse lipidenpoliklinieken[12]

kenmerk	score
onbehandelde LDL-waarde (mmol/l)	
• ≥ 8,5	8
• 6,5-8,4	5
• 5,0-6,4	3
• 4,0-4,9	1
medische voorgeschiedenis	
• coronaire hartziekte < 60 jaar	2
• CVA of perifeer arterieel vaatlijden < 60 jaar	1
lichamelijk onderzoek	
• peesxanthomen	6
• arcus lipoides < 45 jaar	4
familieanamnese	
• eerstegraadsfamilielid met HVZ < 60 jaar	1
• eerstegraadsfamilielid met LDL > 5 mmol/l	1
• eerstegraadsfamilielid met peesxanthomen of arcus lipoides < 45 bouwjaar	2
• kinderen <18 jaar met LDL > 3,5 mmol	2
totaalscore	

In elke categorie moet de hoogste score worden toegekend, maar binnen een categorie mag slechts één score worden gebruikt. Bij een totaalscore van 6 of meer is de kans op FH 48% en is er een indicatie voor DNA-diagnostiek.[12]

duiden erop dat slechts een op de drie patiënten met FH is opgespoord en behandeld.

De familiaire gecombineerde hyperlipidemie heeft een prevalentie van 1 : 300 en wordt gekenmerkt door een verhoogd TC en verhoogd trigliceridengehalte. De aandoening kent geen uiterlijke kenmerken en komt vaak op latere leeftijd tot expressie.

De familiaire dys-B-lipoproteïnemie heeft een prevalentie van 1 : 5.000.

Bij de familiaire hypertriglyceridemie is de kans op hart- en vaatziekten niet toegenomen.

Ras

Er zijn verschillen in TC en HDL tussen etnische groepen in Nederland. Hindoestaanse Surinamers hebben gemiddeld een lager totaalcholesterol dan autochtone Nederlanders, maar zij hebben ook een lager beschermend HDL-gehalte.[6]

Sociaal-economische status

De sociaal-economische status (SES naar opleidingsniveau) heeft geen relatie met het totaalcholesterol. Wel is er sprake van verhoogd risico op hart- en vaatziekten bij een lage SES omdat relatief vaker een laag HDL aanwezig is.[6]

BEÏNVLOEDBARE FACTOREN

Een samenvatting van de effecten van de beïnvloedbare factoren is te vinden in tabel 5.3.

Voeding

De relatie tussen voeding en het cholesterolgehalte is duidelijk: verzadigd vet en transvet verhogen het LDL en verlagen het HDL. Belangrijke bronnen voor verzadigd vet zijn: roomboter, vleeswaren, gebak, koekjes, vet vlees, vetrijke kaas, en harde margarine en vetten. Vooral dierlijk vet is verzadigd vet, plantaardig vet is vaak onverzadigd. Transvetten zijn industriële vetten, waarop de consument geen grip heeft. De overheid overlegt met de voedingsindustrie over het terugdringen van het gebruik van transvet.

Overmatig alcoholgebruik kan leiden tot hypercholesterolemie. Vermindering van de calorieëninname en toename van het gebruik van vis en fruit geeft een daling van het TC en de VLDL-concentratie en een stijging van het HDL-gehalte.[13]

In de Nederlandse concensusafspraken worden adviezen gegeven ten aanzien van de calorieëninname en het gebruik van vis en fruit.[2]

Beweging

Het mechanisme van de invloed van lichamelijke activiteit op het lipoproteïnenprofiel is niet bekend. Bekend is wel dat langdurige forse inspanning een verlaging van het VLDL-gehalte geeft. Tevens treedt er een verhoging van de HDL-concentratie op.[14] Dit effect staat los van het effect van de lichaamsbeweging op het gewicht.

In Nederland wordt geadviseerd om gedurende vijf dagen per week 30 minuten matig intensief te bewegen. De duur van de inspanning is belangrijker dan de intensiteit.

Roken

Nicotine geeft een verlaging van het HDL-gehalte. Het effect van nicotine op het ontstaan van hart- en vaatziekten via directe werking op de vaatwand is echter veel groter dan het effect via het cholesterolmechanisme.

Ziekten

Bij diabetes mellitus type 2 wordt de hyperlipidemie gekenmerkt door een licht verhoogde TC-concentratie. Het met cholesterol en met VLDL verrijkte LDL bij patiënten met diabetes type 2 blijkt een sterk atherogene factor.

Hypothyreoïdie leidt tot een verhoging van de LDL-concentratie. Door de hypothyreoïdie is er niet alleen sprake van een verminderde activiteit van het schildklierhormoon, maar ook een verminderde activiteit van het groeihormoon, hetgeen leidt tot een verminderde LDL-receptoractiviteit en een lichte verhoging van de TC-concentratie. Een correctie van de hypothyreoïdie leidt in de meeste gevallen tot het verdwijnen van de lipidenafwijking.[15]

Het nefrotisch syndroom leidt tot verhoging van zowel het LDL- als het triglyceriden-gehalte. Patiënten die niervervangende therapie ondergaan, hebben vaak een verlaagde HDL-concentratie. Deze verlaging draagt bij aan een hoger risico voor cardiovasculaire complicaties.

Medicatie

Thiazidediuretica geven een dosisafhankelijke stijging van het TC en LDL van maximaal 10 procent. Deze waarden normaliseren weer bij langdurig gebruik.

Bètablokkers hebben een verlagend effect op het HDL van ongeveer 10 procent en geven een verhoging van het triglyceridengehalte.

Deze mogelijk atherogene effecten van thiazidediuretica en bètablokkers zijn klinisch niet relevant vergeleken met het preventieve effect op het voorkomen van hart- en vaatziekten door de daling van de bloeddruk.

Preventie van dislipidemie

Tabel 5.3 Effecten van beïnvloedbare factoren op het cholesterolgehalte	
factor	effect op cholesterol
alcohol	verhoging triglyceriden
obesitas	verhoging TC
	verhoging LDL
	verlaging HDL
roken	verlaging HDL
diabetes mellitus	verhoging triglyceriden
	verlaging HDL
hypothyreoïdie	verhoging triglyceriden
	verhoging TC
	verhoging LDL
nefrotisch syndroom	verhoging TC
	verhoging LDL
thiazidediuretica, bètablokkers	verhoging TC en LDL
	verhoging triglyceriden en verlaging HDL

PRIMAIRE PREVENTIE

Niet-medicamenteus
Het aanpakken van de risicofactoren voor dislipidemie zoals slechte voeding, roken, obesitas, bewegingsarmoede en diabetes mellitus is effectief omdat dit niet alleen een verbetering geeft van het cholesterolgehalte, maar vooral ook direct invloed uitoefent op de andere risicofactoren voor hart- en vaatziekten.

In een klein onderzoek is aangetoond dat vijf jaar intensieve interventie op gecombineerde hyperlipidemie, door middel van een dieet gericht op verlaging van het cholesterolgehalte, leidt tot forse verlaging van overlijden aan hart- en vaatziekten[16] (figuur 5.4). Er is echter slechts een beperkt effect te verwachten van preventie van hypercholesterolemie door voedingsadviezen op populatieniveau.[17]

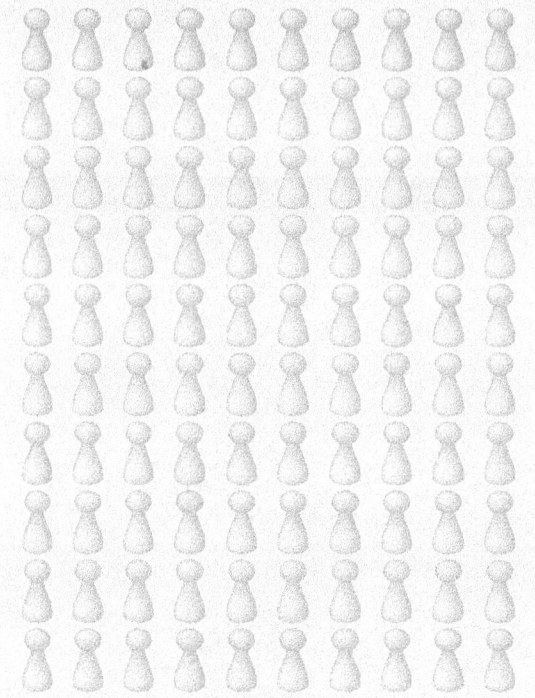

Figuur 5.4 *Sterfte ten gevolge van dislipidemie indien de sterfte aan hart- en vaatziekten binnen tien jaar 10 procent is.*

Gekleurde pionnen: sterfte door hart- en vaatziekten = 10%. Donkergekleurde pionnen: (vermijdbare) sterfte door dislipidemie = 3,3%.

Medicamenteus
Bij een genetische belasting kan het zinvol zijn om medicamenteuze therapie in te stellen om hypercholesterolemie te voorkómen, zie bij tertiaire preventie.

SECUNDAIRE PREVENTIE

In het kader van vroegopsporing van een verhoogd cholesterolgehalte is het effectief attent te zijn op de opsporing van families met familiaire hypercholesterolemie.[12]

Over de effectiviteit van het opsporen van een verhoogd cholesterolgehalte door systematische screening, bijvoorbeeld bij mannen vanaf 50 jaar, is weinig bekend omdat bij deze onderzoeken verscheidene risicofactoren voor hart- en vaatziekten worden gemeten en de interventies ook invloed hebben op de andere risicofactoren.

TERTIAIRE PREVENTIE

Bij de besluitvorming over het al dan niet behandelen van een (verhoogd) cholesterolgehalte wordt vooral rekening gehouden met het absolute risico op hart- en vaatziekten en de daling van dat risico door de interventie. Een veelgebruikt model is de risicoschatting in de NHG-Standaard Cardiovasculair risicomanagement[2] waarbij de totaalcholesterol/HDL-ratio een van de maten voor risicoschatting is (zie hoofdstuk 3).

De adviezen betreffen niet roken, voldoende beweging, gezonde voeding, alcoholbeperking en een optimaal gewicht. Bij gezond eten zijn de volgende punten van belang (zie ook hoofdstuk 11):

- gebruik minder dan 10 energieprocent verzadigd vet en minder dan 1 energieprocent transvet;
- eet minimaal eenmaal per week en bij voorkeur tweemaal per week vette vis;
- gebruik per dag minimaal 200 gram groente en twee stuks fruit.

Algemene adviezen over gezonde voeding worden meestal slechts zeer beperkt opgevolgd en de compliantie neemt snel af. Intensieve begeleiding met concrete op de persoon gerichte adviezen is noodzakelijk voor een blijvend effect.

Medicamenteuze behandeling van hypercholesterolemie

Ook bij de besluitvorming om medicamenteuze therapie met statines toe te passen bij hypercholesterolemie ter preventie van hart- en vaatziekten speelt de risico-inschatting bij de individuele patiënt op basis van de bekende risicofactoren een belangrijke rol. Dit leidt tot het behandelingsadvies bij de volgende indicaties:

- patiënten met hart- en vaatziekten en LDL hoger dan 2,5 mmol/l;
- patiënten met diabetes mellitus type 2 en LDL hoger dan 2,5 mmol/l (of TC > 4,5 mmol/l);
- geen hart- en vaatziekten of diabetes mellitus: tienjaarsrisico op sterfte aan hart- en vaatziekten groter dan 10 procent (eventueel bij 5-10%).

Er is geen absolute drempel waarboven medicamenteuze behandeling voor alle patiënten wordt aanbevolen. Bij de individuele patiënt wordt ook rekening gehouden met de leeftijd, levensverwachting, additionele risicofactoren en motivatie.

De meest gebruikte middelen bij dislipidemie zijn de cholesterolsyntheseremmers (statines) die het relatieve risico op hart- en vaatziekten tot 30 procent kunnen verlagen. Zij kunnen:[18]
- het LDL-gehalte verlagen met 30 tot 63 procent;
- het HDL-gehalte tot 10 procent verhogen;
- het triglyceridengehalte met 14 tot 33 procent verlagen.

Het effect op het cholesterolgehalte is gedeeltelijk dosisafhankelijk. Bij de behandeling van patiënten zonder hart- en vaatziekten of diabetes mellitus wordt gestreefd naar een LDL < 2,5 mmol/l of een daling van minstens 1,0 mmol/l.[2]
Er zijn veel verschillende soorten statines op de markt, met verschillende effecten en bijwerkingen. Een absolute voorkeur is op dit moment niet te geven, het best onderzocht zijn simvastatine en pravastatine.
Behalve de statines zijn andere medicamenten min of meer effectief bij dislipidemie, zoals cholesterolabsorptieremmers, galzuurbindende harsen en nicotinezuur. Van deze middelen zijn onvoldoende gegevens bekend over de effectiviteit op harde klinische eindpunten en de veiligheid.[18]

Voor de praktijk

- Bepaal bij alle mensen met diabetes mellitus, doorgemaakte hart- en vaatziekten of een verhoogd risico op hart- en vaatziekten de TC/HDL-ratio.
- Geef mensen met een verhoogde TC/HDL-ratio voedings- en leefstijladviezen. Om blijvend effect te bereiken is bovendien persoonlijke intensieve begeleiding noodzakelijk.
- Het samengestelde risico op hart- en vaatziekten bepaalt of medicamenteuze behandeling van dislipidemie effectief is. Geef statines aan mensen met een sterk verhoogd risico op hart- en vaatziekten, ook als de TC/HDL-ratio niet verhoogd is.

Literatuur

1. Farmacotherapeutisch kompas. www.fk.cvz.nl. Geraadpleegd december 2008.
2. NHG-Standaard Cardiovasculair risicomanagement. CBO, multidisciplinaire richtlijn Cardiovasculair risicomanagement. Alphen aan den Rijn: Van Zuiden Communicatie, 2006. www.cbo.nl. De risicotabellen staan op http://nhg.artsennet.nl.
3. Smith DG, Song F, Sheldon TA. Cholesterol lowering and mortality: the importance of considering initial level of risk. Br Med J 1993;306:1367-73.

4 Shepard J, Cobbe SM, Ford I, et al. The prevention of coronary heart disease with pravastatin in men. N Eng J Med 1995;333:1301-7.
5 Downs JR, Clearfield M, Weis S, et al. Primary prevention of acute coronary events with lovastatin in men and women with average cholesterol levels: Results of AFCAPS/TEXCAPS. JAMA 1998;279:1615-22.
6 Verschuren WMM, Blokstra A, Leent-Loenen HMJA van. Wat zijn de mogelijke gezondheidsgevolgen van een ongunstig cholesterol? In: Volksgezondheid Toekomst Verkenning, Nationaal Kompas Volksgezondheid. Bilthoven: RIVM, 2008. http://www.nationaalkompas.nl.
7 Prospective Studies Collaboration. Bloodcholesterol and vascular mortality by age, sex and blood pressure: a meta-analysis. Lancet 2007;370:1829-39.
8 Stamler J, Wentworth D, Neaton JD. Multiple Risk Factor Intervention Trial (MRFIT). JAMA 1986;256:2823-8.
9 Grover SA, Coupal L, Hu XP. Identifying adults at increased risk of coronary disease. How well do current cholesterol guidelines work? JAMA 1995;274:801-6.
10 McQueen MJ, Hawken S, Wang X, et al. Lipids, lipoproteins, and apolipoproteins as risk markers of myocardial infarct in 52 countries (the INTERHEART study). Lancet 2008;372:224-33.
11 Bansal S, Buring JE, Rifal N, et al. Fasting compared with nonfasting triglycerides and risk of cardiovascular events in women. JAMA 2007;298:309-16.
12 Walma EP, Wiersma Tj. Diagnostiek en behandeling van familiaire hypercholesterolemie. Huisarts Wet 2006;49(4):202-4.
13 Williams PT, Krauss RM, Vranizan KM, Wood PD. Changes in lipoprotein subfractions during diet-induced and exercise-induced weight loss in moderately overweight men. Circulation 1990;81:1293-1304.
14 Kraus WE, Houmard JA, Duscha BD, et al. Effect of the amount and intensity of exercise on plasma lipoproteins. N Engl J Med 2002;347(19):1483-92.
15 Wiersinga WM. Onzekerheden over het nut van behandeling van subklinische schildklierstoornissen. Ned Tijdschr Geneesk 2006;150:71-4.
16 Hjerkinn FM, Sandvik L, Hjermann I. Effect of diet intervention on long-term mortality in healthy middle-aged men with combined hyperlipidaemia. J Int Med 2004;255:68-73.
17 Houterman S. Public Health Aspects of Serum Cholesterol. Thesis. Rotterdam: Erasmus Universiteit, 2001.
18 Rosenson RS. Lipid lowering with statins. www.uptodate.com, geraadpleegd oktober 2008.

6 Roken

J.M.B. van Warmerdam en H. de Vries

Roken is het inhaleren van rook via de neus en mond van tabak die verbrand is in de vorm van sigaretten, sigaren of een pijp. Deze gewoonte is in de twintigste eeuw volledig tot ontwikkeling gekomen door de industrialisatie en massaproductie van sigaretten. Voor die tijd werd tabak vooral gesnoven en gekauwd, en was het roken van sigaren of een pijp weggelegd voor de meer welgestelden. Na 1900 beleefde het roken een opmars in het openbare leven. Het werd gezien als een ontspannende sociale bezigheid, die positief bijdroeg aan de contactopbouw en sfeer en daarnaast een gevoel van status gaf.

De verbranding van tabak levert tal van giftige stoffen op, waaronder teer, nicotine, ammoniak, koolmonoxide, benzeen en acroleïne. Deze zijn schadelijk voor het lichaam. Daardoor is roken, zowel actief als passief, een van de belangrijkste oorzaken van het ontstaan van hart- en vaatziekten, maar ook van COPD, astma, maligniteiten en ziekten van het maag-darmstelsel.[1,2] Het kankerverwekkende effect van tabaksrook is toe te schrijven aan een zeer groot aantal (ruim veertig) kankerverwekkende stoffen in de tabaksrook en het condensaat (teer). Deze stoffen kunnen genetische veranderingen in het slijmvlies van de luchtwegen teweegbrengen. Bij het roken van filtersigaretten en sigaretten met een lager teer- en nicotinegehalte lijkt het risico op longkanker lager te zijn dan bij 'normale' sigaretten. Toch is het verschil niet groot.[3,4] Mogelijk komt dit doordat rokers van filtersigaretten en sigaretten met een laag teer- en nicotinegehalte extra diep moeten inhaleren om voldoende nicotine binnen te halen (satisfactie).[3]

Nicotine is de stof die de verslaving aan tabaksmiddelen veroorzaakt. Nicotine zorgt ervoor dat dopamine en adrenaline vrijkomen in het lichaam waardoor de roker genot ervaart en bovendien een oppepper krijgt (adrenaline). Het lichaam raakt gewend aan een bepaalde nicotineconcentratie (verslaving), maar er ontstaat ook een psychische afhankelijkheid. Die laatste is lastiger te doorbreken dan de lichamelijke verslaving. Daarbij moet gezegd worden dat een sigaar, hoewel hij er eleganter en verfijnder uitziet, even schadelijk is als een sigaret.[1,2]

Omstreeks 1950 heeft sir Richard Doll het verband aangetoond tussen roken en longkanker.[5] Langzaamaan werden allerlei wetenschappelijke rapporten gepubliceerd die de gezondheidsrisico's van roken beschreven.

De hoeveelheid sigaretten en het aantal jaren dat iemand rookt, uitgedrukt in 'packyears' (het aantal jaren dat iemand heeft gerookt maal het aantal pakjes sigaretten per dag), is gecorreleerd met een verhoogde mortaliteit en morbiditeit, waarbij het aantal jaren dat iemand heeft gerookt de meeste invloed heeft. Er is sprake van een dosiseffectrelatie: het roken van één tot vier sigaretten per dag vermenigvuldigt het mortaliteitsrisico door hartziekten met drie en verhoogt het aantal sterfgevallen door longkanker. Daarmee komt een einde aan de mythe dat enkele sigaretten per dag nauwelijks een verschil maken.[6]

Meerokers in de nabije omgeving van rokers, op het werk of thuis, hebben eveneens een verhoogd risico om hart- en vaatziekten of longkanker te krijgen. Naarmate mensen langer meeroken, neemt het risico op deze aandoeningen toe. Het risico op longkanker neemt bij meerokers met circa 20 procent toe ten opzichte van mensen die niet aan tabaksrook worden blootgesteld, het verhoogde risico op hart- en vaatziekten wordt geschat op zo'n 20 tot 30 procent. Meeroken is jaarlijks goed voor enkele honderden doden door longkanker en enkele duizenden sterfgevallen door hart- en vaatziekten.[7]

Roken is in Nederland verantwoordelijk voor bijna 20.000 sterfgevallen. Bij mensen boven de 20 jaar is een groot deel van de sterfgevallen door longkanker, COPD en kanker in het hoofdhalsgebied te wijten aan het roken (tabel 6.1).[1]

Prevalentie van roken

Tegenwoordig rookt 28 procent van alle volwassenen in Nederland. Dat is 31 procent van de mannen en 25 procent van de vrouwen. Het percentage rokende volwassenen is het grootst tussen de 25 en 55 jaar en beduidend kleiner bij 65-plussers. Terwijl 31 procent van de lager opgeleiden rookt, doet slechts 22 procent van de hoger opgeleiden dat. Bijna een kwart van de jongeren rookt regelmatig. Binnen deze groep is er ook een duidelijke relatie tussen opleiding en rookgedrag: 57 procent van de jongeren die praktijkonderwijs volgen, heeft de afgelopen vier weken een keer gerookt, terwijl slechts 12 procent van de jongeren op het vwo dit heeft gedaan.[1,8]

Tabel 6.1 Totale sterfte en sterfte door roken in 2004 in Nederland[1]

	totale sterfte		sterfte door roken	
	mannen	vrouwen	mannen	vrouwen
longkanker	6468	2855	5913 (91,4%)	2120 (74,3%)
astma en COPD	3410	2320	2883 (84,5%)	1594 (68,7%)
coronaire hartziekten	7965	6115	2263 (28,4%)	806 (13,2%)
CVA	4331	6743	906 (20,9%)	672 (10,0%)
hartfalen	2366	3759	426 (18,0%)	215 (5,7%)
slokdarmkanker	949	390	753 (79,3%))	249 (63,8%)
strottenhoofdkanker	173	43	138 (79,8%)	35 (81,4%)
mondholtekanker	350	241	323 (92,3%)	119 (49,4%)
totaal per geslacht	26.012	22.439	13.605 (52,3%)	5810 (28,9%)
totaal	48.451		19.415 (40,1%)	

Waren het in het verleden vooral mannen die rookten, de afgelopen jaren hebben de vrouwen een inhaalslag gepleegd. Sinds begin jaren tachtig is er een dalende trend van het percentage rokende mensen (figuur 6.1).[9]

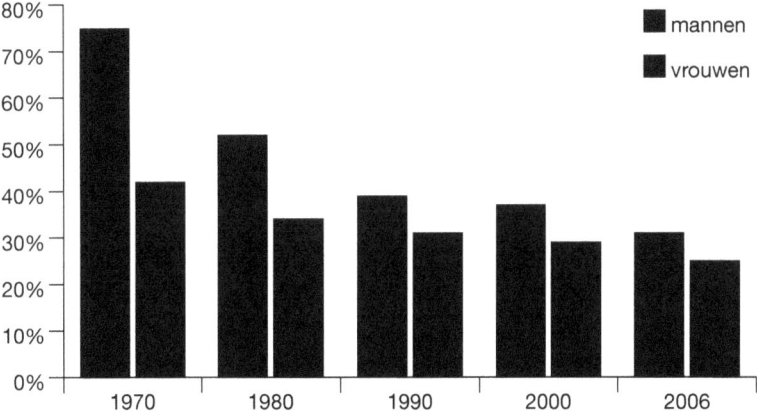

Figuur 6.1 Percentage rokers in Nederland de laatste veertig jaar.[9]

Factoren van invloed op de epidemiologie van roken

niet beïnvloedbaar
- erfelijkheid
- lage sociaal-economische klasse

beïnvloedbaar
- sociale acceptatie van roken door omgeving
- een ouder rookt

Al spelen erfelijke factoren ook een rol, de kans dat iemand begint met roken wordt sterker bepaald door omgevingsfactoren. Bijvoorbeeld door de mate waarin het rookgedrag sociaal geaccepteerd is in het eigen sociale netwerk (gezin, vrienden en school), door de verkrijgbaarheid van tabak en door tabaksreclame. Hoeveel iemand vervolgens gaat roken, wordt juist weer relatief sterk door erfelijke factoren bepaald; de gevoeligheid voor de verslavende werking van nicotine is namelijk genetisch bepaald.[2,3,7]

Jongeren uit lagere sociaal-economische klassen en jongeren van wie een van beide ouders rookt, hebben een duidelijk hoger risico ooit zelf te gaan roken. Daarnaast is ten opzichte van twintig jaar geleden de aanvangsleeftijd gedaald, en roken jongeren meer.[1,2,3,4]

Preventieve mogelijkheden

COLLECTIEVE PREVENTIE

In Nederland is het preventiebeleid van de overheid gericht op drie invalshoeken:
- rokers stimuleren te stoppen met roken;
- niet-rokers stimuleren niet te beginnen met roken;
- passief roken voorkómen; dit is te bereiken als rokers rekening houden met niet-rokers.[3,12]

Deze drie invalshoeken zijn terug te vinden in de wetgeving die de overheid heeft ontwikkeld en de voorlichting die diverse organisaties geven over roken. Om passief roken zoveel mogelijk tegen te gaan heeft de overheid de Tabakswet gewijzigd waardoor roken in openbare ruimten, openbaar vervoer, op de werkplek en uiteindelijk in de gehele horeca verboden is.[9,12]

STIVORO, het RIVM en GGD's zijn organisaties die op landelijk en regionaal niveau informatie geven over roken en eventueel kunnen begeleiden bij het stoppen met roken.[3,12,13]

Het terugdringen van het aantal rokers en het beschermen van niet-rokers is van belang vanwege de negatieve gevolgen voor de gezondheid en de niet onaanzienlijke financiële consequenties voor ons gezondheidssysteem.[3,10,12]

INDIVIDUELE PREVENTIE

De schadelijke effecten die (mee)roken met zich brengt, vormen een breed maatschappelijk gezondheidsprobleem dat een collectieve aanpak vereist, maar zeker ook per individu benaderd dient te worden. Op het gebied van individuele preventie spelen medici een belangrijke rol bij het begeleiden van mensen die willen stoppen met roken en bij het geven van voorlichting over de schadelijke effecten, zowel aan rokers als aan niet-rokers. Met name voor de huisarts is een belangrijke taak weggelegd, aangezien 70 procent van de gehele bevolking eenmaal per jaar door een huisarts wordt gezien.[1] De huisarts kan bij een kennismakingsgesprek al vragen of de patiënt rookt, of er andere mensen in het gezin roken en of er kinderen (mee)roken. Uit onderzoek is gebleken dat het simpele advies van de arts aan de patiënt om te stoppen met roken al effectief blijkt te zijn, zonder dat daar extra begeleiding of tijd voor nodig is. Tevens geeft de huisarts voorlichting aan patiënten met aan roken gerelateerde gezondheidklachten, aan ouders met kinderen met astma of recidiverende bovenste-luchtweginfecties, aan zwangere vrouwen én hun partners, aan vrouwen die hormonale anticonceptie (gaan) gebruiken en aan patiënten bij wie recent een aan roken gerelateerde aandoening geconstateerd is. Het is zeer belangrijk om bij mensen met hart- en vaatziekten of COPD te benadrukken dat stoppen met roken effectiever is dan het behandelen van hun aandoening met medicijnen.[1,2] De huisarts kan zich bij de voorlichting en begeleiding laten ondersteunen door een speciaal daarvoor geschoolde praktijkondersteuner of assistente.

Stoppen met roken

Stoppen met roken vereist wilskracht en doorzettingsvermogen. Het lichaam van de roker is gewend aan een bepaalde nicotineconcentratie en wil deze op peil houden vanwege prettige bijeffecten. Afname van de nicotineconcentratie geeft ontwenningsverschijnselen zoals prikkelbaarheid, ongeduld, rusteloosheid, verminderde concentratie, slapeloosheid, grotere eetlust en gewichtstoename. Deze verschijnselen duren gemiddeld drie tot vier weken. Naast de lichamelijke afhankelijkheid is er psychische afhankelijkheid van nicotine die langer aanhoudt en moeilijk te doorbreken is. Soms kan iemand na jarenlange onthouding van nicotine, in bijvoorbeeld perioden van stress, weer snel in de oude gewoonte vervallen.

Van de totale bevolking in Nederland is er 30 procent die ooit gerookt heeft en erin geslaagd is te stoppen. De meesten hebben hierbij geen hulpmiddelen of -methoden gebruikt. Van de rokers heeft 65 procent wel eens geprobeerd te stoppen, maar is hierin niet geslaagd. Van deze groep is 50 procent van plan in de toekomst te stoppen met roken. Er worden verschillende hulpmiddelen en begeleidingsvormen gebruikt bij het stoppen met roken. Van acupunctuur, de methode van Allen Carr, vitaminepreparaten, homeopathische middelen en kruidenmengsels en een groot gedeelte van de gedragstherapieën is het effect nooit bewezen of onbekend.[14]

Er zijn in Nederland verschillende instanties en organisaties die individuele mensen die willen stoppen met roken, kunnen begeleiden en adviseren met wetenschappelijk aangetoonde effectieve methoden. De GGD, STIVORO, de thuiszorg en ook instellingen voor verslavingszorg, waaronder de Jellinek, bieden ondersteuning met name aan ernstig verslaafde rokers. Het Nederlands Huisartsen Genootschap heeft in 2007 richtlijnen opgesteld in de NHG-Standaard Stoppen met roken, die voor veel huisartsen in Nederland als leidraad dient.[1]

De percentages van geslaagde stoppogingen met behulp van verschillende hulpmiddelen zijn samengevat in tabel 6.2.

Preventie door de huisarts[1]
- inventariseren rokers in de praktijk
- eenmalig advies aan elke roker
- adviezen bij aan roken gerelateerde klachten
- begeleiding bij gemotiveerden (minimale interventiestrategie; hulppersoneel):
  - adviezen
  - schriftelijke informatie
  - medicatie
  - systematische individuele begeleiding
  - groepstherapie

NIET-MEDICAMENTEUZE BEHANDELING

Motivatie is de belangrijkste drijfveer om succesvol te stoppen met roken. Van alle rokers is 7 procent op een willekeurig moment door verschillende redenen gemotiveerd om te stoppen. Voor een hulpverlener is het belangrijk juist op dat moment in te springen en voorlichting en interventie aan te bieden. Intensieve ondersteunende gedragsmatige interventie is een effectieve manier om te helpen bij het stoppen met roken.

De Landelijke Huisartsen Vereniging adviseert voor begeleiding van stoppogingen gebruik te maken van de minimale interventiestrategie (MIS). Deze strategie biedt met een korte gestructureerde standaardprocedure na twaalf maanden een verdubbeling van het succespercentage (van 9 tot 17,5%). De methode onderscheidt vijf stadia:[14]
- de motivatie verhogen;
- barrières wegnemen;
- afspreken van de stopdag;
- uitleg over hulpmiddelen;
- begeleiden van ex-rokers bij het volhouden.

Deze interventie bestaat uit ten minste vier gesprekken van tien minuten in een periode van enkele maanden. Het aantal kan naar behoefte worden uitgebreid. Voorbeelden van andere intensieve ondersteunende interventie zijn onder andere terug te vinden in de CBO-richtlijn Behandeling van Tabaksverslaving.[15]

MEDICAMENTEUZE ONDERSTEUNING

Indien iemand meer dan tien sigaretten per dag rookt, kan de intensieve ondersteunende interventie gecombineerd worden met nicotinevervangende middelen en/of nortriptyline, bupropion of varenicline.[1,2] Medicamenteuze behandeling heeft alleen zin bij mensen die kort na het opstaan al de behoefte hebben een sigaret op te steken en die meer dan tien sigaretten per dag roken. Eerste keus in behandeling zijn dan de nicotinevervangende middelen, zoals pleisters, zuigtabletten, kauwgom en sublinguale tabletten. Bij gebruik van meer dan twintig sigaretten per dag en nicotinebehoefte binnen 30 minuten na het ontwaken is een hogere dosering effectiever dan een lagere dosering nicotinevervangende middelen.[1,2] Alle nicotinevervangende middelen vergroten de kans op een geslaagde stoppoging op de lange termijn met een factor 1,5 tot 2,0.[15]

Indien eerdere pogingen met nicotinevervangende middelen mislukt zijn, kan de patiënt in aanmerking komen voor behandeling met bupropion of nortriptyline, mits hij daar expliciet om vraagt. Nortriptyline is een tricyclisch antidepressivum en niet geregistreerd als middel bij stoppen met roken. Het is echter effectief gebleken; de slaagkans neemt toe tot 17 procent ten opzichte van 7 procent bij het gebruik van een placebo.[16] Gecontra-indiceerd is dit middel bij mensen met een recent myocardinfarct en terughoudendheid is geboden bij epilepsie, organische hersenbeschadiging, urineretentie, prostaathyperplasie, pylorusstenose, hart- en vaataandoeningen, hyperthyreoïdie, lever- en nierfunctiestoornissen.[15,17]

Bupropion, een selectieve heropnameremmer van catecholaminen, werkt bijna even effectief als nortriptyline en is gecontra-indiceerd bij onder meer manifeste epilepsie en levercirrose. Varenicline komt als derde en duurste optie in aanmerking en lijkt bij recente onderzoeken effectiever dan bupropion. Varenicline echter is vooralsnog alleen onderzocht bij gezonde en gemotiveerde rokers. Om een definitief oordeel te kunnen geven over de plaats van varenicline is onderzoek noodzakelijk naar het effect in de dagelijkse praktijk en op de langere termijn (langer dan een jaar).[1,17]

De juiste doseringen en behandelmethoden staan in het Farmaco-

Tabel 6.2 Effectiviteit verschillende strategieën bij stoppen met roken[1,14,18]	
stopstrategie	abstinent na minimaal zes maanden follow-up
begeleiding en ondersteuning	
· zelfhulpgids zonder contact	3-6%
· eenmalig advies van gemiddeld 5 minuten	2%
· advies op maat (via computer)	6-7%
· begeleiding met vervolg (schriftelijk/telefonisch/bezoek)	5%
· groepsbegeleiding medicamenteuze therapie	0-5%
· nicotinevervangers (o.a. kauwgom/pleisters)	3-13%
· bupropion	11-15 %
· nortryptyline	7-17%
· varenicline	8-22%

rapeutisch Kompas, de NHG-Standaard Stoppen met roken en in de CBO-richtlijn Behandeling van Tabaksverslaving.

Voor de praktijk

- Geef jongeren ongevraagd het advies om niet met roken te beginnen.
- Adviseer jonge ouders dringend te stoppen met roken, bij voorkeur al voor de eerste zwangerschap en zeker tijdens de zwangerschap of in de nabijheid van jonge kinderen.

- Breng roken ter sprake bij iedereen met een onmiskenbare nicotinegeur om zich heen of klachten die mogelijk aan roken gerelateerd zijn.
- Ondersteun stoppogingen met de minimale interventiestrategie zoals door het Nederlands Huisartsen Genootschap wordt aanbevolen, zo nodig (bij forse rokers) in combinatie met nicotinevervangende middelen of nortriptyline, bupropion of varencicline.

Literatuur

1 Chavannes NH, Kaper J, Frijling BD, et al. NHG-Standaard Stoppen met roken. Huisarts Wet 2007:50(7):306-14.
2 NHG-Programma voor individuele nascholing: Stoppen met roken. Jaargang 11/1.
3 Rijksinstituut voor Volksgezondheid en Milieu (RIVM), www.RIVM.nl.
4 Tomatis L, Aito A, Day NE, et al. Cancer: Causes, Occurrence and Control. IARC Scientific Publications no 100, 1990.
5 Doll R, Bradford A. Smoking and carcinoma of the lung. Preliminary report. Brit Med J 1950;2:739-48.
6 Bjartveit K, Tverdal A. Health consequences of smoking 1-4 cigarettes per day. Tobacco Control 2005;14:315-20.
7 Willemsen MC. Wat zijn de mogelijke gezondheidsgevolgen van roken? VTV, Nationaal Kompas Volksgezondheid. Bilthoven: RIVM, 2005. www.nationaalkompas.nl.
8 Waar roken nog de norm is. Samenvatting van review naar bevorderen stoppen met roken bij achterstandsgroepen en allochtonen op lokaal niveau. Uitgave van STIVORO, Den Haag.
9 STIVORO. Onafhankelijk expertisecentrum over stoppen met roken en meeroken.
10 Engels R, Spruijt R, Willemsen M, et al. Waar heeft ze dat toch van? De rol van ouders bij het rookgedrag van hun kinderen. Uitgave van STIVORO, Den Haag.
11 Stoppen met roken als volwassen uitdaging. Een review van roken onder jongeren van 16 jaar en ouder. Uitgave van STIVORO, Den Haag.
12 Ministerie van Volksgezondheid, Welzijn & Sport. www.minwvs.nl.
13 Help! Voor een rookvrij leven. Initiatief van de Europese Unie. www.help-eu.com.
14 Knol K, Hilvering C, Wagener DJTH, Willemsen MC. Tabaksgebruik: Gevolgen en bestrijding. Utrecht: Lemma 2005.
15 Richtlijn Behandeling van Tabaksverslaving 2004. Kwaliteitsinstituut voor de gezondheidszorg CBO. www.cbo.nl.
16 Hughes JR, Stead LF, Lancaster T. Antidepressants for smoking cessation. Cochrane Database of Systematic Reviews 1997, issue 3, art.no. CD000031. DOI: 10.1002/14651858.CD000031.pub3.
17 Farmacotherapeutisch Kompas. College voor Zorgverzekeraars, 2008. www.fk.cvz.nl.
18 Gonzales D, Rennard SI, Nides M, et al. Varenicline, an alpha4beta2 nicotinic acetylcholine receptor partial agonist, vs sustained-release bupropion and placebo for smoking cessation: a randomized controlled trial. JAMA 2006;296:47-55.

7 Overgewicht

T.O.H. de Jongh en E.M.H. Mathus-Vliegen

Overgewicht is een te hoog lichaamsgewicht in relatie tot de lengte en (bij kinderen) de leeftijd. Obesitas of adipositas refereert specifiek aan een absolute of relatieve overmaat aan vetweefsel. Overgewicht en obesitas worden uitgedrukt in de 'body mass index' (BMI), vroeger ook wel 'Quetelet-index' (QI) genoemd. Deze wordt bepaald door het lichaamsgewicht (kg) te delen door het kwadraat van de lengte in meters.

De WHO en de CBO consensus onderscheiden verschillende gewichtscategorieën:[1,2]

- ondergewicht: BMI < 18,5 kg/m[2];
- normaal gewicht: BMI 18,5-24,9 kg/m[2];
- overgewicht (pre-obesitas): BMI 25,0-29,9 kg/m[2];
- obesitas klasse 1: BMI 30,0-34,9 kg/m[2];
- obesitas klasse 2: BMI 35,0-39,9 kg/m[2];
- obesitas klasse 3: BMI groter of gelijk aan 40,0 kg/m[2].

Voor kinderen jonger dan 2 jaar zijn nog geen internationale criteria vastgesteld, vaak wordt de diagnose overgewicht gesteld op basis van het gewicht plus ≥ 2 SD. Boven de 2 jaar wordt de diagnose gesteld op basis van de BMI. Bij jongens is er overgewicht bij een BMI van 18,4 of meer en bij meisjes is dat 18,0 of meer. Van obesitas is bij jongens sprake als de BMI 20 of meer is en bij meisjes 19,8. Vanaf de 18-jarige leeftijd worden de waarden voor volwassenen gehanteerd (BMI 25 voor overgewicht en 30 voor obesitas).[2]

Overgewicht als risicofactor voor hart- en vaatziekten

Overgewicht is een risicofactor voor hart- en vaatziekten.[3,4,5] Er is een direct verband tussen de mate van overgewicht en frequentie van coronaire vaatziekten bij mannen (tabel 7.1). Bovendien verhoogt overgewicht indirect het risico nog eens extra door de toename van de kans op hypertensie, dislipidemie (toename triglyceriden, daling HDL-cholesterol), gestoorde glucosetolerantie en insulineresistentie.[3,6] Deze clustering van met obesitas samenhangende indirecte factoren en een centrale vetverdeling, die het risico op hart- en vaatziekten bepalen, wordt het metabole syndroom genoemd (zie ook hoofdstuk 3).

Tabel 7.1 Overgewicht en relatief risico op hart- en vaatziekten

BMI	RR vrouwen	RR mannen
25-29,9	1,4	1,5
30,0-34,9	1,5	2,0
≥ 35	1,5	2,2

Het verband tussen overgewicht en CVA is waarschijnlijk een gevolg van de toename van de hypertensie.

Het toegenomen gezondheidsrisico van overgewicht geldt vooral op jonge en middelbare leeftijd, op 70-jarige leeftijd lijkt een BMI van 27-30 kg/m[2] bij mannen en van 30-35 kg/m[2] bij vrouwen met de laagste mortaliteit en morbiditeit gepaard te gaan.[4] Een goede verklaring hiervoor is nog niet bekend.

Het belang van de vetverdeling

Behalve de absolute overmaat aan vetmassa speelt bij het gezondheidsrisico ook de vetverdeling een belangrijke rol. Minder gewenst is een intra-abdominale vetafzetting, ook wel het androïde of appelvormige type vetzucht genoemd. Daartegenover staat de vetafzetting rond de heupen: het gynaecoïde of peervormige type. De vetverdeling wordt uitgedrukt in de middel-heup-ratio (MHR, of waist-hip ratio, WHR): de omtrek van de buik halverwege tussen de onderkant van de ribbenboog en de bovenkant van de bekkenkam, gedeeld door de omtrek gemeten over de femurcondylen. Deze ratio wordt tegenwoordig meestal vervangen door alleen de buikomvang in centimeters.

Een relatief grotere hoeveelheid buikvet (grotere buikomvang) geeft een hogere kans op hart- en vaatziekten, onafhankelijk van de BMI.[2] Ook de kans op hypertensie, dislipidemie en diabetes mellitus type 2 neemt toe bij een grotere buikomvang.[3] Met name bij een buikomvang van > 88 cm bij vrouwen en > 102 cm bij mannen neemt de kans fors toe.[2,7]

COMORBIDITEIT

Er zijn verschillende ziekten die door adipositas worden bevorderd.[3,7,8]

- Atherosclerose: cardiovasculaire ziekten, cerebrovasculaire ziekten en perifeer arterieel vaatlijden.
- Hypertensie.
- Diabetes mellitus type 2.
- Dislipidemie.
- Maligniteiten zoals mammacarcinoom, endometriumcarcinoom, galblaascarcinoom, niercarcinoom, prostaatcarcinoom en coloncarcinoom.
- Cholelithiasis.
- Oligomenorrhoea/hypermenorrhoea, fertiliteitsproblematiek, anovulatie, polycysteus ovarium syndroom (PCO) en oligospermie/impotentie, problemen bij zwangerschap en bevalling.
- Respiratoire problematiek zoals slaapapneu, pulmonale hypertensie, Pickwick-syndroom.
- Gewrichtsaandoeningen zoals jicht en artrose.
- Veneuze insufficiëntie en/of varices.
- Overige: foetale defecten, anesthesierisico, verminderde kwaliteit van leven.

GEWICHTSVERLIES

Gewichtsverlies heeft effect op diverse risicofactoren voor hart- en vaatziekten. Bij obesitas is er vanaf 5 procent gewichtsreductie een dosisafhankelijke relatie tussen het gewichtsverlies en verbetering van de medische complicaties.[7,9] Aangetoond is dat door gewichtsreductie het HDL-cholesterol stijgt en het triglyceridengehalte daalt[10] en dat bij mensen met hypertensie een daling van de systolische en diastolische bloeddruk optreedt.[11] Maar een daadwerkelijke, significante afname van de sterfte door hart- en vaatziekten bij gewichtsreductie is in klinische trials nog niet overtuigend aangetoond.[11] Er is wel een verband aangetoond tussen gewichtsverlies en de afname van de sterfte bij mensen met overgewicht die maagchirurgie hebben ondergaan, bij mensen met overgewicht en diabetes, dus bij een selecte groep patiënten.[12]

Epidemiologie van overgewicht

Wereldwijd vindt de laatste decennia een sterke toename van obesitas en morbide obesitas plaats, met de hoogste cijfers in de westerse wereld. In Engeland was de frequentie van obesitas in 2006 bij mannen 22 procent en bij vrouwen 26 procent.[1] De prevalentie in Nederland is te vinden in tabel 7.2. In Nederland is ook het percentage kinderen met overgewicht meer dan verdubbeld in de laatste 25 jaar.

Tabel 7.2 De prevalentie van overgewicht in Nederland[13]				
	1981	1991	2001	2006
BMI > 25 kg/m[2]				
• mannen	37%	39%	50%	51%
• vrouwen	30%	31%	40%	42%
BMI > 30 kg/m[2]				
• mannen	4%	5%	8%	10%
• vrouwen	6%	7%	10%	13%

ROL VAN LEEFTIJD

Zoals in tabel 7.3 te zien is, is er bij mannen een stijging van het percentage mensen met overgewicht tot 50 à 59 jaar. Boven deze leeftijd wordt het percentage minder. Bij vrouwen is er een doorgaande stijging met de leeftijd.[4,13]

Tabel 7.3 Zelfgerapporteerde overgewicht en obesitas in Nederland in 2007[13]				
leeftijd	overgewicht		obesitas	
	mannen	vrouwen	mannen	vrouwen
15-25 jaar	19%	20%	1%	5%
25-45 jaar	46%	33%	9%	10%
45-65 jaar	61%	44%	13%	14%
> 65 jr	57%	53%	12%	16%

Factoren van invloed op de prevalentie van overgewicht

Het overgrote deel van de gevallen van overgewicht en obesitas wordt veroorzaakt door een verstoorde balans tussen de energie-inname en het energiegebruik.

primair overgewicht
- verhoogde intake van energie (vet, alcohol)
- verlaagd energieverbruik

secundair overgewicht
- medicatie (corticosteroïden, insuline, bètablokkers, oestrogenen, antidepressiva, antipsychotica)
- hormonale afwijkingen (hypothyreoïdie, syndroom van Cushing, PCO, groeihormoondeficiëntie, hypothalamusdysfunctie)
- genetische afwijkingen, zeer zeldzame syndromen zoals Alstrom, Bardet-Biedl, Carpenter, Cohen en Prader-Willi
- stoppen met roken

NIET-BEÏNVLOEDBARE FACTOREN
Genetische factoren bepalen 25 tot 40 procent van de gevallen van overgewicht, ook de vetverdeling is voor ongeveer 50 procent genetisch bepaald.[6] Om deze genetische aanleg tot uiting te laten komen moet er wel (chronisch) van een positieve energiebalans sprake zijn. Daarnaast zijn er enkele genetische syndromen die bij kinderen tot overgewicht leiden.
In Nederland hebben de volgende groepen een verhoogd risico op overgewicht:[6]
- zwangeren;
- allochtonen;
- personen met een positieve familieanamnese met betrekking tot overgewicht of diabetes mellitus;
- personen die stoppen met roken of met lichamelijke activiteit;
- mensen uit een lage sociaal-economische klasse en/of laag opleidingsniveau;
- personen met een veranderende levensstijl door sociale verandering.

BEÏNVLOEDBARE FACTOREN
Verhoogde energie-inname
Te veel eten per maaltijd, een te groot aantal maaltijden, nachtelijk eten, een eetstoornis (bulimia nervosa) of een verkeerde samenstelling van het voedsel kunnen oorzaken zijn waardoor het gewicht toeneemt (tabel 7.4). Ook overmatig alcoholgebruik kan tot gewichtstoename leiden.
De meeste mensen hebben geen weet van de hoeveelheid calorieën die

voedingsmiddelen bevatten, met name van suikerbevattende frisdranken, snacks en fastfood. Mensen met overgewicht geven hun energie-inname altijd te laag op. Eetgewoonten en de daarbijbehorende energie-inname zijn vaak cultureel bepaald.

Verlaagd energiegebruik

In de westerse maatschappij is de gemiddelde lichamelijke inspanning van mensen sterk afgenomen. Door overgewicht bestaat de neiging om nog minder lichamelijke inspanning te verrichten, omdat dit erg vermoeiend is. Hierdoor vindt verdere gewichtstoename plaats (tabel 7.4).
Gewichtstoename kan ook een gevolg zijn van een gedwongen rustige levensstijl door bijvoorbeeld postoperatieve inactiviteit, invaliditeit of ouderdom. Lichamelijk inspanning wordt door mensen met overgewicht te hoog opgegeven. Verder is belangrijk te weten dat roken en koffie thermogene factoren zijn, die het energiegebruik stimuleren. Stoppen met roken en koffiedrinken geeft dus gewichtsaanwas.

Tabel 7.4 De sterkte van het bewijs dat bepaalde factoren het risico op gewichtsstijging en obesitas verhogen of verlagen[2]

bewijs	afname risico	toename risico
overtuigend	• regelmatige lichaamsbeweging • hoge inname van voedingsvezel	• zittend leven • hoge inname van voedsel met een hoge energiedichtheid en arm aan micronutriënten
waarschijnlijk	• gezinnen en scholen die gezonde voeding van kinderen bevorderen • borstvoeding	• intensieve marketing van energiedichte voedingsmiddelen en fastfood • hoge inname van dranken met een hoog suikergehalte • ongunstige sociaal-economische omstandigheden
mogelijk	• voeding met een lage glykemische index	• grote porties • buitenshuis eten
onvoldoende	• toename van het aantal eetmomenten	• hoge inname van alcoholische dranken

Hormonale afwijkingen

Bij obesitas is in 1 tot 5 procent van de gevallen een hormonale stoornis aanwezig, zoals het syndroom van Cushing of hypothyreoïdie. Dit percentage is afhankelijk van de onderzochte populatie.[8,14,15]
Andere tekenen van hypothyreoïdie zijn traagheid, myxoedeem, schorre stem en bros haar of haaruitval. Hoewel algemeen aangeno-

men wordt dat hypothyreoïdie leidt tot overgewicht, betekent het samengaan van overgewicht en een lage schildklierfunctie nog niet een direct oorzakelijk verband.[14]

Zeldzame oorzaken van overgewicht

Bij een gewichtstoename door medicijngebruik kunnen verschillende factoren een rol spelen: een toename van de eetlust, verminderde activiteiten en metabole processen. De wetenschappelijke onderbouwing van de relatie is niet erg sterk. De volgende groepen medicatie kunnen gewichtsstijging veroorzaken:[2,16-19] corticosteroïden, antipsychotica en antidepressiva, sulfonureumderivaten en insuline, bètablokkers, antimigraine- en anticonvulsiemiddelen.
Ook medicijnen tegen hyperthyreoïdie kunnen een gewichtstoename veroorzaken.[18]
In tegenstelling tot wat algemeen wordt aangenomen kon in onderzoek niet worden aangetoond dat hormonale anticonceptie of toediening van progestativa een gewichtstoename veroorzaken.[16,19]
Oedeem ten gevolge van hartfalen kan een forse gewichtstoename geven.

Virusinfecties?

Er zijn aanwijzingen dat adenovirussen van invloed zijn op het toenemende lichaamsgewicht. Humane adenovirussen kunnen vetzucht induceren bij dieren, bij personen met adipositas worden veel vaker antistoffen aangetroffen tegen adenovirus ad-36 dan bij personen met een normaal gewicht, en stamcellen die geïnfecteerd worden met ad-36 gaan spontaan vet opslaan. In hoeverre deze onderzoeken in de toekomst klinische consequenties zullen krijgen is nog onduidelijk.

Preventieve mogelijkheden

BEÏNVLOEDING RISICOFACTOREN (PRIMAIRE PREVENTIE)

Door middel van campagnes voor gezondheidsvoorlichting en opvoeding probeert de overheid overgewicht te voorkomen bij kinderen. Verder kunnen artsen in risicogevallen, zoals bij kinderen van ouders met overgewicht en bij het stoppen met roken, aandacht besteden aan de preventie van overgewicht. Dat geldt ook voor de eerder genoemde risicogroepen in Nederland.
De kans op obesitas op jongvolwassen leeftijd wordt vooral bij zeer kleine kinderen sterk verhoogd door obesitas bij de ouders (tabel 7.5).[2]

Tabel 7.5 Risico op obesitas als jongvolwassene, aangegeven in oddsratio's			
leeftijd kind	obesitas op deze leeftijd	één ouder met obesitas	twee ouders met obesitas
	ja/nee	ja/nee	ja/nee
1-2 jaar	1	3	14
3-5 jaar	5	3	15
6-9 jaar	9	3	5
10-14 jaar	22	2	2

VROEGOPSPORING (SECUNDAIRE PREVENTIE)

Gezien het grote risico van overgewicht voor de gezondheid is het zinvol om bij alle patiënten op het spreekuur met een dreigend overgewicht de BMI vast te leggen, de middelomtrek te meten en zonodig preventieve maatregelen of behandelingsadviezen te geven.

BEHANDELINGSMOGELIJKHEDEN (TERTIAIRE PREVENTIE)

Hoewel in klinisch onderzoek nog niet met zekerheid is bewezen dat gewichtsreductie leidt tot verminderde sterfte en verminderde kans op hart- en vaatziekten bij mensen met overgewicht zonder diabetes, wordt dit toch algemeen aangenomen. In het algemeen wordt een blijvend gewichtsverlies van 10 à 15 procent als een succesvolle behandeling gezien, vanwege de directe gezondheidswinst en het uitstellen of voorkómen van met obesitas geassocieerde ziekten.[2] De meeste interventies gebaseerd op leefstijl of medicatie bereiken slechts een gemiddeld (blijvend) gewichtsverlies van 3 tot 5 kg.[2] Om het klinisch succes van leefstijlveranderingen te beoordelen is het echter belangrijk ook de invloed op de andere cardiovasculaire risicofactoren mee te wegen. Het risico op diabetes mellitus type 2 is al sterk verminderd bij 5 procent gewichtsverlies.[7,20]

De behandeling van overgewicht is moeilijk. Obesitas wordt wel beschreven als een chronische, niet te genezen metabole stoornis, die levenslange behandeling vereist.[2] Kortdurend gewichtsverlies is met dieetmaatregelen vaak nog wel haalbaar, maar meestal stijgt het gewicht weer na enkele weken tot maanden omdat mensen het dieet niet volhouden. Het behandelplan bestaat in ieder geval uit een energiebeperkt dieet, een toename van de lichamelijke activiteiten, een vermindering van de zittende leefwijze en gedragsverandering.[21] Voor het bereiken van gewichtsreductie is een vermindering van het energiegehalte het belangrijkste, niet zozeer de samenstelling van de voeding.[11] Er is een grote variatie in geadviseerde dieetmaatregelen, maar van geen enkele methode is de superioriteit met betrekking tot een blijvende gewichtsafname aangetoond. Er zijn wel aanwijzingen dat het combineren van dieetmaatregelen met lichaamsbeweging en gedragstherapie effectiever is dan dieetmaatregelen alleen,[2,11] waarbij gedragstherapie pas een aantoonbaar additioneel effect heeft wanneer de behandeling langere tijd wordt gecontinueerd.[22] Het toevoegen van een (intensief) beweegprogramma aan een dieetprogramma geeft maximaal 1 à 2 kg extra gewichtsreductie na een jaar.[23] Zelfhulpgroepen, waarbij lotgenotencontact en zelfontspanningstechnieken worden toegepast, kunnen helpen bij het bereiken en handhaven van gewichtsverlies.[11]

Bij obesitas is farmacotherapie (eetlustremmende middelen) mogelijk als na circa zes maanden geen 10 procent gewichtsvermindering is bereikt en de patiënt nog steeds gemotiveerd en bereid is om zijn of haar leefstijl te veranderen.[7,21,24] De gegevens over de effecten van medicatie zijn niet eenduidig. Na negen maanden is het maximale effect bereikt (meestal ongeveer 5 kg gewichtsverlies in vergelijking met een placebo), na het staken van de medicatie is het effect na een jaar weer verdwenen.[25] Indien na drie maanden medicatie minder dan 5 procent gewichtsverlies is opgetreden dient de medicatie gestaakt te worden of moet er een ander middel gekozen worden.

Bij mensen die geen baat hebben bij medicatie, mensen die een BMI van 40 kg/m[2] of meer hebben of een BMI van meer dan 35 kg/m[2] in combinatie met aanzienlijke comorbiditeit, is een operatieve behandeling mogelijk.[21] Het gewichtsverlies na twee jaar bedraagt na chirurgische interventies 25 tot 44 kg.[5]

Ook al is het resultaat van de behandeling vaak teleurstellend, overgewicht is zo'n belangrijke bedreiging voor de gezondheid dat de arts alle patiënten bij wie overgewicht is gesignaleerd hierop dient te wijzen en indien de patiënt dit wil, behandelingsadviezen moet geven en begeleiding aanbieden, al dan niet door een praktijkondersteuner. Overigens dient de arts niet met de patiënt mee te gaan in het streven naar een ideaal of normaal gewicht, maar de gezondheidswinst van ieder gewichtsverlies te benadrukken. De diagnostiek en behandeling zijn uitgebreid weergegeven in de figuren 7.1 en 7.2.

STROOMDIAGRAM VOOR VOLWASSENEN

Vaststellen van BMI en buikomvang

Diagnostiek
- Symptomen en onderliggende oorzaken.
- Eetgedrag.
- Risicofactoren en comorbiditeit.
- Leefstijl, dieet en lichamelijke activiteit.
- Omgeving, sociale, en familiaire factoren waaronder familiehistorie van obesitas.
- Wil en motivatie om te veranderen.
- Mogelijkheid om gewicht te verliezen ter verbetering van de gezondheid.
- Psychologische problemen.
- Medische problemen en medicatie.
- Behoefte aan lotgenotencontact.

Behandeling
Combinatie van leefstijlinterventies, dieet, lichamelijke activiteit en psychologische interventie, eventueel aangevuld met medicatie en/of chirurgie (afhankelijk van BMI, buikomvang en comorbiditeit).

BMI (kg/m^2)	Buikomvang		Comorbiditeit*
	< 102cm (m), < 88cm (v)	≥102cm (m), ≥88cm (v)	
25-30			
30-35			
35-40			
> 40			

- Algemene adviezen over leefstijl en gezonde voeding
- Gecombineerde leefstijlinterventies
- Gecombineerde leefstijlinterventies; overweeg medicatie**
- Gecombineerde leefstijlinterventies; overweeg medicatie**, overweeg chirurgie**

* Diabetes mellitus type 2, hypertensie, cardiovasculaire aandoeningen, dislipidemie, artrose en slaapapneu.
** Deze interventies pas overwegen indien gewichtsverlies met gecombineerde leefstijlinterventies onvoldoende effectief blijkt na een jaar (< 5% gewichtsverlies).

Gewichtsbehoud
Onderhoud met leefstijlinterventies.

Follow-up
Als overeengekomen met patiënt en hulpverlener.

Figuur 7.1 Stroomdiagram voor diagnostiek en behandeling van obesitas bij volwassenen.[2]

STROOMDIAGRAM VOOR KINDEREN

Kind met obesitas: < 2 jaar op SD; > 2 jaar op BMI.
Diagnose door jeugdarts / huisarts / eventueel kinderarts
(criteria zie signaleringsprotocol)

Diagnostiek
- Familiehistorie van overgewicht, obesitas en risicofactoren.
- Leefstijl, dieet en lichamelijke activiteit.
- Psychologische problemen.
- Omgevings-, sociale en familiaire factoren.
- Groei en comorbiditeit.
- Symptomen van onderliggende oorzaken van obesitas.

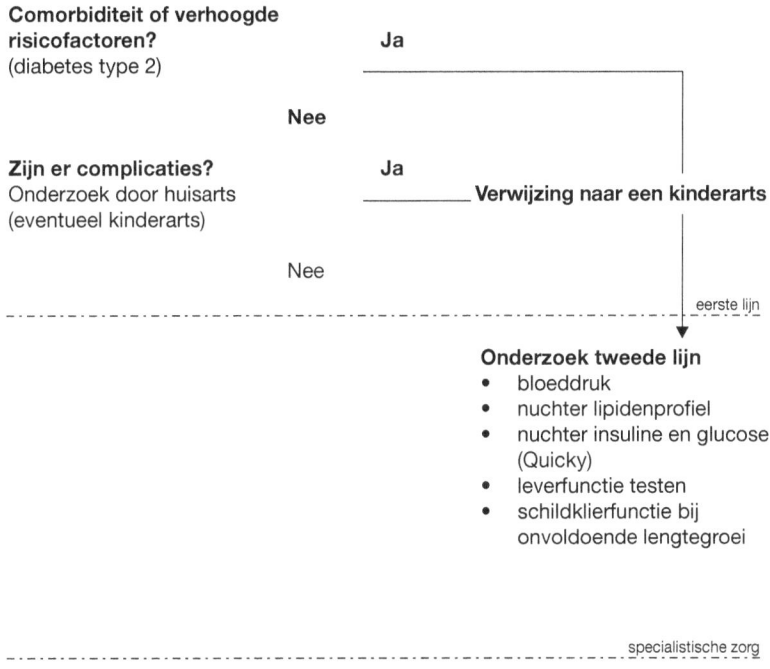

Behandeling door deskundigen op gebied van leefstijl:
- een toename van lichamelijke activiteit
- een verbetering van het gezonde eetgedrag
- zonodig psychologische ondersteuning
- betrekken van de eet- en leefgewoonten van het gehele gezin

eerste lijn of specialistische zorg

Figuur 7.2 *Stroomdiagram voor diagnostiek en behandeling van obesitas bij kinderen.*[2]

Voor de praktijk

- Meet lengte, gewicht en buikomvang bij iedere volwassen met mogelijk aan obesitas gerelateerde klachten en bij het bepalen van een cardiovasculair risicoprofiel.
- Ga bij kinderen met overwicht eventuele obesitas van de ouders na. Bij de behandeling van het obese kind dienen ook de ouders actief te worden betrokken om de eet- en leefgewoonten van het gezin te beïnvloeden.
- De behandeling van obesitas bestaat vooral uit gecombineerde leefstijlinterventies: verhoging van de lichamelijke activiteit, vermindering van de energie-inname en verbetering van de kwaliteit van de voeding door een individueel samengesteld dieet. Psychologische ondersteuning kan op maat worden toegevoegd.
- Het streven bij obesitasbehandeling is gewichtsverlies van 5 tot 15 procent en afname van de buikomvang van 10 procent. De behandeling duurt minimaal een jaar en is gericht op gewichtsverlies, gewichtsbehoud en gezondheidswinst, daarna volgt langdurige begeleiding die gericht is op gewichtsbehoud.

Literatuur

1. WHO. Global NCD Infobase. Genève: World Health Organization, 2006.
2. CBO Conceptrichtlijn Diagnostiek en behandeling van obesitas bij volwassenen en kinderen. CBO, 2007.
3. Pi Sunyer FX. Comorbidities of overweight and obesity: current evidence and research issues. Med Sci Sports Exerc 1999;31(11 suppl.):S602-8.
4. Mathus-Vliegen EMH. Overgewicht. I Prevalenties en trends. Ned Tijdschr Geneesk 1998;142(36):1982-9.
5. Seidell JC, Beer JJA de, Kuijpers T. Richtlijn Diagnostiek en behandeling van obesitas bij volwassenen en kinderen. Ned Tijdschr Geneeskd 2008;152:2071-6.
6. Mathus-Vliegen EMH. Overgewicht. II Determinanten van overgewicht en strategieën voor preventie. Ned Tijdschr Geneesk 1998;142(36):1989-95.
7. National Institutes of Health. Clinical guidelines on the identification, evaluation and treatment of overweight and obesity in adults. Obes Res 1998;6(Suppl 2):1-209S.
8. Pijl H. Adipositas: pathofysiologie en gevolgen voor de gezondheid. In Boerhaavecursus Over- en ondergewicht, 1999.
9. Anderson JW, Konz EC. Obesity and disease management: effect of weight loss on comorbid conditions. Obes Res 2001;9(Suppl 4):326-34S.
10. Dattilo AM, Kris-Etherton PM. Effects of weight reduction on blood lipids and lipoproteins: a meta-analysis. Am J Clin Nutr 1992;56:320-8.
11. NHG-Standaard Cardiovasculair risicomanagement. 2006. (Noot 25: gewichtsreductie.)
12. Sjostrom L, Narbro K, Sjostrom CD, et al. Effects of bariatric surgery on mortality in Swedish Obese Subjects. N Engl J Med 2007:741-5.

13 http://statline.cbs.nl, geraadpleegd oktober 2008.
14 Douyon L, Schteingart DE. Effects of obesity and starvation on thyroid hormone, growth hormone and cortisol secretion. Endocrinol Metab Clin North Am 2002; 31(1):173-89.
15 Mehta S, Methur D, Chaturvedi M, et al. Thyreoid hormone profile in obese subjects - a clinical study. J Indian Med Assoc 2001;99(5):260-72.
16 Pelkman C. Hormones and weight change. J Reprod Med 2002;47(9 suppl):791-4.
17 Fava M. Weight gain and antidepressants. J Clin Psychiatry 2000;61(suppl. 11):37-41.
18 Dale J, Daykin J, Holder R, et al. Weight gain following treatment of hyperthyreoidism. Clin Endocrin 2001;55(2):233-9.
19 Gallo MF, Grimes DA, Schulz KF, Helmerhorst FM. Combination contraceptives: effects on weight. Cochrane Database Syst Rev 2003(2): CD 003987.
20 Gezondheidsraad. Overgewicht en obesitas. Publicatienr. 2003/07. Den Haag: Gezondheidsraad, 2003.
21 Mathus-Vliegen EMH. Operatieve behandeling van ernstige obesitas: nog veel vragen over indicaties en resultaten. Ned Tijdschr Geneesk 2007;151(20):1109-11.
22 Asp NG, Björntorp P, Britton M, et al. Obesity, problems and interventions. A systematic review. Stockholm: The Swedish Council on Technology Assesment in Healthcare (SBU), 2002.
23 Shaw K, Gennat H, O'Rourke P, Del Mar C. Exercise for overweight or obesity. Cochrane Database of Systematic Reviews 2006, issue 4. DOI: 10.1002/14651858.CD003817.pub3.
24 Zelissen PMJ, Mathus-Vliegen EMH. Behandeling van overgewicht en obesitas bij volwassenen: voorstel voor een richtlijn. Ned Tijdschr Geneesk 2004;148:2060-6.
25 Curioni C, André C. Rimonabant for overweight or obesity. Cochrane database of Systematic Reviews 2006, issue 4. DOI: 10.1002/14651858. CD006162.pub2.

8 Bewegingsarmoede

O. Wassenaar

Een duidelijke definitie van bewegingsarmoede is er niet. Bewegingsarmoede is te omschrijven als een zodanig gebrek aan lichamelijke activiteit in het dagelijks leven dat dit negatieve effecten heeft op de gezondheid. Als Nederlandse Norm voor Gezond Bewegen (NNGB) (tabel 8.1) geldt nu minimaal vijf dagen per week matige inspanning (4-6,5 MET of Metabool Equivalent) gedurende 30 minuten (zie kader). Voor kinderen moet dit 60 minuten per dag zijn.[1,2] De Gezondheidsraad geeft echter aan dat de huidige aanbeveling onvoldoende lijkt en dat ook voor volwassenen dagelijks tenminste een uur matige lichamelijke activiteit nodig is.[1]

leeftijdscategorie	norm
Tabel 8.1 De Nederlandse Norm Gezond Bewegen[1]	
jeugd (< 18 jaar)	dagelijks een uur matig intensieve lichamelijke activiteit, waarbij de activiteiten minimaal tweemaal per week gericht zijn op het verbeteren of handhaven van lichamelijke fitheid (kracht, lenigheid en coördinatie)
volwassenen (18-55 jaar)	een halfuur matig intensieve lichamelijke activiteit op tenminste vijf, bij voorkeur alle dagen van de week; voorbeelden van matig intensieve lichamelijke activiteit bij volwassenen zijn wandelen met 5-6 km/u (dus flink doorlopen) en fietsen met 15 km/u
ouderen (ouder dan 55 jaar)	een halfuur matig intensieve lichamelijke activiteit op tenminste vijf, bij voorkeur alle dagen van de week; voor niet-actieven, zonder of met beperkingen, is elke extra lichaamsbeweging meegenomen; voorbeelden van matig intensieve lichamelijke activiteit bij ouderen zijn wandelen met 3-4 km/u en fietsen met 10 km/u

Metabole eenheden
MET staat voor 'metabolic equivalent' oftewel metabole eenheden. Eén metabole eenheid is het energieverbruik van een persoon in rust en komt overeen met een opname van 3,5 ml zuurstof (O_2) per minuut per kilogram lichaamsgewicht. Wandelen staat gelijk aan 4 MET, fietsen aan circa 6,5 MET en joggen aan 8 MET.

Bewegingsarmoede als risicofactor voor hart- en vaatziekten

Bewegingsarmoede is een onafhankelijke risicofactor voor hart- en vaatziekten.[3,4] Uit verschillende onderzoeken blijkt dat hoe groter de mate van lichamelijke activiteit, hoe kleiner het risico op coronaire hartziekten.[4] De WHO schat dat bewegingsarmoede wereldwijd verantwoordelijk is voor circa 22 procent van de gevallen van ischemische hartziekten. In Nederland is momenteel circa 6 procent van de sterfgevallen aan alle hart en vaatziekten toe te schrijven aan onvoldoende lichamelijke activiteit.[5]
Een lichte toename van de hoeveelheid lichaamsbeweging leidt al tot een grote reductie van het cardiovasculaire risico. In onderzoek naar primaire en secundaire preventie lijkt een toename van normaal bewegen naar een matige intensief niveau van 30 minuten, vijf keer of vaker per week bewegen (d.w.z. een toename van circa 1000 kilocalorieën aan inspanning), gerelateerd aan een relatieve reductie van de sterfte aan ischemische hartziekten met 24 tot 50 procent.[6]
Het gezondheidsbevorderende effect van regelmatige lichamelijke activiteit is het grootst bij mensen met een hoog risico, zoals patiënten met reeds doorgemaakte hart- en vaatziekten.
Behalve een directe relatie met de preventie van hart- en vaatziekten heeft bewegingsarmoede ook een belangrijke invloed op een groot aantal andere risicofactoren voor hart- en vaatziekten. Regelmatige fysieke activiteit zorgt allereerst voor gewichtsvermindering. Ten tweede heeft het een positief effect op het lipidenspectrum; het triglyceridengehalte neemt erdoor af en het gunstige HDL-cholesterol neemt toe. Verder geeft voldoende lichaamsbeweging een verlaging van de bloeddruk en verhoogt het de insulinegevoeligheid waardoor de kans op het ontwikkelen van diabetes mellitus type 2 afneemt. Tevens zijn er aanwijzingen dat regelmatig bewegen een beschermend effect heeft op het ontwikkelen van atherosclerose. Door lichamelijke

activiteit neemt namelijk het aantal atherogene cytokines af en de hoeveelheid beschermende cytokines toe.[3]

In figuur 8.1 is te zien dat cardiale incidenten minder vaak voorkomen bij mensen met (regelmatig) lichaamsbeweging. In een Amerikaans onderzoek onder 5159 mannen in de leeftijd van 40 tot 49 jaar bleek het aantal incidenten van cardiale hartziekten lager naarmate meer en intensievere lichamelijke activiteit werd verricht.[7]

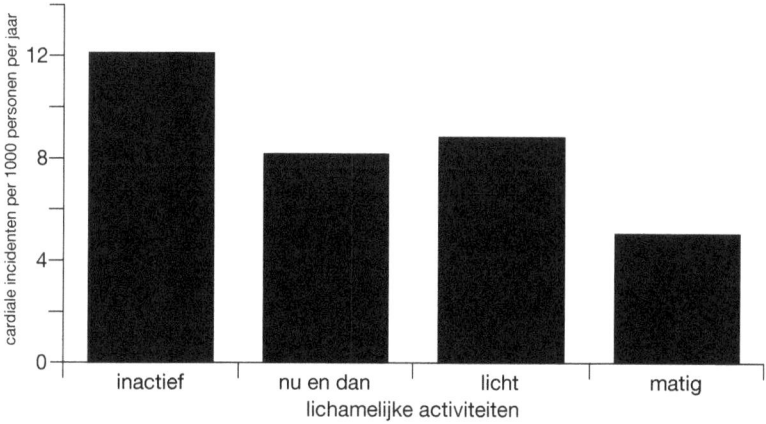

Figuur 8.1 *Lichamelijke activiteit en cardiale incidenten.*[7]

Epidemiologie van bewegingsarmoede

In 2006 voldeed circa 55 procent van de Nederlanders aan de Nederlandse Norm voor Gezond Bewegen (figuur 8.2). Bij jongeren is dit slechts 23 procent. Allochtone mensen bewegen minder vaak dan autochtone Nederlanders. Ditzelfde geldt voor mensen uit de laagste opleidingsklasse. Er lijkt de laatste jaren geen verandering in deze cijfers.[5,8,9]

OORZAKEN

Risicogroepen voor bewegingsarmoede zijn allochtone bevolkingsgroepen, mensen met een lage sociaal-economische status (met name mensen met alleen basisonderwijs), zwangeren en ook mensen met een (chronische) ziekte zoals hart- en vaatziekten, depressie, gewrichtsklachten, longproblemen enzovoort.

De volgende (risico)factoren hangen samen met te weinig lichamelijke activiteit:

- leeftijd (jongeren, ouderen);

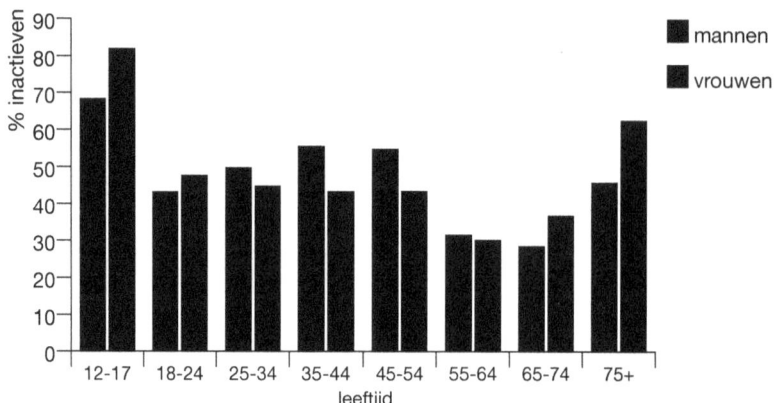

Figuur 8.2 Percentage mannen en vrouwen dat niet voldoet aan de NNGB voor hun leeftijd, per leeftijdscategorie[10]

- geslacht (vrouwen);
- ongunstige sociale omgeving (zoals slecht voorbeeldgedrag van ouders);
- ongunstige fysieke omgeving (onvoldoende speel- en sportmogelijkheden, verkeersonveiligheid, sociale onveiligheid);
- onvoldoende kennis over de risico's van bewegingsarmoede;
- negatieve attitude ten opzichte van bewegen
- geringe eigeneffectiviteit (het geloof in de eigen mogelijkheden om het beweeggedrag te veranderen).

Ook de toegenomen automatisering zowel thuis als op het werk en het mede daardoor groeiend gebruik van televisie en computer doen de lichamelijke activiteit afnemen. Vaak gehoorde redenen om niet te bewegen of te sporten zijn 'geen tijd' en 'geen zin'.[5,10] Onderzoeken naar lichamelijke activiteit in de vrije tijd tonen nog enkele andere ervaren belemmeringen, waaronder zich te moe voelen, geldgebrek en gebrek aan gezelschap. Ook overgewicht en roken zijn voorspellende factoren voor bewegingsarmoede.[11]

Preventieve mogelijkheden

Behoudens geslacht, leeftijd en allochtone afkomst zijn vrijwel alle genoemde risicofactoren te beïnvloeden. Wel spelen bijna altijd per persoon en per bevolkingsgroep andere (combinaties van) risicofactoren een rol, zodat het van groot belang is om eventuele preventieve activiteiten zoveel mogelijk individueel toe te spitsen.

PRIMAIRE PREVENTIE

Het beïnvloeden van risicofactoren voor bewegingsarmoede moet al vroeg in de jeugd beginnen. Voorlichting over het belang van voldoende lichaamsbeweging vanaf jonge leeftijd, goed voorbeeldgedrag van ouders en matig gebruik van televisie en computer zijn belangrijk, en hebben mogelijk ook een gunstig effect op de (voor een deel aangeleerde) attitude ten opzichte van bewegen. Hier ligt een taak voor ouder-kindcentra, scholen, lokale en nationale overheden, maar die taak ligt ook bij de bevolking zelf en de media. Om specifieke subgroepen te bereiken kan gebruikgemaakt worden van peergroepen, populaire televisieprogramma's of internet. Het is ook belangrijk om de specifieke doelgroepen actief te betrekken bij het aandragen van mogelijke oplossingen.[1,12] Zo lijkt er bijvoorbeeld een belangrijke daling in lichamelijke activiteit te zijn bij kinderen rond 11-12 jaar. Het actief aanbieden en betrekken bij sportmogelijkheden zowel op school als in de vrije tijd blijkt hier effectief te zijn.[13] Het scheppen van de goede omstandigheden wat betreft sociale en verkeersveiligheid, voldoende sport- en speelmogelijkheden is voor een groot deel een taak van de (lokale) overheid, maar natuurlijk ook van de bevolking zelf én bijvoorbeeld het bedrijfsleven (fitness op het werk, sponsoring).

Wat betreft individuele preventie van bewegingsarmoede valt te denken aan maatregelen zoals geen tv op de kinderkamer, een maximale tijd per dag achter tv en computer, het stimuleren van buitenspelen en sporten door de ouders, niet met de auto naar school of het werk, meer bewegen op het werk. Zowel voor kinderen als voor volwassenen is het essentieel dat zij zelf bedenken wat voor henzelf haalbaar of prettig is. Wellicht moeten kinderen van dikke ouders of van ouders met reeds bekende hart- en vaatziekten ook gezien worden als risicokinderen en kunnen leerkrachten, huisartsen en consultatiebureaus een rol spelen door de voorlichting of controles te intensiveren. De effecten van deze maatregelen zijn beperkt en onzeker (zie ook hoofdstuk 7).

De primaire preventie is dus gericht op de hele bevolking, maar er moeten ook extra aandacht en middelen beschikbaar zijn om de specifieke risicogroepen te bereiken en in te spelen op hun behoeftes en/of risico's.

SECUNDAIRE PREVENTIE

De vroegopsporing, het signaleren van bewegingsarmoede moet plaatsvinden in de huisartspraktijk, bij het consultatiebureau maar ook bij andere behandelende artsen, bijvoorbeeld van patiënten met (een verhoogd risico op) hart- en vaatziekten en diabetes mellitus. Ook hulpverleners die in aanraking komen met risicogroepen voor bewegingsarmoede dienen hier aandacht aan te besteden. Als maat kan de Nederlandse Norm voor Gezond Bewegen gehanteerd worden. Omdat bewegingsarmoede vaak gekoppeld is aan overgewicht, is het belangrijk om bij overgewicht aandacht te hebben voor de hoeveelheid lichamelijke activiteit.

TERTIAIRE PREVENTIE

Er is geen sprake van behandeling van bewegingsarmoede. Daarom zijn secundaire en tertiaire preventie in dit geval moeilijk van elkaar te scheiden omdat het steeds weer gaat om het aanpakken van de risicofactoren voor bewegingsarmoede om zo fysieke activiteit te stimuleren en te vergroten. Dit is bij tertiaire preventie gericht op mensen of groepen bij wie reeds sprake is van bewegingsarmoede. Veelal is het verminderen van de bewegingsarmoede een onderdeel van een breder (revalidatie)programma bij mensen met hart- en vaatziekten, diabetes mellitus, overgewicht of een andere chronische ziekte. Uit veel onderzoeken blijkt dat hoe intensiever en hoe langer de begeleiding bij een dergelijk programma is, hoe meer patiënten gaan bewegen. Echter, vaak zijn er op de langere termijn, zeker als de interventie is afgelopen, geen significante verschillen meer in lichamelijke activiteit tussen patiënten die intensief of zij die slechts kort en weinig begeleid zijn.[2,14,15]

Belangrijke aspecten in de begeleiding en preventie zijn:
- aandacht voor de (persoonlijke) cognitieve en gedragsfactoren die van invloed zijn op lichaamsbeweging;
- advies op maat (zowel mondeling als op papier);
- doelen stellen voor gedragsverandering en progressie evalueren of vaststellen.

Bij activiteiten die gemakkelijk ingebouwd kunnen worden in het dagelijks leven, blijkt de meeste verbetering mogelijk. Ook helpt het wanneer er geen bijzondere instrumenten nodig zijn, zoals bij fietsen, wandelen en tuinieren.[2,16,17] Er is tevens een positieve relatie tussen sociale steun uit de omgeving en lichamelijke activiteit.

Conclusie

Bewegingsarmoede blijkt, na roken, de best beïnvloedbare risicofactor voor hart- en vaatziekten te zijn.[17] Preventie van bewegingsarmoede kan daarom aanzienlijk bijdragen aan een verbetering van de volksgezondheid in Nederland en andere westerse landen. Preventie begint al in de wieg, op individueel, subgroep- en populatieniveau, waarbij zowel aandacht is voor persoonlijke aspecten en barrières, als voor omgevingsfactoren. In de nabije toekomst is meer onderzoek nodig om deze preventieprogramma's zo effectief en efficiënt mogelijk te maken. Met name de jeugd verdient hierbij veel aandacht, gezien het zeer hoge percentage bewegingsarmoede in deze leeftijdscategorie.

Voor de praktijk

- Bewegingsarmoede is zo'n belangrijke risicofactor voor hart- en vaatziekten dat het aan te bevelen is alle kinderen en volwassenen met beperkte lichamelijke activiteit te stimuleren tot meer bewegen, ondanks het ontbreken van overtuigende evidence voor de effecten daarvan.
- Bij het stimuleren tot meer bewegen is het essentieel dat de patiënt zelf bedenkt wat voor hem/haar haalbaar is en langdurig kan worden voortgezet.

Literatuur

1 Gezondheidsraad. www.gr.nl/samenvatting.php?ID=706. Geraadpleegd januari 2009.
2 NHG-Standaard Cardiovasculair risicomanagement. 2006 (noot 22).
3 Douglas PS. Exercise and fitness in the prevention of cardiovascular disease. www.uptodate.com, versie oktober 2008.
4 Hennekens CH. Primary prevention of coronary heart disease and stroke. www.uptodate.com, versie oktober 2008.
5 Rapport Hart-en Vaatziekten in Nederland 2006. www.hartstichting.nl.
6 Fokkema MR, Muskiet FAJ, Dormaal JJ van. Leefstijlinterventie ter preventie van hart en vaatziekten, NTVG 2005;149;2607-12.
7 Wannamethee SG, Shaper AG, Alberti KG. Physical activity, metabolic factors, and the incidence of coronary heart disease and type II diabetes. Arch Intern Med 2000; 160:2108-16.
8 Ooijendijk WTM, Hildebrandt VH, Stiggelbout M. Bewegen in Nederland 2000-2003. Trendrapport Bewegen en Gezondheid 2000-2001. Hoofddorp: TNO Arbeid, 2002.
9 Valkengoed I van, Stronks K. Hart- en vaatziekten bij niet-westerse allochtonen in Nederland. In: Vaartjes I, Peters RJG, van Dis SJ, Bots ML. Hart- en vaatziekten in Nederland 2008, cijfers over leefstijl- en risicofactoren, ziekte en sterfte. Den Haag: Nederlandse Hartstichting 2008.
10 www.hartstichting.nl/hartstichting/brochures en publicaties/voor instellingen/factsheets/factsheet bewegen, feiten en cijfers.
11 Gordon-Larsen P, McMurray RG, Popkin BM. Determinants of adolescent physical activity and inactivity patterns. Pediatric 2000;105(6);E83.
12 Mathus-Vliegen EMH. Overgewicht. II Determinanten van overgewicht en strategieën voor preventie. Ned Tijdschr Geneesk 1998;142(36):1989-95.

13 Hildebrandt VH, Ooijendijk WTM, Hopman-Rock M. Trendrapport Bewegen en Gezondheid 2004/2005. Leiden: TNO / De Bink, 2007
14 Kinmonth AL, Wareham NJ, Hardeman W, et al. Efficacy of a theory-based behavioural intervention to increase psysical activity in an at-risk group in primary care: a randomised trial. Lancet 2008;371(9606):41-8.
15 Harting J, Assema P van, Limpt P van, et al. Effects of Health Counseling on behavioural risk factors in a high-risk cardiology outpatient population; a randomised clinical trial. Eur J Cardiovasc Prev Reha 2006;131(2):214-21.
16 www.hda.nhs.uk/evidence. Evidence briefing, 2nd edition, februari 2005.
17 Wendel-Vos W, Droomers M, Kremers S, et al. Potential environmental determinants of physical activity in adults; a systematic review. Centre for prevention and Health Services Research. Obes Rev 2007;8(5):425-40.

9 Diabetes mellitus

W.J.C. de Grauw

Diabetes mellitus is gedefinieerd als een nuchter glucosegehalte in veneus bloed van > 6,9 mmol/l of niet nuchter ≥ 11,0 mmol/l (tabel 9.1).

Tabel 9.1 Glucosegehalte (mmol/l) in veneus plasma waarboven sprake is van diabetes mellitus of een gestoorde nuchtere glucose[1]		
	nuchter	niet nuchter
normaal	< 6,1	< 7,8
gestoorde nuchtere glucose	6,1 > x < 6,9	
diabetes mellitus	> 6,9	≥ 11,0

Diabetes mellitus type 2 wordt veroorzaakt door een combinatie van verminderde gevoeligheid voor insuline (insulineresistentie) en een tekortschieten van de productie en secretie van insuline door de bètacellen van het pancreas. De insulineresistentie en gestoorde insulineafgifte gaan vooraf aan het manifest worden van de diabetes mellitus type 2. In eerste instantie wordt de insulineresistentie gecompenseerd door een toegenomen insulinesecretie: er is nog sprake van normale bloedglucosewaarden, maar die gaan ten koste van een verhoogde insulineproductie. In het verdere beloop neemt echter de disfunctie van de bètacellen toe. Dit leidt uiteindelijk tot een gestoorde nuchtere glucosewaarde en gestoorde glucosetolerantie en bij verder voortschrijden ontstaat diabetes mellitus type 2.

Mensen met diabetes mellitus hebben een grote kans om complicaties te ontwikkelen, vooral hart- en vaatziekten en verder microvasculaire aandoeningen zoals retinopathie, nefropathie en voetaandoeningen. De mortaliteit als gevolg van coronaire hartziekten is voor mannen met diabetes mellitus type 2 tweemaal zo hoog en voor vrouwen met deze ziekte driemaal zo hoog als in de algemene bevolking.

Jaarlijks krijgt ongeveer 0,05 procent van de mensen met diabetes mellitus type 2 nierfalen (van de dialysepatiënten in Nederland heeft ongeveer 10% diabetes mellitus type 2 als primaire diagnose), ongeveer 2 procent krijgt een diabetisch ulcus en 0,6 procent ondergaat een amputatie.[1] De prevalentie van diabetische retinopathie is niet goed bekend. In het Nijmeegs Monitoring Project werd deze recent geschat op 8 procent (persoonlijke mededeling). Retinopathie kan al aanwezig zijn wanneer de diagnose diabetes mellitus wordt gesteld.

Epidemiologie van diabetes mellitus

In 2003 waren er in Nederland ruim 600.000 mensen bekend met diabetes mellitus, een prevalentie van ongeveer 36 per 1000 mannen en 39 per 1000 vrouwen. Bijna 90 procent van de patiënten met diabetes mellitus had diabetes mellitus type 2. Geschat wordt dat daarenboven bij 300.000 mensen diabetes mellitus nog niet is vastgesteld. De prevalentie neemt toe met de leeftijd en bedraagt voor 65- tot 74-jarigen ongeveer 12 procent, voor mensen van 75 jaar en ouder ongeveer 16 procent. Deze schattingen zijn door het RIVM gemaakt op basis van vijf huisartsenregistraties (figuur 9.1).[2]

In 2003 werd in Nederland bij 72.500 patiënten diabetes mellitus (type 1 en type 2) vastgesteld. De berekende incidentie over dat jaar bedroeg 4,5 per 1000 mannen en 4,4 per 1000 vrouwen. De kans om op kinderleeftijd diabetes mellitus te krijgen wordt geschat op ongeveer 0,2 per 1000 per jaar voor kinderen van 0 tot 14 jaar.

Tot 2010 wordt een toename van de prevalentie verwacht van 35 procent, in 2025 wordt een verdubbeling verwacht (123%).[3]

Factoren van invloed op de incidentie van diabetes mellitus

niet beïnvloedbaar
- leeftijd en geslacht
- familie
- etniciteit
- comorbiditeit
- eerdere zwangerschapsdiabetes

beïnvloedbaar
- obesitas
- lichamelijke activiteit
- voeding (vetinname, vezels)
- geneesmiddelen

De relatieve betekenis van de diverse factoren voor de kans op het hebben van een niet-ontdekte diabetes mellitus werd in een risicoscore samengebracht (Cambridge Diabetes Risk Score) op basis van

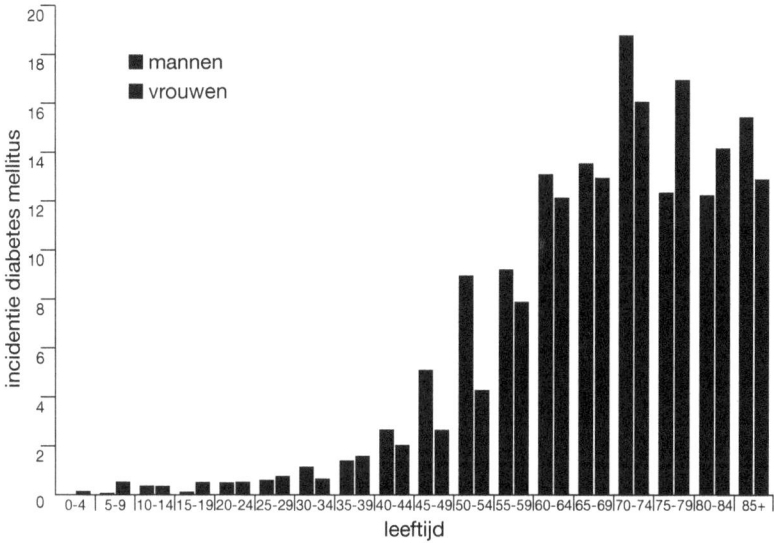

Figuur 9.1 *Incidentie van diabetes mellitus per 1000 personen per jaar in 2003, verdeling naar leeftijd en geslacht.*[2]

gegevens uit de EPIC Norfolk study (een prospectief cohortonderzoek in een open populatie onder 24.495 deelnemers in de leeftijd van 40 tot 79 jaar met een follow-up van vijf jaar). Personen in het bovenste kwintiel van de score hadden 22 keer zoveel kans op het ontwikkelen van diabetes als personen in het laagste kwintiel.[4]

Mogelijkheden voor preventie

PRIMAIRE PREVENTIE
Leefstijladviezen vormen de kern voor de preventie van diabetes mellitus. In diverse onderzoeken onder patiënten met een gestoorde glucosetolerantie is nagegaan wat het effect is van leefstijladviezen op het ontstaan van diabetes mellitus.[5,6,7,8] In alle onderzoeken vond een intensieve begeleiding plaats om te komen tot gezondere eetgewoonten (minder calorieën, minder verzadigde vetten en meer vezels) en een hoger bewegingsniveau (30-60 minuten bewegen gedurende vijf dagen per week). De combinatie van dieet en bewegen leidde in alle onderzoeken tot een significante reductie in het ontstaan van diabetes mellitus. In het grootste onderzoek (n = 3234 met een gestoorde glucosetolerantie, leeftijd > 25 jaar, gemiddelde follow-up 2,8 jaar)[5] leidde dit gecombineerde leefstijladvies tot een daling in de incidentie van diabetes mellitus van 11,0 naar 4,8 per 100 patiëntjaren. Om een

geval van diabetes te voorkomen in een periode van drie jaar dienen zeven personen een intensief leefstijlprogramma te volgen.

Overgewicht en diabetes mellitus

Baan cum suis hebben een schatting gemaakt van de vermeden incidentie van diabetes mellitus type 2 bij een vermindering van de blootstelling aan overgewicht en lichamelijke inactiviteit.[9] Zij deden dit door de potentiële invloedfractie (PIF) te berekening, dat is de vermeden incidentie ten gevolge van een verminderde blootstelling. Er werden drie scenario's uitgewerkt: (1) eliminatie van overgewicht in de gehele Nederlandse bevolking, (2) eliminatie van lichamelijke inactiviteit in de gehele Nederlandse bevolking en (3) een afname van het gemiddelde lichaamsgewicht met 5 procent. Bij scenario 1 daalt de incidentie van diabetes mellitus met 61 procent bij mannen en 74 procent bij vrouwen. De effecten van scenario 2 en 3 ontliepen elkaar weinig, de PIF bedroeg ongeveer 22 procent en was voor mannen en vrouwen vrijwel gelijk. Het bestrijden van overgewicht lijkt dus de belangrijkste factor.

Kanttekeningen

Het voorkómen van diabetes mellitus levert minder complicaties en minder (co)morbiditeit op. Bovendien zijn de risicofactoren obesitas, ongezonde voeding en lichamelijke inactiviteit risicofactoren voor andere chronische ziekten zoals cardiovasculaire aandoeningen en diverse typen kanker. Deze complexiteit maakt het moeilijk om gezondheidseffecten van primaire preventiestrategieën te voorspellen. Bij het beoordelen van deze winst in modellen moet rekening worden gehouden met het gegeven dat leefstijlveranderingen in de trials vergezeld gingen van specifieke ondersteuning waaraan het in de dagelijkse praktijk vaak ontbreekt. Het is dan ook onzeker of de winst die geboekt is in trials in de praktijk van alledag in dezelfde mate is te bereiken.

Medicatie

Naast interventies op leefstijlgebied zijn diverse onderzoeken naar medicamenteuze interventies gedaan. Op grond van de kennis van de pathofysiologie kan worden verondersteld dat middelen die invloed hebben op de insulineresistentie of de insulinesecretie, een preventief effect hebben op het ontstaan van diabetes mellitus type 2. Enkele uitkomsten van wetenschappelijk onderzoek waarbij glucoseverlagende middelen zijn gegeven aan mensen met een verhoogd risico op het ontwikkelen van diabetes maar bij wie deze ziekte (nog) niet was vastgesteld zijn de volgende.

Metformine (850 mg 2× daags) geeft een risicoreductie van 31 procent op het ontstaan van diabetes mellitus bij personen met een gestoorde glucosetolerantie ten opzichte van placebo.[5]

Alfaglucosidaseremmers als monotherapie bij patiënten met een gestoorde glucosetolerantie laten een reductie zien van 22 procent (RR 0,78; 95%-BI 0,68-0,90; NNT = 10) voor de incidentie van diabetes mellitus type 2 (waarbij het grootste onderzoek een follow-up kende van vier jaar, in andere was dat minder).[10]

Thiazolidinederivaten leiden tot een reductie van de incidentie van diabetes mellitus type 2.[11]

SECUNDAIRE PREVENTIE: VROEGOPSPORING

Het doel van secundaire preventie is het ziekteproces in een zo vroeg mogelijk stadium opsporen zodat door tijdige behandeling genezing kan worden bereikt of de prognose kan worden verbeterd. Diabetes mellitus type 2 kent een lange preklinische fase waarin al complicaties kunnen optreden. Het formele bewijs dat opsporing en behandeling in een zo vroeg stadium gezondheidswinst opleveren, ontbreekt. Dit is reden dat de Gezondheidsraad afzag van een advies tot een bevolkingsonderzoek. Wel werd geadviseerd bij patiënten met een mogelijk verhoogd risico attent te zijn op diabetes mellitus type 2 (case finding of targeted opportunische screening).

NHG-richtlijn

In de NHG-richtlijn is het advies van de Gezondheidsraad met betrekking tot de vroegopsporing van diabetes mellitus[1] als volgt vertaald. De huisarts bepaalt de bloedglucosewaarde bij mensen met klachten of aandoeningen die het gevolg kunnen zijn van diabetes mellitus, zoals dorst, polyurie, vermagering, pruritus vulvae op oudere leeftijd, mononeuropathie, neurogene pijnen en sensibiliteitsstoornissen. Daarnaast geldt het advies in het kader van een spreekuurbezoek driejaarlijks de bloedglucosewaarde te bepalen bij personen ouder dan 45 jaar met:
- diabetes mellitus type 2 bij ouders, broers of zussen;
- hypertensie;
- manifeste hart- en vaatziekten;
- vetstofwisselingsstoornissen;

- Turkse, Marokkaanse of Surinaamse afkomst; bij deze niet-westerse etnische minderheidsgroepen ontstaat diabetes mellitus type 2 op relatief jonge leeftijd, nl. vanaf het 45e levensjaar; bij personen van Hindoestaanse afkomst wordt voor screening op diabetes mellitus zelfs een leeftijdsgrens van 35 jaar aangehouden;[9]
- met een BMI > 27;
- een eerder doorgemaakte zwangerschapsdiabetes.

TERTIAIRE PREVENTIE

De behandeling van diabetes mellitus (tertiaire preventie) is gericht op het voorkomen van complicaties en de patiënt dient hierbij een centrale rol te vervullen.[12,13] De patiënt kan immers zijn eigen prognose aanzienlijk verbeteren door een gezonde leefstijl: niet roken, voldoende bewegen en gezond eten. Een gewichtsverlies van 10 procent bij overgewicht (BMI > 25) leidt reeds tot lagere bloedglucosewaarden, een verlaging van de bloeddruk en betere lipidenwaarden. Daarnaast dient de patiënt vaak een complex farmacotherapiebeleid te volgen met glucoseverlagende middelen, statines en bloeddrukverlagende middelen. Het succes hiervan is in hoge mate afhankelijk van de bereidheid van de patiënt om een dergelijk regiem trouw jarenlang te volgen. Dit vereist inzicht van de kant van de patiënt in de doelstelling en de effectiviteit van dit regiem.

De belangrijkste manier om complicaties te voorkomen is het hanteren van een zo strikt mogelijk cardiovasculair risicomanagement (stoppen met roken, optimaliseren van de bloeddruk en het lipidenprofiel), afgestemd op de individuele patiënt waarbij leeftijd, comorbiditeit en kwaliteit van leven belangrijke elementen zijn. De relatieve risicoreductie van een strikt cardiovasculair risicomanagement op de cardiovasculaire mortaliteit door medicamenteuze behandeling bij mensen zonder diabetes mellitus en zonder hart- en vaatziekten in de anamnese is ongeveer 30 procent bij behandeling met een cholesterolverlagend middel, 25 procent bij het gebruik van een bloeddrukverlagend middel en ongeveer 50 procent bij behandeling met beide middelen.[14]

Voor patiënten mét diabetes mellitus geldt dat tenminste eenzelfde relatieve risicoreductie wordt gehaald als bij mensen zonder diabetes mellitus, maar omdat het absolute risico van patiënten met diabetes mellitus hoger is (ongeveer 2×), is de absolute reductie ook hoger (NNT is lager). Het risico op hart- en vaatziekten kan worden geschat door uit te gaan van een gemiddelde patiënt in de huisartspraktijk die in behandeling is voor diabetes mellitus en de comorbiditeit. Dit is een persoon van 50 à 60 jaar die gemiddeld al zes jaar diabetes mellitus heeft, een HbA1c van 7,2 procent heeft, een systolische bloeddruk van 144, een totaalcholesterolgehalte van 5,0 mmol/l, een HDL van 1,1 mmol/l, niet rookt en geen hart- en vaatziekten in de anamnese heeft. Deze persoon heeft een absoluut tienjaarsrisico op het krijgen van hart- en vaatziekten van 6,6 tot 13,4 procent als het een man betreft en 3,6 tot 7,5 procent als het een vrouw betreft.

Het merendeel van de patiënten met diabetes mellitus zal boven de in de NHG-Standaard Cardiovasculair risicomanagement gehanteerde behandeldrempels uitkomen, namelijk een bloeddruk van meer dan 140 mm Hg en/of een LDL van 2,5 mmol/l of meer. Bij jonge patiënten met een gunstig risicoprofiel en een goede glykemische instelling kan mogelijk een hogere behandelgrens voor het LDL worden gehanteerd.[15]

> **UKPDS: onderzoek naar cardiovasculair risicomanagement**
> Het absolute risico op de cardiovasculaire mortaliteit en morbiditeit kan worden geschat met behulp van de UKPDS 'risk-engine'. Dit is een risicofunctie die specifiek is ontworpen voor West-Europese patiënten met diabetes mellitus type 2 (elektronische versie te downloaden via www.dtu.ox.ac.uk). Deze risicofunctie is ontwikkeld op basis van longitudinale gegevens van 4540 patiënten met diabetes mellitus type 2, verzameld vanaf 1977 in de United Kingdom Prospective Diabetes Study (UKPDS).[16] Hiermee kan het risico op zowel sterfte als morbiditeit door hart- en vaatziekten bij patiënten met diabetes mellitus type 2 worden voorspeld. Hoewel dit scoresysteem vermoedelijk het meest geschikt is voor de Nederlandse diabetespatiënt, moeten de resultaten voorzichtig worden geïnterpreteerd. De risicoschatting hiervan is gebaseerd op leeftijd, duur diabetes, geslacht, roken, ras, atriumfibrilleren, HbA1c, systolische bloeddruk en totaalcholesterol/HDL-ratio.

Effect van behandeling hyperglykemie op complicaties

Diabetes mellitus is meer dan alleen een cardiovasculaire risicofactor. Het is ook een metabole aandoening met een verstoorde glucoseregulering hetgeen leidt tot complicaties op macro- en microvasculair terrein. Uit observationeel onderzoek blijkt dat chronische hyperglykemie bij patiënten met diabetes mellitus type 2 geassocieerd is met een verhoogd risico op hart- en vaatziekten. In een meta-analyse van tien observationele onderzoeken bij patiënten met diabetes mellitus type 2 (n = 7435) werd de relatieve risicotoename voor macrovasculaire aandoeningen (coronairlijden, CVA) voor iedere stijging van 1 procent van het HbA1c geschat op 1,18 (95%-BI 1,10-1,26).[17]

UKPDS

Het grote en langlopende Engelse diabetesonderzoek UKPDS (United Kingdom Prospective Diabetes Study)[16] liet zien dat intensieve behandeling van hyperglykemie het risico op microvasculaire complicaties (nefro-, retino- en neuropathie) bij patiënten met diabetes mellitus type 2 vermindert, maar zonder het risico op macrovasculaire complicaties of overlijden statistisch significant te verminderen.[18] In deze RCT bij 3867 patiënten met zojuist ontdekte diabetes mellitus type 2 (leeftijd bij inclusie 25-65 jaar, gemiddelde follow-up tien jaar, gemiddelde BMI circa 27) werd 'at random' een intensief beleid met een sulfonylureumderivaat of met insuline vergeleken met een conventioneel beleid met aanvankelijk alleen een dieet (44% uiteindelijk ook orale bloedglucoseverlagende middelen). In de intensief behandelde groep was het HbA1c over tien jaar gemiddeld 7,0 procent, vergeleken met 7,9 procent in de conventioneel behandelde groep. In vergelijking met de conventioneel behandelde groep daalde het absolute risico op de variabele 'enig met diabetes gerelateerd eindpunt' (o.a. plotse dood, dood door hypo- of hyperglykemie, fataal of niet-fataal myocardinfarct, angina pectoris, hartfalen, nierfalen) van 46 naar 40,9 per 1000 patiënten per jaar (ARR 5,1; 95%-BI 0,8-9,4). In feite berust dit verschil in hoge mate op de winst - een relatieve risicoreductie (RRR) van bijna 25% - die werd behaald bij de microvasculaire eindpunten (retinopathie waarvoor fotocoagulatie nodig is, glasvochtbloeding, fataal of niet-fataal nierfalen); het absolute risico daalde van 11,4 naar 8,6 per 1000 patiënten per jaar (ARR 2,8; 95%-BI 0,2-5,4). De totale mortaliteit verschilde niet. Er was in dit opzicht geen verschil in effect tussen de drie verschillende sulfonylureumderivaten (chloorpropamide, glibenclamide, glipizide) onderling of in vergelijking met insuline.

Effect metformine
Binnen de UKPDS werd een aparte RCT uitgevoerd bij patiënten met overgewicht. 1704 patiënten (gemiddelde BMI > 27) werden 'at random' verdeeld over drie groepen: 342 patiënten intensieve behandeling of regulering met metformine (intensieve metforminegroep), 411 patiënten conventionele behandeling met primair alleen dieet (conventionele groep) en de overige 951 patiënten intensieve behandeling

of regulering met chloorpropamide, glibenclamide of insuline (intensieve niet-metforminegroep). In vergelijking met de intensieve nietmetforminegroep daalde in de intensieve metforminegroep het absolute risico op de variabele 'enig diabetesgerelateerd eindpunt' van 40,1 naar 29,8 per 1000 patiënten per jaar (ARR 10,3/1000/jaar; p = 0,0034; NNT = 97). Er was ook een significant verschil in de totale sterfte (ARR 5,4/1000/jaar; p = 0,02; NNT = 185) en CVA's (ARR 2,9/1000/jaar; p = 0,032; NNT = 344), maar niet in diabetesgerelateerde sterfte of myocardinfarcten. Ook in vergelijking met de conventionele groep deed de intensieve metforminegroep het beter op de meeste eindpunten.[19]

Follow-up
Onlangs werden de resultaten van de UKPDS na tien jaar follow-up gerapporteerd.[20] Aan het eind van de UKPDS werden alle patiënten (n = 3277) ingesloten in dit open 'posttrial' onderzoek, waarin het oorspronkelijke verschil in therapie en therapiedoelen niet langer werd gehandhaafd. Na vijf jaar follow-up (jaarlijks vragenlijstonderzoek en onderzoek in de UKPDS-onderzoekscentra) bleek het verschil in HbA1c tussen de intensief behandelde groep en de conventioneel behandelde groep na een jaar verdwenen. In de intensief behandelde groep ontstond echter een statistisch significante reductie in het optreden van 'enige diabetesgerelateerd eindpunt', microvasculaire complicaties, het risico op myocardinfarct en totale sterfte. Voor de totale sterfte in de sulfonylureum-insulinegroep was het RR 13 procent (95%-BI 0,79-0,96), in de metforminegroep was dat 22 procent (95%-BI 0,59-0,89). Dit alles niettegenstaande het feit dat na een jaar het verschil in HbA1c verdwenen was. Als voorzichtige conclusie wordt gesteld dat vroege (de UKPDS betrof een RCT bij patiënten met nieuw ontdekte diabetes mellitus type 2) intensieve behandeling van hyperglykemie in het latere beloop een reductie laat zien in het optreden van micro- en macrovasculaire complicaties (figuur 9.2).

Thiazolidines
Het effect van thiazolidines op cardiovasculaire eindpunten is onduidelijk. Weliswaar werd in een onderzoek met pioglitazon (het middel werd toegevoegd aan de bestaande medicatie) een reductie aangetoond in het optreden van het vooraf als secundair gedefinieerde eindpunt cardiovasculaire gebeurtenissen (combinatie van totale mortaliteit, hartinfarct en CVA), hetgeen echter

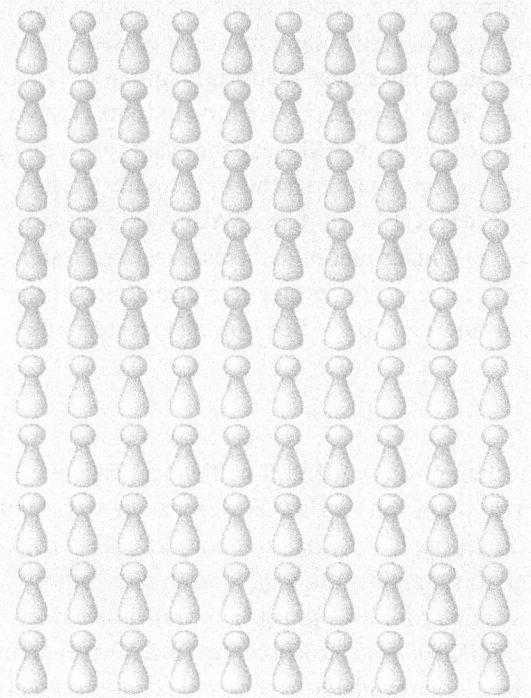

Figuur 9.2 *Effect van orale boedsuikerverlagende middelen op tienjaarscomplicatierisico (plotse dood, dood door hypo- of hyperglykemie, fataal of niet-fataal myocardinfarct, angina pectoris, hartfalen, nierfalen).*

Pionnen: mensen met diabetes mellitus. Gekleurde pionnen: tienjaarsrisico op vasculaire complicatie = 46%. Donkergekleurde pionnen: daling door intensieve medicamenteuze behandeling = 4,9%.

gepaard ging met een verhoogd risico op hartfalen. Een meta-analyse bevestigde dit verhoogde risico op hartfalen zonder dat er sprake was van een toegenomen cardiovasculaire mortaliteit.[21]

ANDERE ONDERZOEKEN
Onlangs werden de resultaten van twee RCT's naar het effect van intensieve behandeling van hyperglykemie gepubliceerd. In het ADVANCE-onderzoek werden 11.140 bekende patiënten met diabetes mellitus type 2 (gemiddelde duur diabetes acht jaar, bij aanvang ouder dan 55 jaar met ten minste een bekende macro- of microvasculaire

complicatie of ten minste twee cardiovasculaire risicofactoren) at random verdeeld over een intensieve behandeling (streefwaarde HbA1c < 6,5% met behulp van gliclazide en zonodig andere middelen) een standaardbehandeling (streefwaarde HbA1c naar lokale standaard).[22] Na een mediane follow-up van vijf jaar (HbA1c 6,5% in intensieve groep en 7,3% in controlegroep) was er sprake van een statistisch significant verschil in het optreden en verergeren van nefropathie (4,1% resp. 5,2%; hazard ratio 0,79; 95%-BI 0,66-0,99), maar niet in het optreden van macrovasculaire complicaties, sterfte aan macrovasculaire complicaties of totale sterfte.

In tegenstelling tot het gedeeltelijk positieve effect van ADVANCE werd in het ACCORD-onderzoek een toename van de totale mortaliteit in de glykemisch intensief behandelde groep gevonden, reden waarom dit onderzoek voortijdig gestaakt is.[23] In ACCORD werden eveneens patiënten bekend met diabetes mellitus type 2, met een HbA1c > 7,5 procent ingesloten (n = 10.251, gemiddelde ziekteduur tien jaar, gemiddelde HbA1c 8,1%, leeftijd 40-70 jaar bij aanvang, bekend met een macrovasculaire complicatie of tussen 55 en 79 jaar met additionele cardiovasculaire risicofactoren). In de intensieve groep werd een HbA1c lager dan 6,0 nagestreefd, in de controlegroep een HbA1c van 7,0 à 7,9 procent. Na een jaar was het HbA1c in de intensief behandelde groep gedaald naar 6,4 procent en naar 7,5 procent in de controlegroep. Na een mediane follow-up van 3,5 jaar was er sprake van een statistisch toegenomen totale sterfte (hazard ratio 1,22; 95%-BI 1,01-1,46) in de intensief behandelde groep en werd het onderzoek voortijdig afgebroken. In diverse subanalyses (o.a. gebruikt bloedglucoseverlagend middel) werden geen aanknopingspunten gevonden voor dit onverwachte effect.

CONCLUSIE

Op basis van de huidige evidence uit RCT's is het onduidelijk of een daling van het HbA1c met de thans gangbare bloedglucoseverlagende middelen leidt tot een reductie van de cardiovasculaire mortaliteit of morbiditeit, waarbij wellicht een uitzondering gemaakt kan worden voor metformine, zeker als hiermee vroegtijdig gestart wordt. De follow-up van de UKPDS laat zien dat mogelijk vroegtijdige strikte glykemische behandeling een gunstig effect heeft op het optreden van macrovasculaire complicaties. Vooralsnog geldt echter het advies dat in de voorkoming van cardiovasculaire eindpunten een strikt cardiovasculair risicomanagement centraal dient te staan.

Voor de praktijk

- Meet, indien nog onbekend, het bloedglucosegehalte bij mensen van 45 jaar en ouder (bij Hindoestaanse afkomst vanaf 35 jaar) met obesitas, een voor diabetes belaste familieanamnese, hypertensie, hyperlipidemie en/of hart- en vaatziekten.
- Geef aan mensen met een verhoogd risico op diabetes mellitus leefstijladviezen: niet roken, afvallen, voldoende bewegen (ten minste vijfmaal per week matige inspanning gedurende een halfuur) en de Richtlijnen Goede voeding.
- Completeer de behandeling van diabetes mellitus met het cardiovasculair risicomanagement, dat betekent onder andere meestal medicamenteuze behandeling met statines en antihypertensiva.

Literatuur

1. Rutten GEHM, Grauw WJC de, Nijpels G, et al. NHG-Standaard diabetes mellitus type 2. Huisart Wet 2006;49:137-52.
2. http://www.rivm.nl/vtv/object_document/o1259n17502.html, geraadpleegd oktober 2008.
3. Poortvliet MC, Schrijvers CTM, Baan CA. Diabetes in Nederland. Omvang, risicofactoren en gevolgen, nu en in de toekomst. RIVM Rapport 260222001/2007. Bilthoven: RIVM, 2007.
4. Rahman M, Simmons RK, Harding AH, et al. A simple risk score indentifies individuals at high risk of developing type 2 diabetes: a prospective cohort study. Family Practice 2008; 25: 191-6. (De score is te downloaden via www.medal.org, na registratie.)
5. Diabetes Prevention Program Research Group. Reduction in the incidence of type 2 diabetes with lifestyle intervention or metformin. N Engl J Med 2002;346:393-403.
6. Tuopmelehto J, Lindström J, Eriksson JG, et al. Prevention of type 2 diabetes mellitus by change in lifestyle among subjects with impaired glucose tolerance. N Engl J Med 2001;344:1343-50.
7. Hamman RF, Wing RR, Edelstein SL, et al. Effect of weight loss with lifestyle intervention on risk of diabetes. Diabetes Care 2006;29:2102-7.
8. Jazet IM, Meinders AE. Maatregelen voor preventie of uitstel van diabetes mellitus type 2. Ned Tijdschr Geneesk 2008;152:132-8.
9. Baan CA, Feskens EJM. Preventie van diabetes mellitus type 2. Ned Tijdschr Geneesk 2001;145:1677-80.
10. Laar FA van de, Lucassen PL, Akkermans RP, et al. Alpha-glucosidase inhibitors for people with impaired glucose tolerance or impaired fasting blood glucose. Database Syst Rev 2006(4):CD005061.
11. Veneman ThF. Medicamenteuze preventie en behandeling van diabetes mellitus; betekenis van 2 recente, grote studies voor de toepassing van rosifglitazon. Ned Tijdschr Geneesk 2007;151:514-6.
12. Feskens EJM, Gijsen R, Baan CA. Diabetes mellitus: ziekte en de gevolgen voor de patiënt. Wat is het beloop van diabetes mellitus? Bilthoven: RIVM, Nationaal Kompas Volksgezondheid, 2005.

13 http://www.diabetesfederatie.nl/ndf-zorgstandaard.html.
14 NHG-Standaard Cardiovasculair risicomanagement. 2007.
15 Grauw WJC de, Bakx C, Gerwen W van. Iedere patiënt met diabetes mellitus type 2 een statine, tenzij ... Verwarring na twee standaarden? Huisarts Wet 2007;50:144-7.
16 Stevens RJ, Kothari V, Adler AI, et al. The UKPDS risk engine: a model for the risk of coronary heart disease in type II diabetes. Clin Sci 2001;101:671-9.
17 Selvin E, Marinopoulos S, Berkenblit G, et al. Meta-analysis: glycosylated hemoglobin and cardiovascular disease in diabetes mellitus. Ann Intern Med 2004;141: 421-31.
18 UK Prospective Diabetes Study Group. Intensive blood-glucose control with sulphonylureas or insulin compared with conventional treatment and risk of complications in patients with type 2 diabetes (UKPDS 33). Lancet 1998;352:837-53.
19 UK Prospective Diabetes Study Group. Effect of intensive blood-glucose control with metformin on complications in overweight patients with type 2 diabetes (UKPDS 34). Lancet 1998;352:854-65.
20 Holman RR, Paul SH, Bethel A, et al. 10-year follow-up of intensive glucose control in type 2 diabetes. N Engl J Med 2008;359:1577-89.
21 Lago RM, Singh PP, Nesto RW. Congestive heart failure and cardiovascular death in patients with prediabetes and type 2 diabetes given thiazolidinediones: a meta-analysis of randomized clinical trials. Lancet 2007;370:1129-36.
22 The ADVANCE collaborative Group. Intensive blood glucose control and vascular outcomes in patients with type 2 diabetes. N Eng J Med 2008;358:2560-72.
23 Gerstein HC, Miller ME, Byington RP, et al. Effects of intensive glucose lowering in type 2 diabetes. Action to Control Cardiovascular Risk in Diabetes Study Group. N Engl J Med 2008;358:2545-59.

10 Alcohol

J.C. Bakx

Alcohol is een algemeen geaccepteerd genotmiddel. Ethanol (ethylalcohol) is de alcohol zoals die wordt gebruikt in genotmiddelen. Alcohol wordt na inname voor het grootste deel gemetaboliseerd in de lever en voor een klein deel uitgescheiden via de huid en de longen. De afbraak van alcohol geschiedt met behulp van het enzym alcoholdehydrogenase. Alcohol heeft een werking op het centrale zenuwstelsel, op het gastro-intestinale systeem en op het cardiovasculaire systeem. In dit hoofdstuk wordt de invloed van alcohol op het risico voor hart- en vaatziekten besproken.

Effecten van alcohol
Bij inname van een experimentele dosis alcohol van 30 gram, overeenkomend met twee à drie glazen, kunnen wat betreft het cardiovasculaire risico gemiddeld genomen de volgende effecten worden waargenomen:[1]
- verhoging van het HDL-cholesterolgehalte met gemiddeld 0,1 mmol/l;
- toename van de concentratie apolipoproteïne A met gemiddeld 0,3 mmol/l;
- afname van het fibrinogeengehalte met gemiddeld 0,4 mmol/l;
- remming van de trombocytenaggregatie;
- toename van de antioxidatieve werking;
- toename van het triglyceridengehalte met 0,2 mmol/l;
- afname van de insulineresistentie.

Gunstige effecten van alcohol op hart en bloedvaten
Matig alcoholgebruik, ook wel verantwoord alcoholgebruik genoemd, heeft enkele positieve effecten op hart en bloedvaten. Onderzoek laat

een lager sterfterisico zien bij personen die matig alcohol gebruiken ten opzichte van geheelonthouders, waarschijnlijk volledig ten gevolge van de reductie van coronaire hartziekten. Daarbij geldt dat een alcoholinname van 20 gram (twee standaardglazen) per dag het sterfterisico verlaagt met 20 procent.[2] Verondersteld wordt dat ongeveer 50 procent van het totale gunstige effect van alcohol aan het positieve effect op het HDL-cholesterol is toe te schrijven.[3,4] Overigens maken de verschillen in leeftijdscategorieën, sekse en bijvoorbeeld de geografische achtergronden de vergelijkbaarheid van het vele onderzoek dat beschikbaar is, lastig.

Er bestaat geen eenduidige definitie van matig alcoholgebruik, maar een algemeen geaccepteerde norm, gebaseerd op de uitkomsten van een groot aantal observationele onderzoeken, is het gebruik van één tot twee glazen alcohol per dag voor vrouwen en twee tot drie glazen per dag voor mannen.[5]

Schadelijke effecten van alcohol

Alcoholmisbruik is geassocieerd met een groter risico op geweld en ongevallen, psychiatrische stoornissen, werkverzuim en verminderde therapietrouw. Meer dan matig gebruik van alcohol leidt ook tot een verhoogd risico op cardiovasculaire aandoeningen. Dit risico is niet alleen afhankelijk van de hoeveelheid genuttigde alcohol, maar ook van het patroon van alcoholinname.

Kortdurend overmatig alcoholgebruik kan leiden tot hartritmestoornissen, zoals atriumfibrilleren en tachycardie, tot acute hartdood en tot dood door ongevallen. Hartritmestoornissen worden vooral veroorzaakt door over een korte periode grote hoeveelheden alcohol te consumeren ('holiday heart'), ook al is er geen sprake van pre-existent hartlijden zoals cardiomegalie of cardiomyopathie.[6]

Matig gebruik van alcohol verhoogt de bloeddruk met gemiddeld 2 à 3 mm Hg. De bloeddrukstijging neemt toe met de hoeveelheid genuttigde alcohol. Dit effect is onafhankelijk van de leeftijd en werd ook waargenomen bij jongeren tussen de 18 en 30 jaar.[7] De bloeddruk normaliseert na enkele alcoholvrije weken.

Chronisch overmatig alcoholgebruik leidt tot een sterk verhoogd risico op niet-acute cardiovasculaire aandoeningen zoals cardiomegalie, cardiomyopathie, hartritmestoornissen en soms tot acute hartdood. Daarnaast treedt vaak thiaminedeficiëntie op door een verminderde inname en resorptie van vitamine B1. Een te laag vitamineB1-gehalte kan zich manifesteren met cardiovasculaire symptomen, zoals een vergroot hart, tachycardie, decompensatio cordis en perifere oedemen. Dit ziektebeeld wordt ook wel natte beriberi genoemd, in te-

genstelling tot de zogenaamde droge beriberi waarmee de neurologische afwijkingen (polyneuroptahie) worden bedoeld.[8]
Chronisch overmatig alcoholgebruik is ook geassocieerd met het optreden van een bloedig CVA, waarschijnlijk veroorzaakt door remming van de fibrinolyse en trombocytopenie.

De rodewijnhypothese

Veel is geschreven over de zogenoemde rodewijnhypothese,[9,10] ook wel de 'French paradox' genoemd. De hypothese is voor het eerst geopperd door Leger, die in 1979 vaststelde dat drinkers van rode wijn minder vaak dood gingen aan cardiovasculaire aandoeningen. De bevinding was dat de polyfenolen in rode wijn, in het bijzonder de non-flavonoïde resveratrol, een gunstig effect op de vaatwand hebben.[11] Resveratrol zou een belangrijke antioxidante werking op het LDL-cholesterol en ontstekingsremmende eigenschappen hebben. Dit zou het beschermende effect van rode wijn kunnen verklaren. Een aanwijzing dat niet de alcohol, maar de polyfenolen de beschermende werking bezitten, is dat in experimentele onderzoeken met alcoholvrije wijn een vergelijkbaar beschermend effect werd gevonden.

Het gunstige effect van het drinken van rode wijn is overigens moeilijk precies te meten. Voor een belangrijk deel hangt het samen met andere leefstijlfactoren. Drinkers van rode wijn behoren vaker tot een hogere sociaal-economische klasse, hebben vaak een gezonder voedingspatroon met meer groente en fruit, hebben een lager lichaamsgewicht en roken bovendien minder dan gebruikers van bier of sterke drank,[12,13] hetgeen ook een deel van het effect zou kunnen verklaren.

Effecten van geen alcohol drinken

Een groot internationaal onderzoek, de Interheart-studie, dat werd uitgevoerd in 52 landen, toonde aan dat geheelonthouders een grotere kans hadden om aan een myocardinfarct te overlijden dan bescheiden drinkers.[14] Dit effect was bij vrouwen groter dan bij mannen. De onderzoekers schreven dit toe aan de invloed die alcohol heeft op het HDL-cholesterol. Bovendien vonden zij dat geheelonthouders een hoger risico hadden op het ontwikkelen van diabetes mellitus. Er zijn echter ook aanwijzingen dat geheelonthouders er een andere leefstijl op na houden of erop na hebben gehouden, die het hogere cardiovasculaire risico kan verklaren. Zo is vaak niet precies bekend hoeveel ex-drinkers de groep geheelonthouders bevat.

Hoewel er aanwijzingen zijn dat de relatie tussen alcoholgebruik en cardiovasculair risico een J-vormige curve beschrijft, gaat het op dit moment te ver om iedere geheelonthouder elke dag een glaasje wijn te adviseren. Bij een aantal mensen is het gevaar om aan 'de andere kant van de J' te belanden namelijk niet denkbeeldig, met alle gezondheidsrisico's van dien.

Prevalentie van problematisch alcoholgebruik

Problematisch alcoholgebruik is niet zeldzaam, geschat wordt dat ongeveer 10 procent van de Nederlanders aangemerkt kan worden als probleemdrinker (tabel 10.1), mannen vaker (17%) dan vrouwen (3%).[15] Wereldwijd zijn de kosten van aan alcohol gerelateerde gezondheidsproblemen vergelijkbaar met de gezondheidskosten die worden veroorzaakt door roken.

Tabel 10.1	Prevalentie van probleemdrinken in Nederland in procenten (bron: RIVM)[8]	
leeftijd	man	vrouw
16-24 jaar	33%	9%
25-34 jaar	19%	3%
35-54 jaar	12%	2%
55-69 jaar	8%	2%
totaal	17%	3%

RISICO OP HART- EN VAATZIEKTEN BIJ OVERMATIG ALCOHOLGEBRUIK

De prevalentie van aandoeningen waarbij alcohol in het spel is, neemt toe met de hoeveelheid genuttigde alcohol.

Bij chronisch overmatig alcoholgebruik is de prevalentie van hypertensie hoog: de consumptie van meer dan drie glazen alcohol per dag verhoogt het risico op hoge bloeddruk met ongeveer 20 procent bij mannen tot 100 procent bij vrouwen, waarbij het risico toeneemt met de hoeveelheid ingenomen alcohol.[16] De incidentie van de cardiovasculaire aandoeningen is bij zware drinkers (meer dan negen glazen per dag) globaal 46 procent hoger dan bij geheelonthouders, terwijl het risico nog groter is in vergelijking met de bescheiden drinkers van een tot twee glazen per dag.

'Bingedrinkers' hebben een drie keer zo grote kans op acuut overlijden ten gevolge van cardiale oorzaken (myocardinfarct, hartritmestoornissen) tot een zeven keer grotere kans op overlijden door overige aandoeningen, met name ten gevolge van geweld en ongevallen.[17]

Factoren van invloed op alcoholgebruik

De belangrijkste groep met een verhoogd risico op alcoholproblematiek wordt gevormd door mannen met psychosociale problemen die ingrijpende levensgebeurtenissen hebben meegemaakt.[18] Ook bij mensen met chronische psychiatrische aandoeningen komt alcoholmisbruik vaker voor. Alcoholgebruik is niet gerelateerd aan sociale laag, maar chronisch alcoholmisbruik komt wel vaker voor in de lagere sociaal-economische klasse. Problematisch alcoholgebruik gaat vaak gepaard met nicotinemisbruik en dat is een extra risico voor de gezondheid. De familieanamnese voor problematisch alcoholgebruik is bij patiënten met alcoholproblemen vaak positief voor zowel alcoholmisbruik als cardiovasculaire aandoeningen.

niet beïnvloedbaar	beïnvloedbaar
• mannelijk geslacht	• psychosociale problemen in de anamnese of recent ingrijpende gebeurtenissen
• positieve familieanamnese voor overmatig alcoholgebruik	
• lage sociaal-economische klasse	• psychi(atri)sche aandoening (met name depressie, stemmingsstoornissen en medisch onverklaarde klachten)
	• nicotinemisbruik

Wel genoemd, maar niet bewezen als risicogroepen voor overmatig alcoholgebruik zijn alleenstaande, gescheiden mannen, werkloos of met een van de volgende beroepen: horecapersoneel en personeel in de alcoholindustrie, managers en zakenlieden, vertegenwoordigers, journalisten, personeel in de amusementsector, zeelieden, militairen en artsen.[18]

De signalen die met zeer sterk alcoholgebruik gepaard gaan, worden dikwijls wel opgemerkt. Lastiger is het om actief te letten op signalen van (nog) bescheiden maar hinderlijk alcoholmisbruik. Geadviseerd wordt bij ieder sociaal probleem en iedere psychische of somatische klacht waarvoor geen goede verklaring te vinden is, actief te vragen naar alcoholgebruik.

Onbekend is in hoeverre de gebruikelijke aanpak van nicotinemisbruik, psychische en psychiatrische problemen een gunstig effect heeft op het alcoholgebruik.

Preventie van overmatig alcoholgebruik

PRIMAIRE PREVENTIE
Een belangrijke vraag is of het streven naar een totale onthouding van alcohol een goed streven is. Immers, de gezondheidseffecten van geregeld matig alcoholgebruik zijn gunstiger dan die van geheelonthouding. De overheid richt haar beleid dan ook niet op het afschaffen van alcoholgebruik, maar op verantwoord gebruik. Matig alcoholgebruik kan zich echter tot onmatig gebruik ontwikkelen en dat is een erg ongewenst effect. Gezien de serieuze gevolgen van overmatig alcoholgebruik is een universeel preventief beleid nuttig, gericht op het ontraden van het starten met alcohol, met name aan risicogroepen zoals jeugdigen. Van alle maatregelen ter bestrijding van schadelijk alcoholgebruik is wet- en regelgeving het meest effectief gebleken. Berekend is dat de verhoging van de leeftijd waarop alcohol mag worden verkocht naar 18 jaar en de beperking van locaties waar dit kan (niet meer bij benzinestations bijvoorbeeld) een consumptievermindering van 1,5 procent oplevert.[18] Verder kan selectieve individuele preventie worden gericht op speciale subgroepen, zoals zwangeren en kinderen van ouders met alcoholproblemen.
In geval van chronisch overmatig alcoholgebruik zijn de regels voor primaire preventie van cardiovasculaire aandoeningen van toepassing, al zijn deze in die situatie gewoonlijk moeilijk toepasbaar door een gebrek aan compliantie.

SECUNDAIRE PREVENTIE
Geïndiceerde preventie kan worden gericht op mensen met problematisch alcoholgebruik die nog niet de diagnose alcoholmisbruik of -verslaving hebben. Vroege signalering van deze mensen kan goed plaatsvinden in de huisartspraktijk en begint met op het spreekuur systematisch vragen naar de alcoholinname aan patiënten uit bepaalde risicogroepen of patiënten bij wie de arts een alcoholfoetor vaststelt. Naast het bespreken van de alcoholinname is aandacht voor andere leefstijlfactoren van belang omdat overmatig alcoholgebruik vaak gepaard gaat met nicotinemisbruik en ongezonde eetgewoonten.
Hoewel ook onderzoeken naar alcoholgebruik en bloeddrukhoogte geen uniforme uitkomsten geven, lijkt wel duidelijk dat met name de systolische bloeddruk bij relatief forse drinkers bij matiging daalt met 4 à 8 mm Hg.

TERTIAIRE PREVENTIE

Een minimale interventiestrategie zoals ook bij het stoppen met roken wordt gebruikt, blijkt effectief te zijn bij het stoppen met alcoholgebruik: tweemaal zo veel mensen stoppen in de zes tot twaalf maanden na de interventie dan zonder deze interventie.[11] Medicamenteuze therapie, zoals met disulfiram, wordt in Nederland gewoonlijk niet in de algemene praktijk gegeven. De indicatie hiervoor wordt gesteld door een tweedelijnsbehandelaar nadat een patiënt verwezen is naar het CAD (consultatiebureau voor alcohol en drugs) of naar een gespecialiseerde kliniek.

Bij een reductie van chronisch overmatig alcoholgebruik naar matig alcoholgebruik wordt het lifetime risico op hart- en vaatziekten globaal met 25 procent verlaagd, en de sterfte met 19 procent.[19] Het verschil in het aantal glazen alcohol waarmee deze dalingen worden bereikt tussen mannen en vrouwen is toe te schrijven aan een verschil in metabolisme. Verder zijn er belangrijke genetische variaties aangaande het enzym alcoholdehydrogenase, die voor een deel de interindividuele verschillen verklaren.

Wanneer overmatig alcoholgebruik wordt gestaakt of teruggebracht tot een gezond niveau van één tot twee glazen per dag, neemt het cardiovasculaire risico af. De systolische bloeddruk daalt met ongeveer 10 procent.[20,21,22] Als er sprake is van cardiomyopathie zal de functie van de linkerventrikel verbeteren, hetgeen tot uiting komt in een herstel van de ejectiefractie van de linkerventrikel. Wanneer bingedrinkers stoppen met hun gewoonte, neemt met name het risico op acute sterfte af. Alcoholgebruik is overigens gerelateerd aan andere leefstijlfactoren (slechte voeding, roken), waardoor het precieze risico van alcohol alleen moeilijk nauwkeurig te schatten is.

ALCOHOLREDUCTIE: EEN AANPAK IN DE PRAKTIJK

De behandeling van problematisch alcoholgebruik begint bij de signalering. Dit vraagt om een actieve en empathische opstelling van de arts bij patiënten bij wie een alcoholprobleem wordt vermoed. Daarbij wordt getracht om de patiënt zich bewust te laten worden van het alcoholprobleem en de gevolgen daarvan. Het Stages of Change-model, waarmee globaal het stadium van gedragsverandering kan worden bepaald, vormt een goede leidraad bij de behandeling. Als de patiënt niet gemotiveerd is, is de kans op een succesvolle interventie klein. In dat geval kan de arts niet anders doen dan de patiënt uitleggen dat een nieuw bezoek altijd mogelijk is, waarbij een beschuldigende toon vermeden moet worden. Wanneer de patiënt voldoende inzicht heeft en gemotiveerd is voor behandeling, kan een korte interventie dikwijls al succesvol zijn. Daarbij kan ook gebruik worden gemaakt van het internet, waar adviezen en hulpmiddelen worden aangeboden.[23] Een aanzienlijk deel van de patiënten met problematisch alcoholgebruik is in staat om zonder verdere intensieve hulp het probleem op te lossen. Indien het probleem langer bestaat of meer intensieve hulp gewenst is, kan worden overwogen om de patiënt te verwijzen naar een verslavingskliniek.

Voor de praktijk

- Vraag bij de bepaling van het cardiovasculaire risicoprofiel altijd naar alcoholgebruik. Dring daarbij aan op en begeleid de reductie van alcoholinname tot maximaal een à twee glazen per dag voor vrouwen en twee à drie glazen per dag voor mannen.
- Wees attent op alcoholmisbruik bij bepaalde risicogroepen, met name alleenstaande mannen uit de lage sociaal-economische klasse die roken, zeker als zij psychische of psychiatrische problemen hebben.
- Maak patiënten met een overmatig chronisch alcoholgebruik bewust van de gezondheidsrisico's en leg een cardiovasculair risicoprofiel vast.
- Adviseer en begeleid patiënten met een overmatig chronisch alcoholgebruik bij het vinden van een gezondere leefstijl, let daarbij met name op een voldoende voedselinname en op gebruik van voldoende vitaminen.

Literatuur

1 Rimm EB, Williams P, Fosher K, et al. Moderate alcohol intake and lower risk of coronary heart disease: meta-analysis of effects on lipids and haemostatic factors. BMJ 1999;319:1523-8.
2 Corrao G, Rubbiai L, Bagnardi V, et al. Alcohol and coronary heart disease: a meta-analysis. Addiction 2000;95:1505-23.
3 De Oliveira e Silva ER, Foster D, McGee HM, et al. Alcohol consumption rises HDL cholesterol by increasing the transport rate of apolipoproteins A1 and A2. Circulation 2000;102:2347-52.
4 Gaag MS van der, Tol A van, Vermunt SHF, et al. Alcohol consumption stimulates early steps in reverse cholesterol transport. J Lipid Res 2006;42:2077-83.
5 Wiel A van de, Poppelier A, Dalen WE van, et al. Hoeveel alcohol is te veel en waarom? Kanttekeningen bij sociaal geaccepteerd overmatig alcoholgebruik. Ned Tijdschr Geneesk 2002;146:2463-5.
6 Britton A, McKee M. The relation between alcohol and cardiovascular disease in Eastern Europe: explaining the paradox. J Epidemiol Community Health 2000;54: 328-32.

7 MacMahon S. Alcohol consumption and hypertension. Hypertension 1987;9:111-21.
8 Cox FME, Cornel JH, Aramideh M. Een man met de combinatie van droge en natte beri-beri. Ned Tijdschr Geneesk 2006;150:1347-50.
9 Gronbaek M. Alcohol, type of alcohol, and all-cause and coronary heart disease mortality. Ann N Y Acad Sci 2002;957:16-20.
10 Gronbaek M. Factors influencing the relation between alcohol and mortality - with focus on wine. J Internal Med 2001;250:291-308.
11 Opie LH, Lecour S. The red wine hypothesis: from concepts to protective signalling molecules. Eur Heart J 2007;28:1683-93.
12 Kromhout D. Alcohol and coronary heart disease in the seven countries study. In: Kromhout D, Menotti A, Blackburn H, editors. Prevention of coronary heart disease, pp. 98-108. Norwell, Mass. / Dordrecht: Kluwer Academic Publishers, 2002.
13 Rimm EB. Invited commentary - alcohol consumption and coronary heart disease: good habits may be more important than just good wine. Am J Epidemiol 1996; 143:1094-8.
14 Yusuf S, Hawken S, Ounpuu S, et al. Effect of potentially modifiable risk factors associated with myocardial infarction in 52 countries (the Interheart study): case-control study. Lancet 2004;364:937-52.
15 http://www.rivm.nl/vtv/
16 Fuchs FD, Chambless LE, Whelton PK, et al. Alcohol consumption and the incidence of hypertension: the atherosclerosis risk in community study. Hypertension 2001;37:142-50.
17 Kauhanen J, Kaplan GA, Goldberg DE, et al. Beer binging and mortality. BMJ 1997; 315:846-51.
18 Meerkerk GJ, Aarns T, Dijkstra RH, et al. NHG-Standaard Problematisch alcoholgebruik. Huisarts Wet 2005;48:284-85.
19 Kloner RA, Rezkalla SH. To drink or not to drink, that is the question. Circulation 2007;116:1306-17.
20 Mukamal KJ, Conigrave KM, Mittleman MA, et al. Roles of drinking pattern and type of alcohol consumed in coronary heart disease in men. N Engl J Med 2003; 348:109-18.
21 Marmot MG, Elliot P, Shipley MJ, et al. Alcohol and blood pressure: The Intersalt study. BMJ 1994;308:1263-7.
22 Xue X, He J, Frontini MG, et al. Effects of alcohol reduction on blood pressure. A meta-analysis of randomized controlled trials. Hypertension 2001;38:1112-7.
23 www.kiesbeter.nl.

11 Voeding

J.J. van Binsbergen

Het RIVM heeft berekend dat voor alle 40-jarige Nederlanders geldt dat een disbalans in de dagelijkse inname van verzadigd vet, transvetzuren, vis, fruit en groente samen een verlies in levensverwachting opleveren van 1,2 jaar.[1] De gezondheidsschade van ongezonde voeding en overgewicht samen is vergelijkbaar met die van roken. Dat de samenstelling van de dagelijkse voeding en het ontstaan van hart- en vaatziekten met elkaar van doen hebben, staat dan ook vast. Voedingsinterventie heeft met name resultaat als deze is ingebed in een breed opgezet voedingsadvies waarbij het gehele voedingspatroon bepalend is. De Gezondheidsraad heeft de Richtlijnen Goede Voeding 2006 vanuit die optiek herschreven.[2] Hierop sluit ook het advies aan dat in de NHG-Standaard Cardiovasculair risicomanagement staat inzake voedingsadviezen als niet-medicamenteuze interventie:[3]
- gebruik minder dan 10 energieprocent verzadigd vet en minder dan 1 energieprocent transvet;
- eet minimaal eenmaal en bij voorkeur tweemaal per week (vette) vis;
- gebruik per dag 150 tot 200 gram groente en twee stuks fruit;
- beperk het gebruik van zout tot maximaal 6 gram per dag;
- beperk het gebruik van alcohol; voor vrouwen geldt een maximum van een glas per dag, voor mannen is dat twee glazen per dag.

De praktische vertaling van deze vijf adviezen wordt hierna uitgewerkt. De invloed van overgewicht en bewegingsarmoede (als determinanten van een positieve energiebalans mede ten gevolge van een verkeerd voedingspatroon) wordt elders in dit boek behandeld en wordt hier buiten beschouwing gelaten.

Voedingsadviezen ter preventie van hart- en vaatziekten

Het gaat bij voedingsadviezen gericht op de preventie van hart- en vaatziekten niet om alleen minder zout, vet of suiker; alle voedingsadviezen behoren te zijn ingebed in de algemeen geldende Richtlijnen Goede Voeding.

Hoe groot de individuele risicoreductie van de voedingsadviezen is, is nagenoeg onbekend. Onderzoek daarnaar is uitermate complex. Niet alleen beïnvloeden tal van variabelen een dergelijk interventieonderzoek, maar alleen al de lange expositietijd aan de interventievoeding maakt het lastig uitvoerbaar. Gegevens hieromtrent moeten dan ook vooral geëxtrapoleerd worden uit populatieonderzoek.

VERZADIGD VET

Het ontstaan en het terugdringen van atherosclerotisch vaatlijden is gerelateerd aan de inname van verzadigd vet en transvet in de dagelijkse voeding. Voedingsmiddelen, rijk aan cholesterol zijn doorgaans ook rijk aan verzadigd vet. Door verlaging van de verzadigdvetinname wordt de cholesterolinname automatisch minder. In de Richtlijnen Goede Voeding van de Gezondheidsraad zijn dan ook geen aanbevelingen voor het voedingscholesterol opgenomen.

Een vuistregel is dat vooral dierlijk (hard) vet verzadigd vet is, plantaardig (vloeibaar) vet onverzadigd. Transvetten zijn industriële vetten, waarop de consument geen grip heeft. De overheid overlegt met de voedingsindustrie over het terugdringen van het gebruik van transvet. Overigens dragen de vetten als energierijke macronutriënt natuurlijk wel in belangrijke mate bij aan het ontstaan van overgewicht en in die zin weer aan het optreden van hart- en vaatziekten.

Onder strikt gecontroleerde omstandigheden bij gemotiveerde vrijwilligers blijkt dat een gerichte reductie van het verzadigdvetgehalte in de dagelijkse voeding leidt tot een daling van het serumcholesterolgehalte van 10 tot 15 procent. In open-populatieonderzoek is dat effect veel kleiner omdat proefpersonen zich veel minder aan de voedingsadviezen houden: slechts 4 procent reductie.

Algemeen wordt aangenomen dat een daling van 10 procent van het serumcholesterolgehalte het optreden van of overlijden aan coronaire hartziekten met 13 procent doet dalen. De totale sterfte daalt met 6 procent. Bij een grotere daling van het cholesterolgehalte liggen deze percentages met 30 respectievelijk 11 procent beduidend gunstiger.[1,3]

VETTE VIS

Uit recente meta-analyses van prospectieve cohortonderzoeken is duidelijk gebleken dat het gebruik van vis geassocieerd is met een afgenomen sterftekans ten gevolge van acute hartstilstand en een verminderd risico op bloedig en onbloedig CVA.[4,5,6] Dit geldt met name in populaties met een hoog absoluut risico op hart- en vaatziekten.[7] Het beschermende effect van vis is waarschijnlijk te danken aan de omega 3-vetzuren.

Bij de bewerking van gegevens uit acht wetenschappelijke artikelen werd bij een tamelijk lage visconsumptie (eenmaal per maand 100 gram) een substantiële reductie vastgesteld van het relatieve risico op sterfte aan coronaire hartzieken vergeleken met mensen die geen vis eten. Elke portie vis per week extra deed het genoemd risico nog verder dalen.[8] Het meest consistente getal dat in de literatuur genoemd wordt is een relatieve-risicoreductie van ruim 5 procent op de sterfte aan coronaire hartziekten bij een levenslang volgehouden wekelijkse visconsumptie van 100 gram vergeleken met geen vis eten. Zo'n consumptie leidt bovendien tot een reductie van de kans op het optreden van CVA met 2 procent.[9]

Overigens is er verwarring in de literatuur over de portiegrootte van vis en de werkelijk eetbare delen, vandaar dat de Gezondheidsraad gekozen heeft voor een marge van 100 tot 150 gram vis per week.

GROENTE EN FRUIT

De mechanismen die zorgen voor de beschermende werking groente en fruit op het ontstaan van hart- en vaatziekten, zijn verre van duidelijk. Ook is het nog een vraag of er verschil bestaat tussen de diverse soorten fruit en of groente en fruit mogelijk uitwisselbaar zijn.[3] Het gaat hierbij onder meer om bioactieve, non-nutritieve stoffen die wel biologische activiteit vertonen, maar niet essentieel (non-nutritief) zijn voor het fysiologisch functioneren van de mens maar dit wel gunstig beïnvloeden. Zij hebben een beschermende werking tegen het optreden van allerlei ziekten. Doorgaans zijn het stoffen die van nature in kleine hoeveelheden in de voeding zitten of daaraan worden toegevoegd. In dat geval (voedingssupplementen) worden 'gezondheidsbevorderende' eigenschappen aan bioactieve stoffen toegekend. Voorbeelden van bio-actieve stoffen zijn plantensterolen zoals carotenoïden (luteïne, lycopeen), glucosinolaten (indolen, isothiocyanaten) en polyfenolen (flavenoïden) uit groente en fruit. Dithiolthionen, alkylsulfiden en terpenen zijn andere voorbeelden van bioactieve stoffen uit groente en fruit, evenals het co-enzym Q dat in graanproducten en vis voorkomt. Tomaten en tomatenproducten zijn rijk aan lycopeen. Ook de fytosterolen uit de plantaardige oliën worden tot de bioactieve stoffen gerekend.

Van de positieve effecten van bioactieve stoffen is de antioxidatieve werking de bekendste. Hiermee wordt het neutraliseren van de schadelijke werking van de zogeheten vrije radicalen bedoeld, de producten van allerlei oxidatiereacties. Het vrijmaken van energie uit voedingsstoffen is een voorbeeld van een oxidatiereactie. Overigens vervullen ook vitamine C en E een antioxidatieve werking in het lichaam. Verder zouden bioactieve stoffen het immuunsysteem versterken, osteoporose tegengaan, het hormoonmetabolisme gunstig beïnvloeden en het serumcholesterol verlagen. Ook worden remmende invloeden genoemd op het ontstaan van hart- en vaatziekten, maculadegeneratie, prostaat- en andere vormen van kanker, en de schadelijke invloed van UV-straling op de huid. De bewijsvoering berust doorgaans op epidemiologisch en experimenteel onderzoek (in vitro). Inverventievoedingsonderzoek is nauwelijks mogelijk, alleen al vanwege de zeer lange expositietijd die nodig is om enig effect waar te kunnen nemen. Doorgaans wordt de invloed van bioactieve stoffen op biomarkers zoals intermediaire eindpunten (bijvoorbeeld het serumcholesterol) gemeten.

De gezondheidsbevorderende effecten die aan bioactieve stoffen en vitaminen worden toegekend, mogen niet overschat worden. Zo bleek er na aanvankelijk optimisme, geen grond te zijn voor de beschermende werking van foliumzuur, vitamine B6 en B12 op hart- en vaatziekten.

Concluderend kan worden gesteld dat het niet gaat om geïsoleerde voedingsstoffen die een specifieke bescherming tegen hart- en vaatziekten geven, maar om een gevarieerd voedingspatroon met veelvuldig gebruik van groente en fruit waarbij alle genoemde componenten in nauwe onderlinge, fysiologische samenhang worden gebruikt. Anders gesteld: er zijn geen vitaminen en voedingssupplementen met een beschermend effect tegen hart- en vaatziekten. Algemeen wordt dan ook aangenomen dat een ruim gebruik van groente (200 gram) en fruit (200 gram) een beschermend effect heeft op coronaire hartziekten en beroerte.[10,11,12]

ZOUT

Beperking van de zoutconsumptie leidt tot een daling van met name de systolische bloeddruk. Dit effect is het sterkst bij oudere personen met hypertensie.[3] Algemeen wordt aangenomen dat een daling van de natriuminname met 1 gram (overeenkomend met 2,5 gram keukenzout) tot een daling van de systolische bloeddruk van 1 mm Hg bij normotensieven en 2,5 mm Hg bij hypertensieven leidt. Voor de diastolische bloeddruk liggen deze waarden respectievelijk op 0,7 en 1 mm Hg. Voorzichtig wordt geschat dat een daling van de systolische bloeddruk met 1 mm Hg een daling van de sterfte aan coronaire hartziekten van 1,5 tot 3 procent zou geven.[13] Wordt de natriuminname verlaagd tot het aanbevolen niveau van minder dan 6 gram keukenzout, dan ligt de individuele daling van de systolische bloeddruk tussen de 2 en 8 mm Hg.[14] Bij het volgen van het zogeheten DASH-dieet (Dietary Approaches to Stop Hypertension), dat weinig natrium, veel fruit en groente (kaliumbronnen), magere zuivel en een lage hoeveelheid totaal en verzadigd vet bevat, daalt de systolische bloeddruk tussen de 8 en 14 mm Hg.[15,16,17]

ALCOHOL
De gunstige en schadelijke gevolgen van alcoholgebruik zijn besproken in hoofdstuk 10. Kernpunten uit de aanbevelingen van de Gezondheidsraad zijn: alcoholgebruik aan personen jonger dan 18 jaar wordt ontraden. Geheelonthouders wordt niet geadviseerd te beginnen met het drinken van alcohol. Mannen die gewend zijn alcohol te gebruiken, wordt aangeraden piekbelastingen te vermijden en niet meer dan 20 gram alcohol (twee standaardglazen) per dag te gebruiken. Voor vrouwen geldt in verband met het relatieve risico op borstkanker: niet meer dan één standaardglas per dag gebruiken.

KOFFIE
De discussie over koffie en de invloed op hart- en vaatziekten spitst zich toe op het serumcholesterolgehalte. Koffie die gekookt wordt, verhoogt het LDL-cholesterolgehalte en is daarom ongunstig. Datzelfde doet, zij het in mindere mate, koffie die in bijvoorbeeld een percolator gezet wordt door de in de koffie aanwezige stoffen als cafestol en kahweol. Koffie die met filterpapier gezet wordt en koffiepads verhogen het serumcholesterolgehalte niet omdat de genoemde stoffen in het filter achterblijven.
De cafeïne uit de koffie verhoogt de systolische bloeddruk met 1,2 mm Hg en de diastolische bloeddruk met 0,5 mm Hg, zij het kortstondig. Bij regelmatig, normaal koffiegebruik (twee tot vier kopjes per dag) verdwijnt deze invloed. Datzelfde geldt voor de invloed van cafeïne op het hartritme. Een tijdelijke, incidentele hartritmestoornis na een kopje sterke koffie heeft geen fysiologische betekenis.

Richtlijnen Goede Voeding

De boodschap van de Richtlijnen Goede Voeding is op zich niet moeilijk (tabel 11.1). De complexiteit ligt in de individuele mogelijkheden die patiënten hebben of juist niet hebben om hun leefstijl aan te passen. Zo zal de internationaal vrachtwagenchauffeur andere hindernissen op zijn pad vinden dan de zakenvrouw die 'verplicht uit eten gaat', om het dagelijks voedingspatroon bij te sturen. In de huisartspraktijk is het doorgaans de praktijkondersteuner die de mensen met een verhoogd risico begeleidt. Zij moet de betrokkenen motiveren de voedingsadviezen ter harte te nemen.[18] De diëtist heeft hierbij een consulterende functie.

Met betrekking tot de lichamelijke activiteit, het groente- en fruitgebruik, het gebruik van keukenzout en voedingsvezel kunnen uit de richtlijnen voor andere leeftijdscategorieën streefwaarden worden geëxtrapoleerd. Het gebruik van alcoholische dranken door jongeren wordt ontraden.

Tabel 11.1 Effect van de Richtlijnen Goede Voeding op de risicofactoren voor hart en vaatziekten

aanbeveling	effect
maximaal 10 energie% verzadigd vet	• daling serumcholesterol • gunstige invloed op het atherosclerotisch proces
tweemaal per week 100-150 gram vis	• verhoging n-3-vetzuren met antiaritmische werking • waarschijnlijk positieve invloed op het immuunsysteem
150-200 gram groente en 200 gram fruit per dag	• positieve invloed op het immuunsysteem • gunstige invloed op de natrium/kaliumverhouding in de voeding • mogelijk tevens positieve werking op het serumcholesterolgehalte
keukenzout minder dan 6 gram per dag	• positieve invloed op de vaatvulling • positieve invloed op de natrium/kaliumverhouding in de voeding
alcohol matigen tot 2 glazen per dag	• positieve invloed op HDL-cholesterol, stollingsfactoren, flavonolen, catechines, anthocyanen • effecten op de bloeddruk goeddeels onbekend

Algemene aanbevelingen

De volgende kwalitatieve aanbevelingen gelden voor iedereen.
- Zorg voor een gevarieerde voeding.
- Zorg dagelijks voor voldoende lichaamsbeweging.
- Gebruik dagelijks ruim groente, fruit en volkoren graanproducten.

- Eet regelmatig een portie (vette) vis.
- Gebruik zo weinig mogelijk (producten met) verzadigde vetzuren en trans-onverzadigde vetzuren.
- Vermijd frequent gebruik van gemakkelijk vergistbare suikers en dranken met een hoog gehalte aan voedingszuren.
- Beperk het gebruik van keukenzout.
- Bij alcoholgebruik: wees matig.

Aanbevelingen voor mensen met een gezond gewicht
De volgende kwantitatieve aanbevelingen gelden voor personen met een stabiel en gezond lichaamsgewicht, dat zijn volwassenen met BMI tussen 18,5 en 24,9 kg/m$^{[2]}$, met een middelomtrek van minder dan 94 cm (mannen) of 80 cm (vrouwen).
- Op ten minste vijf, maar bij voorkeur op alle, dagen van de week minstens een halfuur matig inspannende lichamelijke activiteit (fietsen, stevig wandelen, tuinieren).
- Gebruik dagelijks 150 tot 200 gram groente en 200 gram fruit.
- Gebruik een voeding die dagelijks 30 tot 40 gram vezel afkomstig van groente, fruit en volkoren graanproducten bevat.
- Beperk het gebruik van verzadigde vetzuren tot maximaal 10 energieprocent en dat van trans-onverzadigde vetzuren tot maximaal 1 energieprocent.
- Gebruik twee porties (100-150 mg) (vette) vis per week.
- Zorg voor maximaal zeven eet- of drinkmomenten per dag.
- Beperk de inname van keukenzout tot maximaal 6 gram per dag.
- Beperk het gebruik van alcoholische drank tot twee standaardglazen (mannen) of één standaardglas (vrouwen) per dag.

Aanbevelingen voor mensen met overgewicht
De volgende kwantitatieve aanbevelingen gelden voor personen met een positieve energiebalans en een BMI van 25 kg/m$^{[2]}$ of meer.
- Verhoog de lichamelijke activiteit tot ten minste een uur matig inspannende activiteit per dag.
- Beperk zoveel mogelijk het gebruik van producten met een hoge energiedichtheid. Dat zijn producten met een hoog gehalte aan verzadigde en trans-onverzadigde vetzuren en toegevoegde suikers (kale calorieën).
- Beperk het gebruik van dranken die suikers bevatten zoveel mogelijk.
- Beperk de portiegrootte.

Voor de praktijk

- Adviseer een dagelijks voedingspatroon met weinig vet. Leg uit dat in gewone producten zoals brood en broodbeleg voldoende vet zit om aan de dagelijkse behoefte te voldoen. Adviseer vetten die in de koelkast vloeibaar blijven en ontraad vetten die in de koelkast vast of hard zijn. Vertel ter adstructie dat uit de jongste Voedselconsumptiepeiling (VCP, 2003) blijkt dat slechts 8 procent van de jongvolwassenen de aanbeveling haalt om weinig vet (10 energie%) te gebruiken; bij ouderen liggen die cijfers zelfs nog ongunstiger.
- Adviseer tweemaal per week het gebruik van 100 tot 150 gram vis, het liefst vette vis zoals makreel en paling (of haring, maar die bevat veel zout). Uit de jongste Voedselconsumptiepeiling (VCP, 2003) blijkt dat deze aanbevelingen nog ver af staan van de dagelijkse realiteit. In 1997-1998 gebruikte de Nederlander gemiddeld twee tot drie keer per maand vis en 10 procent van de mannen zei zelfs nooit vis te consumeren.
- Adviseer een dagelijks voedingspatroon met 150 tot 200 gram groente plus twee stuks fruit per dag. Uit de jongste Voedselconsumptiepeiling (VCP, 2003) blijkt dat slechts 2 procent van de jongvolwassenen die aanbeveling haalt. Bij ouderen liggen die cijfers iets gunstiger.
- Adviseer de dagelijkse keukenzoutinname niet boven de 6 gram uit te laten komen, hetgeen een behoorlijke inspanning vergt. Aan tal van kant-en-klaarproducten wordt zout industrieel toegevoegd.
- Adviseer het gebruik van alcohol te beperken tot twee glazen per dag voor mannen en één glas per dag voor vrouwen.
- Adviseer geen gekookte koffie te gebruiken aangezien die een ongunstige invloed heeft op hart- en vaatziekten. Het gebruik van filterkoffie is niet geassocieerd met het risico op hart- en vaatziekte.

Literatuur

1 RIVM. Nationaal Kompas Volksgezondheid. Bilthoven: RIVM, 2007.
2 Gezondheidsraad. Richtlijnen Goede Voeding. 's Gravenhage: Gezondheidsraad, 2006.
3 NHG-Standaard Cardiovasculair risicomanagement. 2007.
4 He K, Song Y, Daviglus ML, et al. Accumulated evidence on fish consumption and coronairy heart disease morality: a meta-analysis of cohort studies. Circulation 2004;109:2705-11.
5 He K, Song Y, Daviglus ML, et al. Fish consumption and incidence of stroke: a meta-analysis of cohort studies. Stroke 2004;35:1538-42.
6 Bucher HC, Hengstler P, Schindler C, Meier G. N-3 polyunsaturated fatty acids in

coronary heart disease: a meta-analysis of randomized controlled trials. Am J Med 2002;112:298-304.
7 Marckmann P, Gronbaek M. Fish consumption and coronary heart disease mortality. A systematic review of prospective cohort studies. Am J Clin Nutr 1999;53: 585-90.
8 König A, Bouzan C, Cohen JT, et al. A quantitative analysis of fish consumption and coronary heart disease mortality. Am J Prev Med 2005;29(4):335-46.
9 Bouzan C, Cohen JT, Connor WE, et al. A quantitative analysis of fish consumption and stroke risk. Am J Prev Med 2005;29(4):347-52.
10 Jansen MCJF, Vrijer LPL van de. Fruit and vegetables in chronic disease prevention. Second update. Zoetermeer, Holland Produce Promotion, 2004.
11 Hung HC, Joshipura KJ, Jiang R, et al. Fruit and vegetable intake and risk of major chronic disease. J Natl Cancer Inst 2004;96(21):1577-84.
12 He FJ, Nowson CA, MacGregor GA. Fruit and vegetable consumption and stroke: meta-analysis of cohort studies. Lancet 2006;367:320-6.
13 Geleijnse JM, Grobbee DE. Voeding en gezondheid. Hypertensie. Ned Tijdschr Geneesk 2003;147(21):996-1000.
14 Sacks FM, Svetkey LP, Vollmer WM, et al. Effects on blood pressure of reduced dietary sodium and the Dietary Approaches to Hypertension diet. N Engl J Med 2001;344(1):3-10.
15 Vollmer WM, Sacks FM, Ard J, et al. Effects of diet and sodium intake on blood pressure: subgroup analysis of the DASH-sodium trial. Ann Intern Med 2001;135: 019-28.
16 Appel LJ, Moore TJ, Obarzanek E, et al. A clinical trial of the effects of dietary patterns on blood pressure. N Engl J Med 1997;336:1117-24.
17 Svetkey LP, Simons-Morton D, Vollmer WM, et al. Effect of dietary patterns on blood pressure. Subgroup analysis of the Dietary Approaches to stop Hypertension randomized clinical trial. Arch Intern Med 1999;159(285):93.
18 Berg M van den, Binsbergen JJ van. Nieuwe Richtlijnen Goede Voeding. Tijdschr Praktijkondersteuning 2007;3:90-2.

12 Medicijnen met een risico voor hart- en vaatziekten

H.G.L.M. Grundmeijer

In dit hoofdstuk worden de risico's op hart- en vaatziekten van enkele veelgebruikte medicijnen behandeld.

Orale anticonceptiva

WERKING
Het effect van orale anticonceptiva op de vaatwand is niet eenduidig.[1] De toegenomen kans op hart- en vaatziekten lijkt meer het gevolg van trombo-embolische processen dan van de ontwikkeling van plaques. In ieder geval zijn de oestrogenen verantwoordelijk voor arteriële problemen. Progestativa hebben mogelijk meer invloed op diepe veneuze trombose (DVT).

RISICO
De zorg over het risico van orale anticonceptiva op de toename van de kans op hart- en vaatziekten komt uit de tijd van de orale anticonceptiva met hoge doses. Met de huidige doses van de sub-50-pillen is het risico nauwelijks verhoogd. De kans op een hartinfarct bij een fertiele vrouw is zo klein dat zelfs een verdubbeling van de dosis zou resulteren een extreem laag attributief risico. Zo is er ook een toegenomen kans op CVA, maar de absolute risicotoename is extreem laag. Enkele onderzoeken laten echter nog wel een substantiële risicotoename zien bij wat oudere pilgebruikster die roken (OR 2,5 bij meer dan 25 sigaretten per dag).[2]
Het effect van orale anticonceptiva op het ontstaan van hypertensie heeft een oddsratio van 1,8.[3]
Voor het optreden van trombo-embolisch processen (diepe veneuze trombose, longembolie) is de oddsratio voor tweedegeneratiepillen 3,2 en die van derdegeneratiepillen 4,8.[4] Dat risico neemt toe met de leeftijd.

VOOR DE PRAKTIJK
- Schrijf bij het eerste voorschrift orale anticonceptiva van de tweede generatie voor; vrouwen die al een derdegeneratiepil gebruiken, hoeven daar niet mee te stoppen.
- Ontraad de combinatiepil (en andere combinatiemethoden zoals de vaginale anticonceptiering) bij een doorgemaakt myocardinfarct, ischemisch cerebrovasculair accident, diepe veneuze trombose of longembolie.[5]
- Weeg de voor- en nadelen van de combinatiepil af bij twee of meer risicofactoren voor hart- en vaatziekten.
- Adviseer rokende vrouwen, zeker boven de 35 jaar, het roken te staken. Indien dit niet lukt, wijs dan op een niet-hormonale methode (bijvoorbeeld een koperhoudend spiraal).
- Ontraad anticonceptie met alleen progestagenen (prikpil, implantatiestaafje, minipil, hormoonspiraal) bij een actuele veneuze trombo-embolische aandoening.

Corticosteroïden

WERKING

Corticosteroïden geven een verhoogd risico op hart- en vaatziekten vanwege de vochtretentie en mogelijk vanwege de verhoging van het lipidengehalte.[6] Ook de kans op diabetes mellitus of bloeddrukverhoging bij reeds aanwezige diabetes neemt toe.

RISICO

Het effect op hart- en vaatziekten treedt bij vooral op bij continu gebruik van hoge doses corticosteroïden (> 7,5 mg/dag). Het continu gebruik van steroïden geeft:
- 6,7 zoveel kans op hartfalen;
- 3,3 zoveel kans op een hartinfarct;
- 1,7 zoveel kans op een TIA.

VOOR DE PRAKTIJK
- Geef als het even kan orale corticosteroïden in stootkuren.
- Controleer de bloedsuikerspiegel, de bloeddruk en kijk naar tekenen van hartfalen tijdens het gebruik van corticosteroïden bij doses boven de 7,5 mg.

NSAID's

WERKING

NSAID's (non-steroidal anti-inflammatory drugs) geven een systemisch vasoconstrictie waardoor de afterload afneemt.[7] Bovendien hebben deze middelen waterretentie tot gevolg door een afgenomen nierdoorbloeding.

RISICO

Het gebruik van NSAID's heeft geen relatie met ontstaan van hartfalen, maar wel met de verergering van reeds bestaand hartfalen. De kans op een exacerbatie van bestaand hartfalen bij het gebruik van NSAID's heeft een oddsratio van 9,9 (95%-BI 1,7-57).[8]
NSAID's verhogen de tensie bij normotensieven. Bij 7 procent van normotensieven stijgt de bloeddruk met meer dan 20 mm Hg. Bij patiënten die worden behandeld met calciumantagonisten hebben NSAID's geen effect op de bloeddruk.
De werking van diuretica en ACE-remmers wordt verstoord door NSAID's.

VOOR DE PRAKTIJK
- Geef bij pijn als het even kan paracetamol (zo nodig hooggedoseerd) en geen NSAID's, vooral niet aan ouderen.
- Wees bij bestaand hartfalen zeer voorzichtig met het gebruik van NSAID's.
- Bij patiënten met een recent ontdekte hypertensie is het verstandig NSAID-gebruik te staken. Is het gebruik van NSAID's onvermijdelijk, zorg dan voor extra bloeddrukmonitoring.
- Pas op: vele NSAID's zijn zonder recept verkrijgbaar.

Antidepressiva

WERKING

Er is geen pathofysiologische verklaring voor de verhoogde kans op een myocardinfarct bij patiënten die tricyclische antidepressiva gebruiken. Wel is bekend dat deze medicijnen een verlenging van het QT-interval in het ECG geven. Dit kan tot (soms dodelijke) aritmieën leiden, vooral bij patiënten bekend met een eerstegraadshartblok, een bundeltakblok of een reeds bestaand verlengd QT-interval.

RISICO

Gecorrigeerd voor leeftijd, geslacht, reeds bestaande hartziekten, hoge bloeddruk, dislipidemie, angst en maligniteit is het relatieve risico op een myocardinfarct 2,2 (95%-BI 1,2-3,8) vergeleken met personen die geen antidepressiva gebruiken. Voor SSRI's is geen significant risico aangetoond.[9]

De kans op plotse hartdood bij gebruikers van tricyclisch antidepressiva is verhoogd bij doses boven (het equivalent) van 100 mg amitryptiline. Het relatieve risico loopt op tot 2,53 (95%-BI 1,04-6,12) bij het gebruik van 300 mg amitryptiline. Ook hier is geen significant effect van SSRI's waargenomen.[10]

VOOR DE PRAKTIJK

- Doe onderzoek alvorens tricyclische antidepressiva voor te schrijven.
  - Bij patiënten jonger dan 40 jaar: anamnese afnemen op bestaande hartziekte, syncope, palpitaties, dyspnoe met name bij inspanning, pijn op de borst en familieanamnese van hartziekten (met name een hartblok).
  - Bij patiënten boven de 40 jaar: idem als bij patiënten jonger dan 40 jaar en een uitgangs-ECG om ritmestoornissen uit te sluiten. Bij afwezigheid van klachten en symptomen zijn controle-ECG's niet nodig.
- Schrijf geen tricyclische antidepressiva voor aan:
  - patiënten met veel risicofactoren voor hart- en vaatziekten;
  - patiënten met een recent hartinfarct, bij hartfalen en hartritmestoornissen.

Literatuur

1 Martin KA, Douglas PS. Risks and side effects associated with estrogen-progestin contraceptives. www.uptodate.com. Last literature review version 16.2, mei 2008.
2 Rosenberg L, Palmer JR, Rao RS, Shapiro S. Low-dose oral contraceptive use and the risk of myocardial infarction. Arch Intern Med 2001;161(8):1065-70.
3 Chasan-Taber L, Willett WC, Manson JE, et al. Prospective study of oral contraceptives and hypertension among women in the United States. Circulation 1996; 94(3):483-9.
4 Douketis JD, Ginsberg JS, Holbrook A, et al. A re-evaluation of the risk for venous thrombo-embolism with the use of oral contraceptives and hormone replacement therapy. Arch Intern Med 1997;157(14):1522-30.
5 NHG-Standaard Hormonale anticonceptie. http://nhg.artsennet.nl.
6 Saag KG, Furs D. Major side effects of systemic glucocorticoids. www. update.com. Last literature review version 16.2, mei 2008.
7 Solomon DH. NSAIDs: Cardiovascular effects. www update.com. Last literature review version 16.2, mei 2008.

8 Feenstra J, Heerdink ER, Grobbee DE, Stricker BH. Association of nonsteroidal anti-inflammatory drugs with first occurrence of heart failure and with relapsing heart failure: the Rotterdam Study. Arch Intern Med 2002;162(3):265-70.
9 Cohen HW, Gibson G, Alderman H. Excess risk of myocardial infarction in patients treated with antidepressant medications: association with use of tricyclic agents. Am J Med 2000;108(1):2-8.
10 Ray WA, Meredith S, Thapa PB, et al. Cyclic antidepressants and the risk of sudden cardiac death. Clin Pharmacol Ther 2004;75(3):234-41.

Carcinomen

13 Mammacarcinoom

H.G.L.M. Grundmeijer

Het mammacarcinoom is in het algemeen een langzaam groeiende tumor, waarvan het beloop soms tientallen jaren in beslag kan nemen. Het ontwikkelt zich uit het epitheel van de ductuli of de lobuli. Het mammacarcinoom kent twee verschillende stadia. Aanvankelijk is er vooral sprake van intraluminale groei zonder invasiviteit. Dit stadium wordt een carcinoom in situ genoemd, dat zowel ductaal als lobulair kan zijn. Dergelijke in-situcarcinomen kunnen aanleiding geven tot palpabele tumoren. Aangenomen wordt dat de groei van de tumor tot een klinisch detecteerbare grootte van ongeveer 1 cm tussen de twee en vijf jaar in beslag neemt. Bij verdere doorgroei in het parenchym treedt invasie van lymfebanen en bloedvaten op (invasief carcinoom) met lymfogene metastasering naar lokaal-regionale klierstations (vooral axilla) en hematogene metastasering.[1,2]

Incidentie van mammacarcinoom

In Nederland is het mammacarcinoom, evenals in andere westerse landen, het meest voorkomende carcinoom bij de vrouw (tabel 13.1). De incidentie van mammacarcinoom in Nederland is 126,6 vrouwen en 0,8 mannen per 100.000 per jaar. Dat betekent dat jaarlijks de diagnose bij ongeveer 14.000 vrouwen wordt gesteld. Meer dan 3500 vrouwen overlijden aan de gevolgen van deze ziekte. Iedere vrouw heeft in haar leven ongeveer 13 procent kans om een mammacarcinoom te ontwikkelen.[3,4]

Tabel 13.1 De incidentie van mammacarcinoom naar leeftijd per 100.000 vrouwen[5]		
leeftijdsklasse	invasief	niet-invasief
20-24 jaar	2,3	0,4
25-29 jaar	8,7	0,2
30-34 jaar	31,5	2,6
35-39 jaar	66,7	6,0
40-44 jaar	146,4	10,1
45-49 jaar	217,5	21,7
50-54 jaar	278,0	46,1
55-59 jaar	276,5	37,0
60-64 jaar	329,1	39,4
65-69 jaar	346,8	44,5
70-74 jaar	374,0	43,7
75-79 jaar	272,6	21,4
80-84 jaar	392,1	19,4
85-89 jaar	440,0	14,5
90-94 jaar	355,2	8,1
95 jaar en ouder	239,0	0,0

Factoren van invloed op de incidentie van mammacarcinoom

niet beïnvloedbaar
- leeftijd
- land
- sociaal-economische klasse
- ras
- positieve familieanamnese
- erfelijk mammacarcinoom
- eerste zwangerschap op oudere leeftijd
- vroege menarche
- medische voorgeschiedenis

beïnvloedbaar
- oestrogeensubstitutie en hormonale anticonceptie
- dieetfactoren
- leefstijl

NIET BEÏNVLOEDBARE FACTOREN

Leeftijd
Het risico op mammacarcinoom neemt geleidelijk toe van 25 tot 90 jaar (zie tabel 13.1).

Land
Vrouwen woonachtig in de Verenigde Staten of West-Europa hebben een twee- tot viermaal hogere kans op borstkanker dan vrouwen in Afrika of Azië.[6]

Sociaal-economische klasse
Vrouwen uit hogere sociaal-economische klassen lopen een twee- tot viermaal hoger risico dan vrouwen uit lagere sociaal-economische klassen.

Ras
Blanken hebben 1,1 tot 1,9 keer meer kans op mammacarcinoom dan kleurlingen, maar zwarte vrouwen hebben een grotere kans om eraan te overlijden door latere ontdekking en mogelijk agressiever kankersoorten.[7]

Erfelijke en familiaire factoren
Bij 20 procent van de vrouwen met mammacarcinoom speelt een familiaire factor een rol. Bij geboorte is de kans op borstkanker gemiddeld 13 procent. Bij een eerstegraadsverwante met borstkanker boven de 60 jaar is de kans 1,8 keer zo groot. Bij een eerstegraadsverwante met mammacarcinoom jonger dan 30 jaar is de kans 2,9 keer en indien deze boven de 60 jaar is, is de kans 1,5 keer zo groot.[8]
Bij 5 procent van de patiënten met een mammacarcinoom is er sprake van een genmutatie. Het BRCA1- of BRCA2-gen is daar meestal verantwoordelijk voor. In Nederland zijn zevenhonderd tot negenhonderd families vastgesteld met een mutatie in een van deze genen Op basis van twee meta-analyses wordt het 'lifetime'-risico op mammacarcinoom bij vrouwen met een BRCA1-mutatie geschat op 57 tot 65 procent en met een BRCA2-mutatie op 45 tot 49 procent.[9,10]

Hormonale factoren
Er blijkt een relatie te bestaan tussen langdurige blootstelling aan oestrogene hormonen en de kans op een mammacarcinoom.[11]
Hieruit zijn de volgende risicofactoren te verklaren.
- Eerste zwangerschap op oudere leeftijd. Een vrouw die haar eerste kind krijgt op een leeftijd van 20 jaar heeft 20 procent minder kans

op mammacarcinoom dan gemiddeld, indien zij op 35 jaar haar eerste kind krijgt is dat 5 procent meer.[12]
- Een vroege menarche (< 12 jaar) of late menopauze (> 50 jaar) verhoogt het relatieve risico (tot tweemaal). De kans neemt af als de vrouw (kunstmatig) eerder in de menopauze wordt gebracht of de menarche laat plaatsvindt. Tweezijdige ovariëctomie voor de leeftijd van 40 jaar vermindert de kans op borstkanker met 40 procent.[13]
- Hormonale substitutie (oestrogenen) gedurende meer dan vijf jaar verhoogt het risico (RR 1,3-1,4).[14]
- Langdurig gebruik van orale contraceptiva op jonge leeftijd geeft waarschijnlijk aanleiding tot een minimaal en tijdelijk (tot het 40e jaar) verhoging van het risico (RR 1,24). Later in het leven is het risico op borstkanker door vroeger gebruik van orale anticonceptie niet meer verhoogd.[15]
- Het geven van borstvoeding leidt tot een licht verlaagd risico op het krijgen van mammacarcinoom (daling van RR met 4,3% voor elke 12 maanden borstvoeding).[16] Het bevallen van meer kinderen heeft waarschijnlijk ook enig beschermend effect.

Medische voorgeschiedenis
Een eerder doorgemaakt mammacarcinoom geeft een drie- tot vijfmaal hoger risico op mammacarcinoom in de contralaterale borst vergeleken met het gemiddelde risico. Ook bij een eerder carcinoom in situ is het relatieve risico verhoogd.
Benigne proliferatieve afwijkingen geven een verhoogd risico. De grootte hiervan is afhankelijk van de aanwezigheid van celatypie. Ductale of lobulaire atypie leiden tot een risicoverhoging van twee- tot viermaal, en multifocale atypische dysplasie verhoogt het risico tienmaal.[17] Een enkelvoudig papilloom of fibroadenoom geeft geen verhoogd risico.
Bij een eerder doorgemaakt ovariumcarcinoom is het relatieve risico ongeveer tweemaal verhoogd, bij een endometrium- of coloncarcinoom iets minder.
Na bestraling van het bovenlichaam is het risico twee- tot viermaal zo hoog.

BEÏNVLOEDBARE FACTOREN
Leefstijl
Het eten van vlees, suikerrijke producten en het drinken van gewone melk zou het risico op mammacarcinoom verhogen, terwijl vis, graangewassen, eieren en karnemelk juist een gunstige invloed op het risico hebben. De gegevens over dieetinvloeden zijn echter niet zo

consistent en overtuigend dat het zinvol is om het dieet hiervoor te wijzigen. Het drinken van alcohol, vooral wanneer dit regelmatig en op jonge leeftijd gebeurt, geeft een verhoging van het risico.[18]
Na de menopauze leidt overgewicht tot enige verhoging van het risico, waarschijnlijk door een verhoogd oestrogeengehalte bij obesitas, merkwaardig genoeg leidt bij premenopauzale vrouwen obesitas juist tot een verminderd risico op borstkanker.[19]
Regelmatige fysieke activiteit zou vooral bij postmenopauzale vrouwen een verminderd risico geven.[20]

Andere factoren
Er zijn nog vele andere factoren die mogelijk in verband staan met borstkanker, maar waarbij de relatie niet overtuigend is aangetoond of onvoldoende relevant is, onder andere blootstelling aan licht 's nachts, NSAID-gebruik, antibioticagebruik enzovoort.

Preventieve mogelijkheden

PRIMAIRE PREVENTIE
De mogelijkheden om de risicofactoren voor het ontstaan van borstkanker te beïnvloeden zijn beperkt. Zinvol zou kunnen zijn: kinderen krijgen op jonge leeftijd en minimaal zes maanden borstvoeding geven. Verder gelden de algemene adviezen voor een verstandige leefstijl: regelmatige fysieke activiteit, beperking van de alcoholconsumptie en voorkomen van overgewicht na de menopauze.
De relatie die is gevonden tussen mammacarcinoom en voedingsgewoonten kent nog te veel onzekerheden om in dit verband een algemeen voedingsadvies te rechtvaardigen.
De relatie tussen pilgebruik bij jonge gebruiksters en het risico op borstkanker is onvoldoende sterk om het pilgebruik te ontraden.
Bij hormonale therapie in de menopauze moeten de voordelen worden afgewogen tegen het verhoogde risico.

Preventie bij (sterk) verhoogd risico
In geval van erfelijk mammacarcinoom kan er DNA-onderzoek gedaan worden bij de gezonde familieleden van een patiënte met een mutatie in het BRCA1- of BRCA2-gen. Indien de mutatie wordt aangetoond, worden de mogelijkheden van screening op mammacarcinoom en ovariumcarcinoom besproken en de optie van profylactische mastectomie en ovariëctomie. Een profylactische mastectomie of ovariëctomie op jonge leeftijd vermindert het risico op ovariumcarcinoom zeer aanzienlijk (restrisico: 5%).

Voor vrouwen die een aanzienlijk hoger risico hebben op borstkanker kan het risico met meer dan 50 procent worden verminderd door de inname van tamoxifen of raloxifene, gedurende meer dan vijf jaar.[21]

SECUNDAIRE PREVENTIE

Er zijn verschillende methoden van vroegopsporing: systematisch zelfonderzoek, palpatie door een arts of (screenings)mammografie. Op populatieniveau is een (geringe) daling van het sterftecijfer op dit moment vrijwel alleen maar te bereiken door vroegopsporing door middel van screeningsmammografie.

Borstzelfonderzoek

De minimale grootte van bij zelfonderzoek ontdekte tumoren is 2 tot 3 cm. Het effect van systematisch zelfonderzoek op de reductie van mortaliteit en morbiditeit is niet significant. Het is moeilijk voor vrouwen dit regelmatig en consequent uit te voeren en bij jonge vrouwen is de borst vaak moeilijk te beoordelen door knobbelig weefsel waardoor veel angst en onnodige diagnostische procedures worden geïnduceerd. In onderzoek heeft systematisch zelfonderzoek niet geleid tot een aantoonbare daling van de mortaliteit aan mammacarcinoom, daarom is zelfonderzoek geen zinvolle screeningsmethode.[22]

Screeningsmammografie

In Nederland wordt een tweejaarlijks bevolkingsonderzoek onder vrouwen van 50 tot 75 jaar uitgevoerd in de vorm van screeningsmammografie. Het onderzoek staat ter discussie (zie kader). Het onderzoek geeft een maximale relatieve reductie van de sterfte aan mammacarcinoom van 20 procent.[23] Bij vrouwen jonger dan 50 jaar levert screeningsmammografie geen reductie op van de mortaliteit.

Screeningsmammografie

De meest recente meta-analyse in de Cochrane Database levert de volgende gegevens op.[24]

Rendement. De relatieve reductie van de sterfte aan borstkanker als gevolg van screening is 20 procent als alle trials worden meegenomen en 15 procent als de trials met de hoogste kwaliteit als uitgangspunt genomen worden. De absolute reductie van de mortaliteit is op patiëntniveau 0,05 procent in tien jaar. Op

populatieniveau betekent dit dat 1 op de 2000 vrouwen die tien jaar gescreend worden, in leven blijft dankzij de screening.
Nadelen. Door de lage a-priorikans op mammacarcinoom bij screening zijn er veel vals-positieve uitslagen. Dit levert een relatieve overdiagnostiek en overbehandeling op van 30 procent. De absolute toename van overbehandeling is 0,5 procent. Van de 2000 gescreende vrouwen worden dus tien gezonde vrouwen onnodig voor borstkanker behandeld, om die ene vrouw te redden.
Voorstanders van screening wijzen op de toename van het aantal gevallen van borstkanker (dit kan ook ontstaan zijn door de screening, de 'lead-time' en de 'lenght time bias')[25] en het dalen van de ziektespecifieke mortaliteit in Nederland.[26] Het is bij de daling van de mortaliteit echter niet duidelijk of dat door de screening komt of door de verbeterde behandeling. Ook in landen zonder screeningsprogramma's is de mortaliteit afgenomen.

Screeningsonderzoek bij familiaire belasting

Bij een of meer familieleden[1] met mammacarcinoom vormt een cumulatief risico van 20 procent of meer een indicatie voor intensievere screening door middel van mammografie, indien het lifetime-risico groter is dan 30 procent, is er een indicatie voor genetisch onderzoek.[1] Dit is consensus: er is geen bewijs voor de waarde van deze afkappunten.
Jaarlijkse screening bij vrouwen tussen de 40 en 50 jaar wordt geadviseerd indien:
- er een eerstegraads- en een tweedegraadsverwante met mammacarcinoom voor het 50ᵉ jaar is;
- er twee eerstegraadsverwanten met mammacarcinoom zijn, ongeacht de leeftijd;
- er drie eerste- of tweedegraadsverwanten met mammacarcinoom zijn, ongeacht de leeftijd;
- er een eerste- of tweedegraadsverwante met ovariumcarcinoom is en een eerste- of tweedegraadsverwante met mammacarcinoom, ongeacht de leeftijd;

---

1 Eerstegraadsfamilieleden: kinderen, ouders, broers, zusters. Tweedegraadsfamilieleden: kinderen van broers en zusters, grootouders, ooms, tantes, kleinkinderen.

- er een eerstegraadsverwante is bij wie een bilateraal of multifocaal mammacarcinoom voor haar 50ᵉ jaar is vastgesteld.

Genetisch onderzoek bij vrouwen zonder mammacarcinoom in de voorgeschiedenis wordt geadviseerd indien:
- er een eerstegraadsverwante met een mammacarcinoom voor het 35e jaar is;
- er twee of meer eerstegraadsverwanten met een mammacarcinoom voor het 50ᵉ levensjaar zijn;
- er drie eerste- of tweedegraadsverwanten met een mammacarcinoom zijn, waarvan een voor het 50ᵉ jaar.

In geval van ovarium- of tubacarcinoom, of prostaatcarcinoom of mammacarcinoom bij de man voor het 60e levensjaar is overleg met een klinisch geneticus geïndiceerd.

Voor de praktijk

- Bij vrouwen zonder verhoogd risico en zonder klachten is deelname aan het bevolkingsonderzoek van 50 tot 75 jaar als preventie voor mammacarcinoom voldoende.
- Bij vrouwen met een familiaire belasting voor mammacarcinoom wordt het lifetimerisico geschat; bij een matig verhoogd risico (lifetime 20-30%) wordt extra controle geadviseerd, en bij een sterk verhoogd risico (> 30%) genetisch onderzoek.
- Weeg de voordelen van postmenopauzale hormoonsubstitutie af tegen het verhoogde risico op borstkanker. Een substitutie gedurende minder dan een jaar geeft waarschijnlijk nauwelijks risicoverhoging.

Literatuur

1 NHG-Standaard Mammografie (M07). http://nhg.artsennet.nl.
2 Berg WN van de, Eliel MR, Batterman JJ. Oncologieboek. Tumorspecifieke richtlijnen. IKMN, 2002.
3 Paap E, Broeders MJM, Schoor G van, et al. Large increase in a Dutch woman's liftetime risk of developing breastcancer. Eur J Canc 2008;44:1485-7.
4 Kimeney LALM, Lemmer FAMO, Verhoeven RHA, et al. De kans op kanker voor Nederlanders. Ned Tijdsch Geneesk 2008;152(41):2233-41.
5 http://www.ikcnet.nl/cijfers, geraadpleegd oktober 2008.
6 Parkin DM, Bray F, Ferlay J, Pisani P. Global cancer statistics, 2002. CA Cancer J Clin 2005;55:74.
7 Carey LA, Perou CM, Livasy CA, et al. Race, breast cancer subtypes and survival in the Carolina Breast Cancer Study. JAMA 2006;295:2492.

8 Family breast cancer: collaborative reanalysis of individual data from 52 epidemiological studies. Lancet 2001;358:1389.
9 Chen S, Parmigiani G. Meta-analysis of BRCA1 and BRCA2 penetrance. J Clin Oncol 2007;25:1329-33.
10 Antoniou A, Pharoah PDP, Narod S, et al. Average risks of breast and ovarian cancer associated with BRCA1 or BRCA2 mutations detected in case series unselected for family history: a combined analysis of 22 studies. Am J Hum Genet 2003; 72:1117-30.
11 Zaat J. Hormonenrumoer. Huisarts Wet 2003:46:578.
12 Rosner B, Colditz GA, Willett WC. Reproductive risk factors in a prospective study of breast cancer: The nurses Health Study. Am J Epidemiol 1994;139:819.
13 Brinton LA, Schairer C, Hoover RN, Fraumeni JF jr. Menstrual factors and risk of breast cancer. Cancer Invest J 1988;6:245.
14 Chlebowski RT, Hendrix SL, Langer RD, Stefanick ML, et al. Influence of estrogen plus progestin on breast cancer and mammography in healthy postmenopausal women: the Women's Health Initiative Randomized Trial. JAMA 2003;289(24): 3243-53.
15 Marchbank PA, McDonald JA, Wilson HG, et al. Oral contraceptives and the risk of breast cancer. N Engl J Med 2002;346(26):2025-32.
16 Breast cancer and breastfeeding: collaborative reanalysis of individual data from 47 epidemiological studies in 30 countries. Lancet 2002;360:187.
17 Degnim AC, Visscher DW, Berman HK, et al. Stratification of breast cancer risk in women with atopy: a Mayo cohort study. J Clin Oncol 2007;25:2671.
18 Costanza ME, Chen WY. Epidemiology and risk factors for breast cancer. www.uptodate.com. Last review oktober 2008.
19 Brandt PA van den, Spiegelman D, Yuan et al. Pooled analysis of prospective cohort studies on height, weight and breast cancer risk. Am J Epidemiol 2007;152:154.
20 Maruti L, Willet WC, Feskanich D, et al. A prospective study of age-specific physical activity and premenopausal breast cancer. J Natl Cancer Inst 2008;100: 278.
21 Chen WY. Selective estrogen receptor modulators for the prevention of breast cancer. www.uptodate.com. Last review oktober 2008.
22 Hackshaw AK, Paul EA. Breast self-examination and death from breast cancer: a meta-analysis. Br J Cancer 2003;88:1047-53.
23 Moss SM, Cuckle H, Evans A, et al. Effect of mammographic screening from age 40 years on breast cancer mortality at 10 years' follow-up: a randomised controlled trial. Lancet 2006;368(9552):2053-60.
24 Gotsche PC, Nielson M. Screening for breastcancer with mammography. Cochrane database of sytematic reviews 2006, issue no. 4.
25 Paap E, Broeders MJM, Schoor J van, et al. Large increase in a Dutch women's lifetime risk of developing breastcancer. Eur J Canc 2008;44:1485-7.
26 Otten JDM, Broeders MJM, Fracheboud J, et al . Impressive time-related influence of the Dutch screening programme on breast cancer and mortality 1975-2006. Int J Cancer 2008;123:1929-34.

14 Cervixcarcinoom

I. Statius Muller

De cervix uteri (baarmoederhals) is het onderste deel van de uterus dat in de vagina uitmondt (baarmoedermond). Cervixcarcinoom is een maligne afwijking van het oppervlakteweefsel die ontstaat op de grens van endo- en ectocervix. De ontwikkelingsgang van cervixcarcinoom is eigenlijk niet goed bekend. Aan het ontstaan van een cervixcarcinoom gaat een lang voorstadium van tien tot vijftien jaar vooraf, waarbij sprake is van cellulaire dysplasieën, geclassificeerd door middel van de KOPAC-B-systematiek (zie verderop). Niet alle cervixdysplasieën leiden uiteindelijk tot cervixcarcinoom, er zijn ook cervicale dysplasieën die vanzelf overgaan. Er zijn twee typen cervixcarcinomen: het plaveiselcelcarcinoom (deze komt het meeste voor, 85-90%) en het adenocarcinoom (10-15%).

Vaak wordt een cervixcarcinoom door screening gevonden bij vrouwen zonder klachten. In een latere fase kunnen de volgende klachten optreden: contactbloedingen, abnormaal vaginaal bloedverlies of afscheiding. Als de tumor is doorgegroeid of uitgezaaid, kunnen er klachten ontstaan die daarbij passen zoals darm- en blaasstoornissen, pijn in de onderbuik, laag in de rug en/of bilstreek en soms uitstralend in het been. Een infectie met het humaan papillomavirus (HPV) ligt ten grondslag aan alle gevallen van cervixcarcinoom.[1]

De programmatische preventie van cervixcarcinoom staat de laatste jaren sterk in de belangstelling. De recent ingevoerde HPV-vaccinatie zou in veel gevallen cervixcarcinoom voorkómen en het is de vraag of het bevolkingsonderzoek op cervixcarcinoom door middel van uitstrijkjes in zijn huidige vorm nog wel zinvol is.

Epidemiologie van cervixcarcinoom

In Nederland worden per jaar zeshonderd à zevenhonderd nieuwe gevallen van cervixcarcinoom gediagnosticeerd (circa 0,08 per 1000 vrouwen). Jaarlijks overlijden er 200 tot 250 vrouwen aan deze ziekte.[1]

In de periode 1989-2003 is het absolute aantal vrouwen dat cervixcarcinoom krijgt, gedaald van 720 naar 607. Na 2003 is het absolute aantal vrouwen weer gestegen naar 685 vrouwen in 2006. Er zijn geen cijfers bekend over het voorkomen van het niet-invasieve carcinoma in situ (CIS) in Nederland.

De incidentie, gecorrigeerd voor omvang en opbouw van de bevolking, is gedaald met 32 procent. De grootste daling trad op in de periode na 1998. De sterfte als gevolg van cervixcarcinoom is in de periode 1981-2005 afgenomen met 51 procent. Zowel de daling van het aantal nieuwe gevallen als de daling van de sterfte is mogelijk gerelateerd aan het bevolkingsonderzoek en de behandeling van voorstadia van de ziekte. De helft van de gediagnosticeerde cervixcarcinomen treedt op bij vrouwen die onvoldoende of nog nooit zijn gescreend.[2]

Tabel 14.1 Aantal vrouwen met cervixcarcinoom per 100.000, in het jaar 2006 (Bron http://www.ikcnet.nl.)[2]

leeftijdsklassen in Nederland	incidentie
15-29 jaar	2
30-44 jaar	14
45-59 jaar	11
60-74 jaar	9
75 jaar en ouder	15

Humaan papillomavirus

Het humaan papillomavirus (HPV) is een dubbelstrengs-DNA-virus. Er zijn ongeveer zestig typen, waarvan veertien oncogene of hoogrisicotypen die samenhangen met baarmoederhalskanker. HPV-16 en -18 komen het vaakst voor en zijn verantwoordelijk voor respectievelijk 55 en 11 procent van de gevallen van baarmoederhalskanker.[3,4] Behalve bij het plaveiselcelcarcinoom is ook bij het meer zeldzame adenocarcinoom een relatie aangetoond met een HPV-infectie.[5] Alle cervixcarcinomen worden door HPV veroorzaakt.

INCIDENTIE VAN HPV

Ongeveer 80 procent van de seksueel actieve vrouwen raakt in haar leven een keer besmet met het HPV-virus. De meeste HPV-infecties en daarbij horende symptomen zijn tijdelijk en 70 tot 80 procent van de

HPV-infecties zijn asymptomatisch. In Nederland bleek 1,6 procent van de deelnemers aan het screeningsprogramma op baarmoederhalskanker geïnfecteerd te zijn met HPV-16 en 0,4 procent met HPV-18. Het vermoeden bestaat dat de incidentie hoger ligt; vooral de vrouwen die niet deelnemen aan het baarmoederhalsonderzoek blijken nog al eens geïnfecteerd te zijn. Bij vrouwen beneden de 30 jaar met een hoogrisico-HPV-infectie en normale cytologie geldt een piekprevalentie van 20 à 25 procent. Bij vrouwen boven de 30 jaar met een normaal uitstrijkje heeft 4 procent een hoogrisico-HPV-infectie. Bij vrouwen met milde afwijkingen (pap2-3a1) is dit percentage hoger, namelijk ongeveer 35 procent. Bij vrouwen met ernstige cytologische afwijkingen komt dit percentage uit op bijna 89 procent.

In bijna alle baarmoederhalstumoren kan HPV-DNA worden aangetoond.[6,7] Maar slechts 1 à 2 procent van alle vrouwen met een hoogrisico-HPV-infectie ontwikkelt uiteindelijk een hooggradige CIN-laesie (cervicale intra-epitheliale neoplasie) of cervixcarcinoom.[8] Bij ongeveer 80 procent van de vrouwen is het virus na een jaar verdwenen, bij de overige 20 procent bestaat het risico op het ontstaan van een cervixcarcinoom. Carcinogenese treedt op als er abnormale expressie van virale oncogenen plaatsvindt, dit is een ophoping van genetische afwijkingen die leidt tot maligniteit. Na een langdurige HPV-infectie kan het twaalf tot vijftien jaar duren voordat een cervixcarcinoom ontstaat.[9] Cervixcarcinoom is daarom een zeldzame complicatie van een HPV-infectie.

OVERDRACHT VAN HPV

HPV-besmetting vindt plaats via direct contact tussen huid en huid of tussen huid en slijmvlies. Voor infectie is het noodzakelijk dat de basale cellagen van het epitheel bereikt worden: microlaesies in het epitheel zoals ten gevolge ten gevolge van de coïtus, zijn hiervoor nodig. De ook met HPV-infectie geassocieerde vlakke penislaesies zitten vol met HPV en dragen bij aan de transmissie van het virus. Van penislaesies is bekend dat de besmettelijke periode acht tot veertien maanden is.[10] CIN-laesies zijn ook een besmettingsbron voor de man, de besmettingsduur is dan langer en duurt tot ongeveer twee jaar. Mogelijk zijn er nog andere transmissieroutes, onder andere via de vingers. Er zijn geen kwantitatieve gegevens over bekend. De niet-seksuele transmissiekans wordt erg klein geacht.

Risicofactoren

risicofactoren HPV-overdracht
- wisselende seksuele contacten

risicofactoren persisteren HPV-infectie en/of ontwikkeling cervixcarcinoom
- afweerstoornis
- roken
- seksuele activiteit op jonge leeftijd
- pilgebruik

WISSELENDE SEKSUELE CONTACTEN

HPV wordt door seksueel contact overgedragen. De enige risicofactor hiervoor is seksueel vaginaal contact. Dit risico is groter bij een groter aantal seksuele partners (OR voor 6 of meer partners 3,89). Ook bij een recente relatie is de kans groter dat HPV wordt aangetroffen (OR voor een nieuwe partner in de laatste twee jaar 4,17). Hoe meer partners een vrouw heeft gehad, hoe groter de kans dat zij geïnfecteerd is geraakt met het HPV-virus.[11]

AFWEERSTOORNIS

Het risico om bij een HPV-infectie cervixcarcinoom te ontwikkelen hangt vooral af van de vraag of de HPV-infectie persisteert. Hierbij is het afweersysteem van de gastvrouw van belang. Ten gevolge van het persisteren van de HPV-infectie vinden er veranderingen plaats waardoor eerst premaligne, later maligne afwijkingen ontstaan.[12]

ROKEN

Doordat roken een ongunstige invloed heeft op het afweersysteem en daardoor de afweer tegen HPV afneemt, komt cervixcarcinoom vaker voor bij vrouwen die roken. Meer dan elf sigaretten per dag geeft een oddsratio op het ontstaan van CIN-3 van 2,20. Er is een sterke verdenking op een dosisafhankelijke relatie: meer dan zeventien sigaretten per dag geeft een oddsratio van 3,06.[11]

SEKSUELE ACTIVITEIT OP JONGE LEEFTIJD

Baarmoederhalskanker komt relatief vaker voor bij vrouwen die al vanaf jonge leeftijd (onbeschermd) seksueel actief zijn. Sexarche beneden de 16 jaar geeft een relatief risico van 3. Dit komt waarschijnlijk doordat de baarmoedermond op die leeftijd gevoeliger is voor invloeden van buitenaf en omdat er dan sprake is van een langer durende HPV-infectie.[11]

INVLOED VAN DE PIL OF HORMONEN

Het is nog steeds onduidelijk of het gebruik van orale anticonceptie geassocieerd is met cervixcarcinoom. Mogelijk is er wel een associatie met het meer zeldzame adenocarcinoom, maar er is onvoldoende bewijs dat de pil een onafhankelijke risicofactor is.[13]

Mogelijkheden voor preventie

Voeding

Er is een mogelijk verband tussen enerzijds een lage inname van carotenoïden (wortels) en lage serumspiegels hiervan en anderzijds een toegenomen risico op cervixcarcinoom en het persisteren van HPV-infecties. Ook vitamine C heeft mogelijk een beschermend effect op het ontstaan van cervixcarcinoom. Foliumzuur heeft mogelijk een beschermend effect op het ontstaan op CIN, minder op een carcinoom in situ of invasieve kanker. Er is alleen patiëntcontrole-onderzoek gedaan en prospectief onderzoek naar voeding en voedingssupplementen ontbreekt nog. Ook is er nog te weinig onderzoek gedaan naar effecten van dieetaanpassingen, waarbij nutriënten zoals carotenoïden, vitamine C en foliumzuur mogelijk synergistisch zouden kunnen werken. Op basis van de nu bekende gegevens is er onvoldoende bewijs om preventieve maatregelen te nemen, afgezien van de voorschriften voor gezonde voeding die voor iedereen gelden.[14]

PREVENTIEVE MAATREGELEN TEGEN HPV-INFECTIE
Condooms

Het gebruik van condooms kan bescherming bieden; uit een recent onderzoek bleek dat vooral bij nieuwe seksuele relaties het gebruik van condooms de HPV-transmissiekans kan verminderen. Onder universiteitsstudenten gaf 100 procent condoomgebruik 70 procent minder kans om met HPV besmet te raken vergeleken met de vrouwen wier partners minder dan 5 procent van de tijd condooms gebruikte. Zelfs bij vrouwen wier partners de helft van de tijd condooms gebruikten, was er een risicoreductie van 50 procent vergeleken met een condoomgebruik van 5 procent of minder. Er lijkt ook een omkeerde relatie te zijn tussen de frequentie van condoomgebruik en de incidentie van cervixlaesies: er werden geen laesies gevonden in de condoomgroep, tegen veertien laesies in de niet-condoomgroep. De follow-up van acht maanden is te kort om zekere uitspraken te doen.[15]

Mogelijk geeft dit onderzoek een vertekend beeld gezien de onderzoekspopulatie, bestaande uit universiteitsstudenten, en wellicht is het seksuele gedrag van condoomgebruikers in ieder geval anders dan van personen die geen condooms gebruiken.

Verder geeft condoomgebruik meer kans op regressie van bestaande CIN-laesies: na twee jaar is er 53 procent regressie in de condoomgroep tegen 35 procent in de niet-condoomgroep. Ook treden er minder persisterende HPV-infecties op tijdens condoomgebruik.[16]
Bij stellen met hetzelfde type HPV in de vlakke penislaesies en in CIN geeft condoomgebruik eerder regressie van de penislaesies. Dit effect is niet aanwezig als de partners verschillende HPV-typen dragen.
Kortom: condoomgebruik voorkomt transmissie van man naar vrouw en vice versa.[17]

Voorlichting

Gezien de risicofactoren om een HPV-infectie op te lopen en een HPV-infectie te laten persisteren is het belangrijk om 'safe sex' te stimuleren. Vrouwen die roken en vrouwen die al jong seksueel actief zijn, lopen het grootste risico. Vaak zijn dit ook de vrouwen die lager opgeleid zijn en ook minder vaak komen opdagen bij het bevolkingsonderzoek.

Er is onderzoek gedaan naar het nut van voorlichting over safe sex, vooral in het kader van HIV- en SOA-preventie. Daarbij is niet specifiek naar cervixcarcinoom gekeken. De resultaten suggereren dat het zinnig is om door middel van voorlichting, motivatie en vaardigheidstraining condoomgebruik te bevorderen. In de review[18] kon echter niet geconcludeerd worden dat de positieve effecten langdurig zijn. Wel is het duidelijk dat deze interventies een langdurig en herhalend karakter moeten krijgen.

Ook de relatie tussen roken en cervixcarcinoom zou meer onder de aandacht gebracht kunnen worden.

Circumcisie

Of circumcisie wel of geen effect heeft op het dragen en overdragen van een HPV-infectie bestaat nogal wat controverse. Uit een meta-analyse in 2007 waarbij zestien artikelen werden geanalyseerd, werd geen bewijs gevonden dat circumcisie van mannen het risico op genitale HPV-infecties zou verkleinen.[19] Het probleem bij de tot nu toe verrichte onderzoeken is dat de besneden mannen niet adequaat werden onderzocht op HPV-infectie, dat wil zeggen dat er geen materiaal uit de penisschacht werd verkregen voor diagnostiek.[20] Uit recent onderzoek blijkt echter wel degelijk dat onbesneden mannen een hogere incidentie hebben van HPV-virussen in de glans en de corona: 46 procent tegen 29 procent bij besneden mannen. Ook hebben onbesneden mannen een toegenomen risico op oncogene HPV-virussen (OR 2,51) en op infectie met verscheidene HPV-typen tegelijkertijd (OR 3,56). Hieruit kan geconcludeerd worden dat onbesneden mannen een toegenomen risico hebben op een HPV-infectie, vooral gelokaliseerd in de glans en corona.[21]

Het mechanisme van de mogelijke bescherming van circumcisie is nog niet opgehelderd; misschien is de voorhuid zelf gevoelig voor HPV-infectie of ontstaan er door geslachtsgemeenschap microtraumata in de huid waardoor er een groter besmettingsrisico ontstaat. Ook is de glans penis van besneden mannen meer verhoornd waardoor het infectierisico minder groot is.[22]

Op de huidige onderzoeksresultaten kan geen algemeen advies om alle partners van risicopatiënten te laten besnijden gebaseerd worden, daarvoor is de causale relatie nog onvoldoende bewezen. Prospectief onderzoek is hiervoor nodig en wordt nu ook verricht.[23]

Contactonderzoek en partnerwaarschuwing

Contactonderzoek is door het grote aantal HPV-infecties en het grote aantal asymptomatische infecties niet zinvol. Wel kunnen partners van patiënten met klachten (bijvoorbeeld contactbloedingen) geadviseerd worden een arts te raadplegen.[9]

HPV-vaccinatie

Sinds 2007 zijn er twee vaccins op de markt gekomen. Gardasil voorkomt infecties met de HPV-typen 16 en 18 en biedt verder bescherming tegen de HPV-typen 6 en 11, die gerelateerd zijn aan genitale wratten. Cervarix beschermt tegen infectie met HPV-16 en -18. Het effect op (oncogene) HPV-infecties is dus maximaal 66 procent, gezien het voorkomen van HPV-16 in 55 procent van de gevallen van cervixcarcinoom en HPV-18 in 11 procent van de gevallen van cervixcarcinoom.[3,4] Onderzoek naar de werkzaamheid van de vaccins hebben een korte follow-up van 27 tot 48 maanden. De effectiviteit in het voorkómen van voorbijgaande HPV-infecties ten gevolge van de vaccineerde subtypen was 91 à 92 procent, in het voorkómen van persisterende HPV-infecties 89 à 100 procent en in het voorkómen van CIN (ten gevolge van de gevaccineeerde subtypen) 100 procent. De follow-up was te kort en de onderzoekspopulaties waren te klein om een uitspraak te doen over een eventuele daling van de incidentie van het cervixcarcinoom. Het vaccin is waarschijnlijk het best werkzaam indien toegediend vóór het eerste (seksuele) contact met het virus. Wat de effecten van het vaccin bij vrouwen boven de 26 jaar zijn en wat de effectiviteit bij jongens is, wordt nog onderzocht.[9] De vaccins worden goed verdragen.

Alhoewel er veel vragen zijn over de effectiveit en de veiligheid van het vaccin, heeft de Gezondheidsraad op 1 april 2008 het advies gegeven om het vaccin in het rijksvaccinatieprogramma op te nemen: 12-jarige meisjes worden gevaccineerd en er komt een inhaalactie om meisjes tussen de 13 en 16 jaar alsnog te vaccineren. Ook wordt het aanbevolen het vaccin voor meisjes van 17 jaar en ouder op te nemen in het geneesmiddelenvergoedingssysteem.[24] In maart 2009 zijn de GGD's gestart met het vaccineren van 360.000 jonge meisjes in Nederland. Verwacht wordt dat met de vaccinatie honderd sterfgevallen per jaar voorkomen worden. Langlopend onderzoek moet plaatsvinden en er moet uitgebreid gemonitord worden om langetermijneffecten en bijwerkingen te kunnen vaststellen. In ieder geval staat het vast dat HPV-vaccinatie de cervixscreening niet vervangt.

Er zijn ook therapeutische vaccins in ontwikkeling tegen HPV-gemedieerde slijmvliesafwijkingen met een hoog risico, onder andere CIN. Er valt nog niets te zeggen over wat deze vaccins bijdragen aan de therapie van deze afwijkingen en de preventie tot ontwikkeling van cervixcarcinomen.[9]

VROEGOPSPORING CERVIXCARCINOOM
Cervixuitstrijkjes

De meeste cervixuitstrijkjes vinden plaats in het kader van het bevolkingsonderzoek (zie verderop). In individuele gevallen is het echter ook geïndiceerd om een cervixuitstrijkje te maken bij klachten van contactbloedingen (vaginaal bloedverlies na coïtus), tussentijds bloedverlies, postmenopauzaal bloedverlies of afwijkingen van de cervix bij lichamelijk onderzoek.[1] Ook wordt in individuele gevallen een uitstrijkje gemaakt ter controle van een eerder gevonden cervixafwijking en bij vrouwen met metastasen van een onbekend primair plaveiselcelcarcinoom of adenocarcinoom.

Een cervixuitstrijkje bestaat uit cellen van de portio en de overgang van ecto- naar endocervix, verkregen met een brush of cervixspatel. Voor de beoordeling wordt de PAP-classificatie gebruikt. Inmiddels is de PAP-classificatie gebaseerd op de systematische beoordelingen van zes verschillende componenten van de zogenaamde KOPAC-B-extra-systematiek: kwaliteit, ontsteking, plaveiselepitheel, andere afwijkingen, cilinderepitheel, beoordeelbaarheid, extra afwijkingen. Hoe hoger de PAP-klasse hoe groter de kans op premaligne en maligne afwijkingen. Bij PAP-klasse 2 en hoger is verdere actie geïndiceerd: bij PAP-klasse

3a2 met matige dysplasie is een verwijzing naar de gynaecoloog geïndiceerd en bij PAP-klasse 2 of 3a1 met lichte dysplasie is herhaling van het onderzoek aanbevolen.

Een belangrijk probleem is dat dit geen definitieve test is om ziekte uit te sluiten, maar een indicatie geeft voor verder onderzoek. Bij een cervixuitstrijkje wordt 15 procent van de histologisch bewezen cervixcarcinomen gemist.[25]

De laatste jaren wordt ook dunnelaagcytologie toegepast dat gelijkwaardig is aan conventioneel cervixcytologisch onderzoek en daarbij de mogelijkheid biedt tot HPV-diagnostiek.

Techniek cervixuitstrijkje[1]

Indien een vaginaal toucher noodzakelijk is, gebeurt dit na het maken van het uitstrijkje.

Met de juiste maat speculum wordt de portio in beeld gebracht, zonodig wordt slijm of pus met een gaasje in een korentang verwijderd.

De cytobrush wordt bij voorkeur in combinatie met een houten spatel gebruikt. Het borsteltje wordt 360° in het endocervixkanaal rondgedraaid en het materiaal wordt op een helft van het objectglas gebracht en gefixeerd (andere helft afdekken). De spitse punt van de houten spatel wordt ook 360° rondgedraaid in de cervixmond, dit materiaal wordt op de andere helft van het glaasje gebracht en het geheel wordt gefixeerd.

De cervixbrush wordt vijfmaal rondgedraaid in de cervixmond. Het celmateriaal wordt gelijkmatig en niet te dik op het objectglas uitgestreken en gefixeerd.

Bij dunnelaagcytologie wordt materiaal van de cervixbrush overgebracht in een potje met bewaarvloeistof (afhankelijk van het laboratorium), al dan niet met het uiteinde van de cervixbrush.

BEVOLKINGSONDERZOEK

Cervixscreening is de langstlopende screeningsmethode in Nederland naar voorstadia van ziekte, de dysplasieën. In 1976 is begonnen met het aanbieden van georganiseerd bevolkingsonderzoek naar baarmoederhalskanker door middel van 'PAP-smear'. Vrouwen tussen de 35 en 53 werden elk drie jaar uitgenodigd. In 1996 is het bevolkingsonderzoek herzien; vrouwen tussen de 30 en 60 jaar worden nu iedere vijf jaar uitgenodigd. Steeds vaker is het de huisarts die de vrouwen oproept, waardoor de opkomst is gestegen. Er is veel discussie om-

trent cervixscreening geweest en de discussie is nog gaande omdat de screening niet voldoet aan de criteria van Wilson en Jungner.[26]
Er is geen RCT uitgevoerd naar de effectiviteit van een screeningsprogramma en het bewijs dat ziekte en sterfte hierdoor afnemen; cohortonderzoeken uit vele landen doen wel geloven dat screening effectief is. Cervixcarcinoom is geen veelvoorkomend gezondheidsprobleem in Nederland: 685 nieuwe gevallen per jaar (in 2006) en 200 tot 250 doden per jaar, maar de Gezondheidsraad meende dat dit wel genoeg is voor het opnemen van vaccinatie in het rijksvaccinatieprogramma. In landen waar minder goed gescreend wordt, is het wel een groter gezondheidsprobleem, bijvoorbeeld in ontwikkelingslanden. Het is onduidelijk wat het natuurlijke beloop is van cervixcarcinoom; niet alle dysplasieën worden kanker.[27] Het gevolg is dat ook vrouwen opgespoord worden met een voorstadium van een aandoening die mogelijk vanzelf overgaat. Voor het voorkomen van één sterfgeval krijgen circa driehonderd vrouwen een advies voor een herhalingsonderzoek en worden er dertig naar een gynaecoloog verwezen.[26]
Het bevolkingsonderzoek op cervixcarcinoom is echter niet meer weg te denken uit de maatschappij en dit maakt beoordeling van de effectiviteit van de screening erg complex.[28] De opkomst voor cervixscreening in Nederland was in 2003 77 procent en in 2006 79 procent.[29] Vooral bij de groepen met een hoog risico is de opkomst suboptimaal.[30] Het is de vraag wat het effect van de HPV-vaccinatie op de opkomst voor de screening zal zijn: geven vrouwen minder gehoor aan de oproep omdat ze ten onrechte een gevoel van veiligheid hebben?
Een nieuwe ontwikkeling is de HPV-thuistest bij degenen die niet deelnemen aan het bevolkingsonderzoek; de resultaten van een onderzoek naar deze thuistest zijn hoopvol.[31] Verder wordt er onderzocht wat de plaats van een HPV-test in het screeningsonderzoek is: HPV-testen zijn sensitiever voor CIN graad 2 of 3 dan PAP-smear, maar minder specifiek.[32] Een combinatie van HPV-testen en PAP-smear is mogelijk een kosteneffectieve manier om de morbiditeit te reduceren zonder te veel overdiagnostiek en overbehandeling.[33,34]
Het is nu de vraag hoe de HPV-vaccinatie de complexiteit van cervixcarcinoomscreening zal beïnvloeden. Zal de incidentie van cervixcarcinoom ten gevolge van vaccinatie dalen? Mogelijk heeft het thuistesten door risicogroepen tot gevolg dat er minder delay is en leidt het combineren van PAP-screening met HPV-testen tot een verbetering van de beslisbomen waardoor er behalve reductie van ziekte ook een vermindering van overbodig ingrijpen met de bijbehorende schade en onrust zal zijn.

Voor de praktijk

- Licht vooral jongeren voor over de kans op HPV en daaruit volgend cervixcarcinoom bij wisselende contacten en onveilig seks.
- Raad vrouwen aan naar de huisarts te gaan bij contactbloedingen voor een cervixuitstrijkje.
- Ten aanzien van HPV-vaccinatie is bij het verschijnen van dit boek nog geen definitief advies te geven.

Literatuur

1 Boomsma LJ, Buis PAJ, Collete C, Janssen PGH. NHG-Standaard Preventie en vroegdiagnsotiek van cervixcarcinoom (tweede herziening). Huisarts Wet 2009; 52(4): 182-91.
2 www.ikc.nl en www.rivm.nl.
3 Walboomers JMM, Meijer CJLM, Steenbergen RDM, et al. Humaan papillomavirus en het ontstaan van baarmoederhalskanker; concept van carcinogenese. Ned Tijdschr Geneesk 2000;144:1671-4.
4 www.rivm.nl/infectieziektenbulletin/bul1406/art_effectief.html.
5 Castellsague X, Diaz M, de Sanjose, et al. Worldwide human papillomavirus etiology of cervical adenocarcinoma and its cofactors: Implications for screening and prevention. J Natl Cancer Inst 2006;98(5):303-15.
6 Bulkmans NWJ, Rozendaal L, Snijders PJF. OBASCAM, a population-based randomized controlled trial for implementation of high-risk HPV testing in cervical screening: design, methods and baseline data of 44,102 women. Int J Cancer 2004; 110(1):94-101.
7 Walboomers JMM, Jacobs MV, Mano MM, et al. Human papillomavirus is a necessary cause of invasive cervical cancer worldwide. J Pathol 1999;189:12-9.
8 Snijders PJ, Steenbergen RD, Heideman DA, Meijer CJ. HPV-mediated cervical carcinogenesis: concepts and clinical implications. J Pathol 2006;208:152-64.
9 LCI/RIVM Richtlijn Humaan Papillomavirus: met nadruk op mucosale hoogrisicotypen en cervixcarcinogenese 2008. www.rivm.nl.
10 Bleeker MC, Snijders PF, Voorhorst FJ, Meijer CJ. Flat penile lesions: the infectious 'invisible' link in the transmission of human papillomavirus. Int J Cancer 2006;119: 2505-12.
11 Deacon JM, Evans CD, Yule R, et al. Sexual behaviour and smoking as determinants of cervical HPV infection and CIN3 among those infected: a case-control study nested within the Manchester cohort. Br J Cancer 2000;88:1565-72.
12 Helmerhorst TJM, Meijer CJLM. Cervical cancer should be considered as a rare complication of oncogenic HPV infection rather than a STD. Int J Gynecological Cancer 2002;12(3):235-6.
13 Lacey JV jr, Brinton LA, Abbas FM, et al. Oral contraceptives as risk factors for cervical adenocarcinomas and squamous cell carcinomas. Cancer Epidemiol Biomarkers Prev 1999;8(12):1079-85.
14 Rock CL, Michael CW, Reynolds RK, Ruffin MT. Prevention of cervix cancer. Critical Reviews in Oncology/Haematology 2000;33:169-85.
15 Winer RL, Hughes JP, Qinghua Feng, et al. Condom use and the risk of genital human papillomavirus infection in young women. N Engl J Med 2006;354:2645-54.

16 Hogewoning CJ, Bleeker MC, Brule AJ van den, et al. Condom use promotes regression of cervical intraepithelial neoplasia and clearance of human papillomavirus: a randomised clinical trial. Int J Cancer 2003;107(5):811-6.
17 Bleeker MC, Berkhof J, Hogewoning CJ, et al. HPV type concordance in sexual couples determines the effect of condoms on regression of flat penile lesions. Br J Cancer 2005;92(8):1388-92.
18 Sheperd J, Weston R, Peersman G, Napuli IZ. Interventions for encouraging sexual lifestyles and behaviours intended to prevent cervical cancer (review). The Cochrane Library, 2008.
19 Van Howe RS. Human papillomavirus and circumcision: a meta-analysis. J Infect 2007;54(5):490-6. Epub 2006, Sep 25.
20 Castellsague X, Bosch FX, Munoz N, et al. Male circumcision, penile human papillomavirus infection, and cervical cancer in female partners. N Engl J Med 2002;346(15):1105-12.
21 Hernandez BY, Wilkens LR, Zhu X, et al. Circumcision and human papillomavirus infection in men: A site-specific comparison. J Infect Dis 2008;197(6):787-94.
22 Circumcision policy statement. American Academy of Pediatrics. Task Force on Circumcision. Pediatrics 1999;103:686-93.
23 Chin-Hong PV. Cutting human papillomavirus infection in men. J Infect Dis 2008; 197:781-2.
24 Gezondheidsraad. Advies HPV-vaccinatie. www.gezondheidsraad.nl, april 2008.
25 Giard RWM. False-negative rate of cervical cytology: sense and sensitivity. Diagn Cytopathol 2001;25:275-7.
26 Werf G van der, Lagro-Janssen. Vormt de NHG-Standaard Cervixuitstrijken voldoende basis voor professioneel huisartsgeneeskundig handelen? Huisarts Wet 2001;44:24-7.
27 Buntix F. Screening versus diagnostiek: complexe problemen. Huisarts Wet 2004; 47:230-5.
28 Giard RWM. Bij de 65e verjaardag van het uitstrijkje: onduidelijke meerwaarde van het bevolkingsonderzoek op baarmoederhalskanker. Ned Tijdschr Geneesk 2007; 151(23):1268-71.
29 Rebolj M, Ballegooijen M van, Berkers LM, Habbema D. Monitoring a national cancer prevention program: successful changes in cervical cancer screening in the Netherlands. Int J Cancer 2007;120(4): 806-12.
30 Kreuger FA, Oers HA van, Nijs HG. Cervical cancer screening: spatial associations of outcome and risk factors in Rotterdam. Public Health 1999;113(3):111-5.
31 Bais AG, Kemenade FJ van, Berkhof J, et al. Human papillomavirus testing on self-sampled cervicovaginal brushes: an effective alternative to protect nonresponders in cervical screening programs. Int J Cancer 2007;120(7):1505-10.
32 Mayrand MH, Duart-Franco E, et al. Human papillomavirus DNA versus Papanicolaou screening tests for cervical cancer. N Engl J Med 2007;357:1579-88.
33 Cox. Human papillomavirus testing in primary cervical screening and abnormal Papanicolaou management. Obstet Gynecol Surv 2006;61(6 suppl 1):S15-25.
34 Naucler P, Ryd W, Tornberg S, et al. Human papillomavirus and Papanicolaou test to screen for cervical cancer. N Engl J Med 2007;357:1589-97.

15 Longcarcinoom

S.S.L. Mol

Longtumoren worden geclassificeerd volgens de WHO-classificatie die gebaseerd is op de histologische kenmerken van de tumor. De drie meest voorkomende typen maligne longtumoren in Nederland zijn het plaveiselcelcarcinoom (50-60%), het kleincellig carcinoom (ook wel ongedifferentieerd of anaplastisch carcinoom genoemd, 20-25%) en het adenocarcinoom (30%). Verder bestaan er zeldzame vormen. De helft van de longcarcinomen is opgebouwd uit meer dan één histologisch type.[1]

Klinisch wordt met name onderscheid gemaakt tussen kleincellig en niet-kleincellig carcinoom (de verschillende carcinomen anders dan het kleincellig carcinoom). Dit heeft te maken met een verschil zowel in behandeling als in prognose, mede omdat het kleincellig carcinoom sneller groeit dan de andere vormen, en vaker al is gemetastaseerd op het moment dat het wordt vastgesteld.

Klachten die kunnen passen bij een longcarcinoom zijn: dyspnoe (door compressie van de luchtwegen en bloedvaten), pijn bij de ademhaling (door doorgroei in borstwand of pleura), hemoptoë, hoesten of verandering in het hoestpatroon en het opgeven van sputum bij iemand die chronisch hoest. Slechts bij 3 tot 6 procent van de patiënten die vanwege deze symptomen de huisarts raadplegen, wordt uiteindelijk longcarcinoom gediagnosticeerd.[2] Zeldzamer zijn de volgende symptomen: een longontsteking die niet goed reageert op antibiotica, heesheid (doorgroei in de nervus recurrens), stuwing van hoofd, hals en soms armen (venacavasuperiorsyndroom) en paraneoplastische verschijnselen. Verder zijn er algemene symptomen van malaise, gebrek aan eetlust en vermagering. Meestal krijgen patiënten pas klachten als het longcarcinoom in een vergevorderd stadium of al gemetastaseerd is. In het kader van vroegopsporing hebben de symptomen dan ook weinig of geen betekenis.

Epidemiologie van longcarcinoom

In Nederland overleden in 2005 ongeveer achtduizend mensen aan longkanker; 17 procent van de totale sterfte werd daarmee veroorzaakt door longkanker. Het aandeel van longkanker aan de kankersterfte was in de periode van 2000 tot 2004 30,5 procent voor mannen en 14,7 procent voor vrouwen (gegevens voor trachea- en longcarcinoom samen).[3]

De sterfte ten gevolge van longkanker veranderde de laatste decennia voor mannen en vrouwen op verschillende wijze. Tussen 1970 en 2006 is de longkankersterfte onder vrouwen gestegen van 5 naar 31 per 100.000 per jaar. Bij mannen fluctueerde de sterfte in deze periode van 130 in de periode 1970-1979, via 160 in de periode 1980-1989, naar het huidige sterftecijfer van 72 per 100.000 per jaar. Dit hangt samen met de veranderde rookgewoonten: aan het begin van de twintigste eeuw rookten vrouwen nauwelijks, in de jaren zestig rookte 30 procent van de vrouwen tegen 90 procent van de mannen en in de jaren tachtig waren de vrouwen de mannen genaderd, met percentages respectievelijk rond de 35 en 45.[4] Al zet de daling van de longkankersterfte onder mannen door, de totale sterfte is nog steeds hoger dan onder vrouwen. Bij vrouwen lijkt de stijging af te vlakken.[5]

De gemiddelde huisarts ziet per jaar een à twee nieuwe gevallen van longcarcinoom, toenemend met de leeftijd (figuur 15.1).

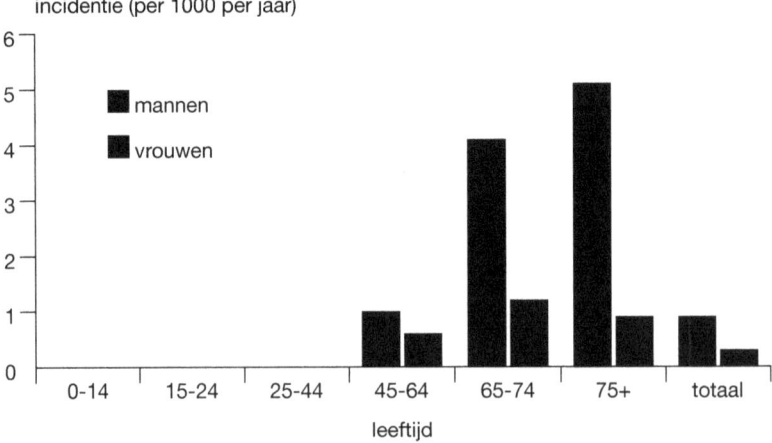

Figuur 15.1 Incidentie van longcarcinoom.[6]

Factoren van invloed op de incidentie van longcarcinoom

Roken is de belangrijkste risicofactor voor het krijgen van longkanker, met een relatief risico voor rokende mensen ten opzichte van niet-rokende tussen de 10 en 25 (tabel 15.1). Daarbij wordt het risico vooral bepaald door inhalatie van de rook waarin diverse carcinogene stoffen zitten zoals teer, nicotine, polycyclische aromatische verbindingen, acroleïne en nitrosaminen. Het maakt waarschijnlijk niet uit of het rook betreft van sigaren, sigaretten of een pijp. Hoewel al in 1898 gesuggereerd werd dat onder rokers meer longkanker voorkwam dan onder niet-rokers, duurde het tot 1964 voordat met epidemiologisch onderzoek voldoende was aangetoond dat roken inderdaad dé risicofactor vormt voor longkanker. Zowel het aantal jaren en het aantal sigaretten (uitgedrukt in 'packyears') als de leeftijd waarop iemand is begonnen met roken spelen een rol.[1,9]

Van de mannen die in Nederland sterven aan longkanker wordt dit bij 87 procent toegeschreven aan roken; bij vrouwen is dit 77 procent.[6] De bijdrage aan de sterfte in Nederland door roken, uitmondend in longkanker, is daarmee ongeveer 7500 per jaar. Ook van passief roken wordt het risico op longcarcinoom hoger. Geschat wordt dat er in Nederland per jaar ongeveer tweehonderd mensen overlijden aan longcarcinoom ten gevolge van passief roken. Rokers hebben niet alleen een toegenomen risico op longcarcinoom, maar ook op hoofd-halstumoren en slokdarmcarcinoom.

Andere factoren die een risico vormen voor het ontwikkelen van longkanker zijn te vinden in tabel 15.1.

Asbest geeft niet alleen (met name ten gevolge van beroepsmatige blootstelling) een verhoogde kans op longcarcinoom (waarvan de hoogte mede afhankelijk is van de intensiteit van de blootstelling aan asbest en het aantal packyears), het is bovendien de belangrijkste etiologische factor bij het ontstaan van asbestpleuritis, asbestose (bindweefselvorming met elasticiteitsverlies in de longen), maligne mesothelioom en kanker van de pleura.

Arseen en chroom zijn hoofdzakelijk beroepsgebonden risicofactoren, bijvoorbeeld in de metaalindustrie (galvaniseren), leerlooierijen en bij gebruik van houtbeschermingsmiddelen.

Radon als risicofactor behoeft enige toelichting. Radon is een chemisch element dat van nature in de aarde voorkomt (met name in Noord-Nederland en Limburg) en in bepaalde bouwmaterialen (zoals beton en kalkzandsteen). Het dringt vanuit de grond en de bouwmaterialen huizen binnen.[13] Blootstelling aan radon in uraniummijnen was al lang bekend als risicofactor voor longkanker. In het Ver-

Tabel 15.1 Risicofactoren voor het krijgen van longcarcinoom[6,7,8,9,10,11,12]

aangetoonde risicofactor	schatting van het relatieve risico (RR) op longcarcinoom
tabak	ten opzichte van niet roken: • RR 10-15 bij een pakje sigaretten/dag; • RR 20-25 bij twee pakjes sigaretten/dag; • RR 1,2 bij passief roken (samenleven met een sigarettenroker)
geslacht	• RR ongeveer 2 voor mannen ten opzichte van vrouwen
leeftijd	ten opzichte van de incidentie van longkanker op 45- tot 59-jarige leeftijd: • RR ongeveer 5 op leeftijd 60-74 jaar • RR 7 tot 8 op leeftijd 75 jaar en ouder
familiaire factoren	• RR variabel hoog (2-4) bij een eerstegraadsfamilielid met longcarcinoom
blootstelling aan asbest	• RR licht verhoogd onder niet-rokers • RR zeer sterk verhoogd onder rokers
beroepsmatige blootstelling aan stoffen als cadmium, beryllium, polycyclische aromatische koolwaterstoffen en nikkel	• RR licht verhoogd
blootstelling aan arseen en chroom	• RR 3-4
blootstelling aan radon	• RR licht verhoogd bij blootstelling binnenshuis en sterk verhoogd onder rokers (exacte gegevens onbekend) • RR 5 bij beroepsmatige blootstelling (werkers in uraniummijnen)
luchtvervuiling door uitstoot van verkeer	• RR licht verhoogd onder niet-rokers • RR niet verhoogd onder rokers

enigd Koninkrijk zou 1 procent van de sterfte aan longkanker door radon veroorzaakt worden, en 5 procent door de combinatie van radon met roken.[14]

Behalve de in de tabel genoemde, bekende risicofactoren is er een aantal factoren die de kans op longkanker mogelijk doen afnemen. Lichamelijke activiteit en het consumeren van veel groente en fruit zouden beschermend werken. Daarbij is overigens als onverwacht effect gebleken dat de extra inname van bètacaroteen (onder andere aanwezig in wortel, mandarijn, sinaasappel en abrikoos) als voedingssupplement bij rokers het risico op longcarcinoom deed toenemen![13]

Preventieve mogelijkheden

BEÏNVLOEDING RISICOFACTOREN
Tabak, industriële stoffen, luchtvervuiling en radon zijn in principe toegankelijk voor primaire preventie. In de spreekkamer van de arts zal met name roken aan bod komen.

Vuistregel
De tijd die je spendeert aan roken, is ongeveer de tijd waarmee je door roken je leven bekort. Als je een jaar lang twee uur per dag rookt (dat is de tijd die je nodig hebt om een pakje sigaretten te roken, 1/12 van de dag), bedraagt de levensbekorting een maand (1/12 van het jaar). Na twaalf jaar lang dagelijks een pakje sigaretten roken bedraagt de levensbekorting een jaar.

Roken
Stoppen met roken is op elke leeftijd goed voor de gezondheid, maar hoe jonger iemand stopt, hoe beter. Dit is te illustreren met het volgende voorbeeld uit een Engels patiëntcontrole-onderzoek. Mannen die altijd gerookt hebben, hebben op de leeftijd van 75 jaar een cumulatief risico voor longkanker van 16 procent. Het cumulatieve risico is 10, 6, 3 en 2 procent voor de mannen die op de leeftijd van respectievelijk 60, 50, 40 en 30 jaar gestopt zijn.[15] Bij vrouwen van 75 jaar is het cumulatieve risico 9,5 procent en dit risico daalt naar 5 en 2 procent als iemand op respectievelijk 60- en 50-jarige leeftijd stopt (van 40- en 30-jarigen zijn onvoldoende gegevens). Dus als iemand stopt met roken, daalt het risico, maar teruggaan naar het risico van de niet-roker (1%) doet het nooit. Een reden hiervoor is onder andere dat er weliswaar geen nieuwe mutaties komen, maar bestaande als het ware slapende blijven. Voor de dagelijkse praktijk is te stellen dat het risico vijftien jaar na stoppen gehalveerd is, en 35 jaar na stoppen nog maar een vijfde van wat het risico anders geweest zou zijn.
Er bestaan verschillende interventies om te helpen bij het stoppen met roken. De (huis)arts heeft een belangrijke taak om mensen hierin te motiveren en begeleiden, samen met andere medewerkers in de praktijk zoals de praktijkondersteuner. De effectiviteit van de verschillende interventiemogelijkheden staat in hoofdstuk 6. Een onderzoeker stelde: Eet een appel of banaan voor elke sigaret die je rookt of spring een halve minuut touwtje en/of bid even lang als je rookt.

Andere factoren
Tegen luchtverontreiniging worden door de regering maatregelen genomen. Blootstelling aan risicovolle industriële producten ligt op het terrein van zowel de overheid als de bedrijfsgezondheidszorg. De huisarts kan wel een rol spelen in het aandringen op maatregelen op de werkvloer.

Een vorm van preventie aan expositie aan radon die de individuele burger kan nemen, is het goed ventileren van de woning. Verder is het ook in dit verband belangrijk om te stoppen met roken: juist de combinatie van radon en roken is extra slecht. De regering neemt maatregelen voor expositie aan radon in de toegestane keuze van bouwmaterialen en ventilatiesystemen.[16]

SCREENING OP LONGKANKER
Er is onvoldoende bewijs dat screening op longkanker bij (ex-)rokers effectief is. In observationeel onderzoek leek het erop dat door screening met een multidetector-spiraal-CT veel extra gevallen van longkanker op te sporen waren die nog operabel waren. Bij nader bestuderen van de gegevens bleek er een vertekend beeld te bestaan. Dit kwam met name door zogenaamde 'lead time'-bias. Dat wil zeggen dat de ziekte weliswaar in een vroeger stadium ontdekt wordt, maar dat het moment waarop de patiënt overlijdt niet verandert. Met andere woorden: de kans om te sterven is niet kleiner, maar de patiënt heeft langer weet van de ziekte. Om deze vorm van vertekening zoveel mogelijk uit te sluiten is een prospectief gerandomiseerd onderzoek nodig, met een groep patiënten die gescreend wordt en een controlegroep. Er zijn in de hele wereld op dit ogenblik twee van dergelijke onderzoeken in gang, waarvan een in Nederland, het zogenaamde Nederlands-Leuvens longkankerscreeningsonderzoek (NELSON). De resultaten zullen pas over enkele jaren bekend zijn.[17] Overigens blijft vooralsnog de (ethische) vraag onbeantwoord of screening wel zinvol is als de effectiviteit daarvan op voorhand geringer is in vergelijking met preventie door te stoppen met roken.

Voor de praktijk

- Roken, met name het roken van sigaretten, is de dominante risicofactor voor het ontwikkelen van longcarcinoom.
- Ontraden om met roken te beginnen is de best denkbare preventieve maatregel.
- Stoppen met roken verlaagt op elke leeftijd het risico op longcarcinoom, hoe lang iemand ook gerookt heeft.

Literatuur

1 Velde CJH van de, Krieken JHJM van, Mulder PHM de, Vermorken JB. Oncologie. Houten: Bohn Stafleu van Loghum, 2005.
2 Lamberts H. In het huis van de huisarts. Lelystad: Meditekst, 1994.
3 Garssen MJ, Hoogenboezem J. Achtergronden van recente ontwikkelingen in de Nederlandse sterfte. Ned Tijdschr Geneesk 2005;149(46):2554-60.
4 www.cbs.nl/nl-NL/menu/themas/gezondheid-welzijn/publicaties/artikelen/archief/2004/2004-1493-wm.htm.
5 Karim-Kos HE, Vries E de, Coebergh JWW, et al. Longkanker bij Nederlandse vrouwen: het einde in zicht. Ned Tijdschr Geneesk 2008;152:1473-7.
6 Zandwijk N van, Leeuwen FE van, Poos MJJC. Hoe vaak komt longkanker voor en hoeveel mensen sterven eraan? In: Volksgezondheid Toekomst Verkenning, Nationaal Kompas Volksgezondheid. Bilthoven: RIVM, 2005. http://www.nationaalkompas.nl.
7 Hackshaw AK, Law MR, Wald NJ. The accumulated evidence on lung cancer and environmental tobacco smoke. BMJ 1997;315:980-8.
8 Bonneux LGA, Looman CWN, Coeberg JW. Sterfte door roken in Nederland: 1,2 miljoen tabaksdoden tussen 1950 en 2015. Ned Tijdschr Geneesk 2003;147:917-21.
9 Beelen R, Hoek G, Brandt PA van den, et al. Long-term exposure to traffic-related air pollution and lung cancer risk. Epidemiology 2008;19:702-10.
10 Backer W de, Germonpré P, Verbraecken J. Handboek longziekten. Leuven: Acco, 2007.
11 http://www.ikcnet.nl/cijfers/, geraadpleegd 8 december 2008.
12 Matakidou A, Eisen T, Houlston RS. Systematic review of the relationship between family history and lung cancer. Br J Cancer 2005;93:825-33.
13 http://www.rivm.nl/vtv/object_document/o1069n17274.html, geraadpleegd op 20 februari 2009.
14 Krewski D, Lubin JH, Zielinski JM, et al. A combined analyis of North American case-control studies of residential radon and lungcancer. J Toxicol Environ Health A 2006;69:533-97.
15 Peto R, Darby S, Deo H, et al. Smoking, smoking cessation, and lung cancer in the UK since 1950: combination of national statistics with two case-control studies. BMJ 2000;321:323-9.
16 http://www.rivm.nl/radon/beleid/nl/index.jsp, geraadpleegd 8 december 2008.
17 Klaveren RJ van, Mali WPTM, Oudkerk M, et al. Screenen op longkanker met de multidetector-CT: voorlopig nog af te raden. Ned Tijdschr Geneesk 2008;152:125-8.

16 Coloncarcinoom

T.O.H. de Jongh

Bij de preventie van colorectale carcinomen speelt het opsporen van poliepen als voorstadium een belangrijke rol. Analyse van de colonpoliepen op basis van histologische kenmerken resulteert in de volgende onderverdeling.
- Adenomateuze poliepen (tubulair, villeus of tubulovilleus). Deze vormen twee derde van het totaal aantal poliepen. Zij komen voor bij 25 procent van de mensen ouder dan 50 jaar en bij 50 procent van de mensen boven de 70 jaar. Het risico op colorectale carcinomen neemt toe met het aantal, de grootte en de histologie (villeuze adenomen zijn gevaarlijker dan tubulaire). Indien de poliepen groter zijn dan 1 cm is er meer kans op maligne ontaarding.
- Hyperplastische poliepen, visueel niet te onderscheiden van adenomen. Deze zijn meestal klein en distaal gelegen. In het algemeen ontaarden zij niet in een carcinoom.

De meeste colorectale carcinomen ontstaan uit adenomateuze poliepen (figuur 16.1), die eerst dysplasie geven en vervolgens maligne ontaarden. Dit proces duurt meestal minimaal tien jaar.[1]

Epidemiologie van colorectale carcinomen

Colorectale carcinomen behoren tot de meest voorkomende maligniteiten. De incidentie van colon- en rectumcarcinoom in Nederland is de laatste veertig jaar sterk toegenomen (figuur 16.2): van 6500 in 1985 naar 9000 in 2000. In 2015 zullen er naar schatting 13.000 nieuwe gevallen per jaar zijn.[2] De incidentie neemt sterk toe met de leeftijd en is bij mannen hoger dan bij vrouwen (figuur 16.3). De vijfjaarsoverleving is 50 tot 70 procent.

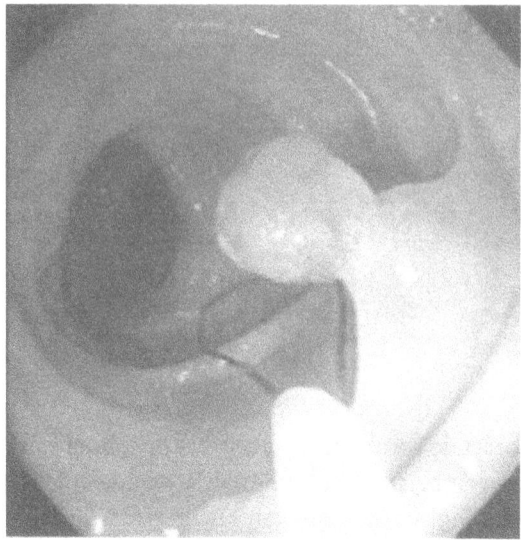

Figuur 16.1 Colonpoliep.

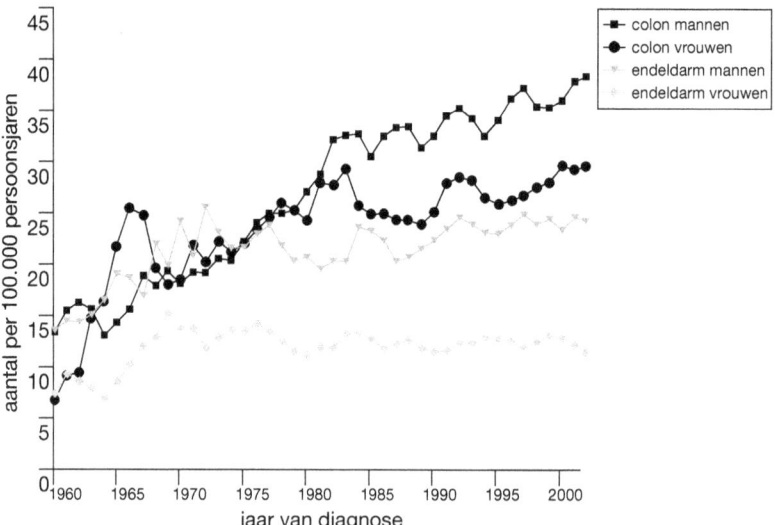

Figuur 16.2 De incidentie van colon- en rectumcarcinoom in Nederland vanaf 1960. (Bron: Integraal Kankercentrum Zuid (IKZ) 19-08-2008.)

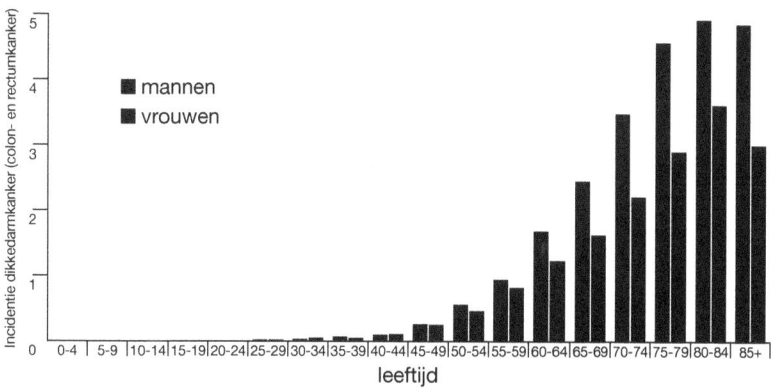

Figuur 16.3 Incidentie van dikkedarmkanker (colon- en rectumkanker) per 1000 per jaar in 2003.[3]

Risicofactoren voor colorectale carcinomen

niet beïnvloedbaar
- erfelijke factoren
- voorgeschiedenis: coloncarcinoom of adenomateuze poliepen, inflammatory bowel disease, diabetes mellitus

beïnvloedbaar
- overgewicht
- weinig lichamelijke activiteit
- sigaretten roken
- voeding: rood vlees, alcohol, weinig vezels, fruit en groente

ERFELIJKE FACTOREN

Er zijn verschillende genetische aandoeningen vastgesteld, die allemaal autosomaal dominant zijn en die een sterk verhoogd risico op de ontwikkeling van coloncarcinoom geven. In totaal speelt bij ongeveer 10 procent van alle colorectale carcinomen erfelijkheid een rol. De bekendste genetische aandoeningen zijn familiaire adenomateuze polyposis (FAP) en hereditaire nonpolyposis colorectaal carcinoom (HNPCC), die samen de oorzaak zijn van iets minder dan 5 procent van de colorectale carcinomen.

FAP veroorzaakt minder dan 1 procent van de colorectale carcinomen. Bij typische FAP ontstaan talrijke adenomen in de kindertijd, de symptomen verschijnen gemiddeld op de leeftijd van 16 jaar en onbehandeld is op 45-jarige leeftijd 90 procent van de patiënten overleden. Er zijn verschillende varianten waaronder adenomateuze polyposis van het colon dat bij 6 procent van de askenazische Joden voorkomt en 20 tot 30 procent kans op coloncarcinoom geeft.[4]

HNPCC is verantwoordelijk voor 1 tot 5 procent van de adenocarcinomen van het colon. De gemiddelde leeftijd waarop het carcinoom ontdekt wordt is 48 jaar en 70 procent van de carcinomen is gelokaliseerd bij de flexura lienalis. In 10 procent van de gevallen zijn er meer coloncarcinomen tegelijkertijd en zijn er carcinomen buiten het colon. Tot 40 procent van de vrouwen met het afwijkende gen krijgt een endometriumcarcinoom.

Verder is er een familiaire belasting zonder aantoonbare genetisch afwijkingen. Een eerstegraadsfamilielid met een geïsoleerd colorectaal carcinoom geeft een RR van 1,7, dat toeneemt indien de patiënt jonger is dan 55 jaar of meer familieleden colorectale carcinomen hebben. Een familielid met een groot of histologisch onrustig adenoom geeft eenzelfde risicotoename.[5]

VOORGESCHIEDENIS

Coloncarcinoom of adenomateuze poliepen

Patiënten die eerder een colorectaal carcinoom of adenomateuze poliep hebben gehad, hebben een verhoogd risico op het ontwikkelen van een coloncarcinoom. Een voorgeschiedenis met een grote (> 1 cm) adenomateuze poliep of poliepen met (tubulo)villeuze histologie doet het risico toenemen, vooral als het multipele poliepen waren (RR 3,5-6,5).[6] Na verwijdering van een geïsoleerd colorectaal carcinoom ontstaat bij 1,5 tot 3 procent van de patiënten in de eerste vijf jaar een nieuw colorectaal carcinoom.[6]

Inflammatory bowel disease (IBD)

Er is een duidelijk verband tussen chronische colitis ulcerosa en colorectale carcinomen, met name in geval van pancolitis (RR 5-15) en linkszijdige colitis (RR 3). Indien alleen proctitis bestaat, is dat verband er waarschijnlijk niet.[7]

Er is ook een duidelijk verband tussen de duur van de colitis en het risico op colorectale carcinomen. Het absolute risico na tien jaar (pan)colitis stijgt met 0,5 procent per jaar, na twintig jaar colitis met 1 procent per jaar en het risico na veertig jaar pancolitis bedraagt 30 procent.[7]

Er zijn aanwijzingen dat een pancolitis ten gevolge van de ziekte van Crohn een vergelijkbaar risico geeft op colorectale carcinomen als uitgebreide colitis ulcerosa.[8]

Diabetes mellitus en insulineresistentie

Diabetes mellitus is geassocieerd met een verhoogde kans op het ontstaan van colorectale carcinomen (RR 1,30; 95%-BI 1,20-1,40),[9] mogelijk omdat hyperinsulinisme de groei van colontumorcellen bevordert. Chronische insulinetherapie zou ook de kans op colorectale carcinomen vergroten. Een schatting is dat insulinegebruik langer dan een jaar een relatief risico geeft van 2,1 (95%-BI 1,2-3,4).[10]

Andere mogelijke risicofactoren
Na cholecystectomie lijkt er een licht verhoogd risico te bestaan op carcinomen van het colon ascendens (RR 1,16), niet van het colon descendens.[11]
Er is een verband gelegd met coronaire hartziekten, maar dat is mogelijk verklaarbaar door gemeenschappelijke risicofactoren.[12]
Een toename van colorectale carcinomen is ook beschreven na bekken- en prostaatbestralingen[13] en van ureter-colonanastomosen na blaaschirurgie.[14]
Verder zijn er mogelijk positieve relaties gevonden met mutaties van het BRCA1-gen,[15] Barrett's oesophagitis,[16] HIV[17] en de ziekte van Hodgkin.[18]
Mensen met acromegalie hebben meer kans op adenomateuze poliepen en gastro-intestinale carcinomen.[19]

INVLOED VAN DE LEEFWIJZE
Overgewicht
Vergeleken met mensen met een normaal gewicht hebben mensen met obesitas een relatief risico van 1,5 om coloncarcinoom te krijgen.[21,22]

Lichamelijke activiteit
Regelmatige lichamelijk activiteit, zowel in beroep als vrije tijd, heeft een beschermend effect op het ontstaan van colorectale carcinomen.[23]

Roken
Het roken van sigaretten heeft een beperkte positieve relatie met colorectale carcinomen, RR 1,18 (95%-BI 1,11-1,25).[24,25,26]

Alcohol
Er is een verband tussen alcoholgebruik en een toegenomen risico op colorectale carcinomen. Het gebruik van twee tot vier alcoholische consumpties per dag geeft een relatief risico van 1,16, bij meer dan vier glazen is het relatieve risico 1,41(95%-BI 1,16-1,72) vergeleken met geen alcoholgebruik.[20]

Voeding en voedingssupplementen

Een dieet dat rijk is aan fruit en groente lijkt in patiëntcontrole-onderzoeken enige bescherming te geven tegen colorectale carcinomen,[27] hoewel niet duidelijk is welke ingrediënten hiervoor verantwoordelijk zijn en de verschillende onderzoeken wisselende resultaten opleveren.[28,29]

De rol van voedingsvezels bij de protectie tegen het ontstaan van colorectale carcinomen is omstreden. Enkele grote onderzoeken laten een afname van de incidentie van colorectale carcinomen bij hoge vezelinname zien, in andere onderzoeken was geen invloed meetbaar wanneer andere dieetfactoren waren geëlimineerd.[30]

Toevoeging van foliumzuur aan de voeding heeft misschien op de zeer lange termijn een positief effect op de incidentie van colorectale carcinomen,[31] hoewel dat in andere onderzoeken bestreden wordt.

Een hoge inname van vitamine B6 (pyridoxine) geeft een lagere incidentie van coloncarcinoom (RR 0,51; 95%-BI 0,27-0,97),[32] dat geldt mogelijk ook voor een hoge calcium-[33] en magnesiuminname.[34]

De consumptie van knoflook is in observationeel onderzoek geassocieerd met een verlaagde incidentie van colorectale carcinomen, maar dit moet nog bevestigd worden.[35]

Antioxidanten als voedingssupplementen hebben waarschijnlijk geen effect,[36] omega 3-vetten (visolie) hebben mogelijk een licht gunstig effect.[37]

Er zijn aanwijzingen dat grote hoeveelheden cafeïne (koffie en thee) het risico op colorectale carcinomen kunnen verminderen.[38]

Medicamenten

Langdurig gebruik van aspirine en andere NSAID's hebben een beschermend effect op het ontstaan van colonadenomen en -carcinomen.[39] Onderzoeken naar de effecten van postmenopauzaal hormoongebruik geven soms een risicovermindering op colorectale carcinomen,[40] soms niet.[41]

In observationeel onderzoek lijkt een duidelijk beschermend effect te bestaan van statines,[42] maar in patiëntcontrole-onderzoek is dit niet bevestigd.[43]

Preventieve mogelijkheden

PRIMAIRE PREVENTIE

Door aandacht te geven aan de mogelijke erfelijke belasting en belastende voorgeschiedenis kan een deel van de mensen met een verhoogd risico op colorectale carcinomen worden opgespoord.

Mensen met een (sterk) verhoogd risico op het ontstaan van colorectale carcinomen kunnen door hun leefwijze te wijzigen dat risico verminderen (zie hiervoor). De algemeen aanvaarde adviezen voor een verstandige leefwijze: niet roken, voorkomen van obesitas, voldoende lichaamsbeweging, weinig alcohol en gezonde voeding hebben enig preventief effect. Het lijkt niet zinvol voedingssupplementen of medicamenten (bijvoorbeeld acetosal) ter preventie van colorectale carcinomen in te nemen.

SECUNDAIRE PREVENTIE

Vroegopsporing is geïndiceerd bij mensen met een sterk verhoogd risico. In Nederland is screening op colorectale carcinomen (nog) niet gebruikelijk bij mensen zonder verhoogd risico, hoewel daarover veel wordt gediscussieerd. In de Verenigde Staten werd in 2006 meer dan 6 procent van de bevolking ouder dan 60 jaar gescreend op colorectale carcinomen.[44]

Test op occult bloed in de faeces

Er is veel onderzoek gedaan naar één- of tweejaarlijkse fecaaloccultbloedtest (FOBT) in een open populatie bij mensen ouder dan 50 jaar.[45] Hierbij zijn verschillende testmaterialen gebruikt, al dan niet met waterapplicatie en al dan niet met dieetvoorschriften. De gebruikelijke FOBT is op basis van guaiac, maar er zijn ook nieuwe immunochemische FOBT's ontwikkeld, waarvan de plaats in de diagnostiek nog niet duidelijk is. Deze reacties zijn specifieker, omdat zij alleen reageren op menselijk hemoglobine. De colonoscopie is hierbij als gouden standaard gebruikt.

De oudere tests hebben een sensitiviteit voor colorectale carcinomen van 10 tot 15 procent, bij de nieuwere tests is de sensitiviteit 25 tot 50 procent en de specificiteit 80 tot 98 procent. De positief voorspellende waarde van FOBT bij screening varieert van 3 tot 7 procent, de negatief voorspellende waarde is bijna 100 procent.[46] De 'number needed to screen' (NNS) om één colorectaal carcinoom vast te stellen was 370 tot 769 mensen.

Als de FOBT positief is, moet colonoscopie worden gedaan. Van de mensen die jaarlijks vanaf 50 jaar met FOBT worden gescreend, krijgt

38 procent minimaal één keer in het leven een colonoscopie, bij de tweejaarlijkse screening is dat 28 procent. De absolute risicoreductie bij dit bevolkingsonderzoek met FOBT-screening op coloncarcinoom is 0,13-0,40 procent.[45]
Overigens is de FOBT geen goede test voor poliepen, omdat die meestal niet bloeden.

DNA-test van de feces
Colorectale carcinomen scheiden DNA af, dat in de ontlasting kan worden opgespoord en onderzocht op carcinogene veranderingen. In vergelijking met een (oudere) FOBT is de DNA-test sensitiever in het opsporen van kanker en dysplastische poliepen. De test is echter lastig uit te voeren en duur. Bovendien worden met deze test de meeste carcinomen en dysplastische adenomen gemist.[47]

Dubbelcontrastfoto's
Dubbelcontrastfoto's worden gemaakt door via een rectale canule eerst bariumpap en daarna lucht in te brengen. Door de lucht zet het colon uit waarbij er een laagje barium op het slijmvlies aanwezig is. De helft van de adenomen groter dan 1 cm en 39 procent van alle poliepen kan hiermee worden opgespoord.[48] Er is geen onderzoek gedaan naar de effectiviteit met betrekking tot het voorkómen van colorectale carcinomen.

Sigmoïdoscopie
Omdat het bereik van de flexibele sigmoïdoscoop beperkt is tot 40 à 60 cm, wordt bij sigmoïdoscopie ongeveer een derde van de coloncarcinomen gemist. Indien één grote of verscheidene adenomen worden gevonden, is alsnog colonoscopie geïndiceerd. Sigmoïdoscopie is gemakkelijker toe te passen en veroorzaakt minder perforaties dan colonoscopie.

Colonoscopie
Colonoscopie is de beste methode om colorectale carcinomen en poliepen te ontdekken, met een zeer hoge sensitiviteit voor grotere adenomen en carcinomen. De methode heeft het grote voordeel dat deze afwijkingen in dezelfde zitting verwijderd kunnen worden. Een bezwaar is dat het een grote ingreep is, waarvoor sedatie of narcose nodig is en die een risico op complicaties heeft (bij 1:1000 ingrepen een perforatie of grote bloeding).
Er is geen goed onderzoek naar de effectiviteit van screening met

colonoscopie bij mensen zonder verhoogd risico op colorectale carcinomen.
De verwijdering van adenomateuze poliepen beschermt tegen coloncarcinoom. Bij een onderzoek onder 1400 patienten met colonpoliepen bleek na zes jaar follow-up dat de incidentie van coloncarcinoom 90 procent minder was bij de patiënten bij wie de poliepen waren verwijderd vergeleken bij de controlegroep en 76 procent minder dan in de algemene bevolking.[49]

Computertomografie van het colon
Bij virtuele colonoscopie worden CT-afbeeldingen gebruikt en met behulp van computertechnologie wordt het slijmvlies van het colon driedimensionaal gereconstrueerd. De techniek ontwikkelt zich snel verder. De kosteneffectiviteit en de effectiviteit bij screening zijn nog onvoldoende bekend. Voor grotere poliepen is de sensitiviteit en specificiteit gelijk aan die van colonoscopie, voor kleinere poliepen mogelijk iets minder.

Amerikaans screeningsprogramma van colorectale carcinomen[47]

- Vroegopsporing en preventie bij mensen met gemiddeld risico en ouder dan 50 jaar door colonoscopie iedere 10 jaar of iedere vijf jaar flexibele sigmoïdoscopie, computertomografie van het colon of dubbelcontrastfoto's.
- Als alternatief voor scopie kan vroegopsporing worden gedaan met FOBTg (fecaaloccultbloedtest met guaiac), FIT (immunochemische fecestest) of DNA-test in feces.
- Bij familiaire belasting: genetische screening en colonoscopie vanaf 40 jaar.

Voor de praktijk

- Het is op dit moment niet zinvol actief screening aan te bieden op colorectale carcinomen bij mensen zonder verhoogd risico. Indien de patiënt erom verzoekt, is voor mensen boven de 50 jaar, tot de levenverwachting minder dan tien jaar is, de nieuwere FOBT (met guaiac), driemaal zonder voorbereiding, het meest zinvol.
- Bij patiënten met een sterk verhoogd risico is er een lichte voorkeur voor colonoscopie iedere tien jaar.

Literatuur

1 Winawer SJ, Fletcher RH, Miller L, et al. Colorectal cancer screening: clinical guidelines rationale. Gastroenterology 1997;112:594.
2 Kubben FJGM. Coloncarcinoom. http://www.boerhave.nl/books/1886.pdf.
3 Cijfers van de Nederlandse Kanker Registratie (NKR) op www.nationaalkompas.nl, geraadpleegd december 2008.
4 Eddy DM. Screening for colorectal cancer. Ann Intern Med 1990;113:373.
5 Winawer SJ, Zauber AG, Gerdes H, et al. Risk of colorectal cancer in the families of patients with adenomatous polyps. National Polyp Study Workgroup. N Engl J Med 1996;334:82.
6 Atkin WS, Morson BC, Cuzick J. Long-term risk of colorectal cancer after excision of rectosigmoid adenomas. N Engl J Med 1992;326:658.
7 Ekbom A, Helmick C, Zack M, et al. Ulcerative colitis and colorectal cancer: A population-based study. N Engl J Med 1990;323:1228.
8 Gillen CD, Walmsley RS, Prior P, et al. Ulcerative colitis and Crohn's disease: A comparison of the colorectal cancer risk in extensive colitis. Gut 1994;35:1590.
9 Larson SC, Orsini N, Wolk A. Diabetes mellitus and the risk of colorectal cancer: a meta-analysis. J Natl Cancer Inst 2005;97:1679.
10 Yang YX, Hennessy S, Lewis JD. Insulintherapy and colorectal cancer risk among type 2 diabetes mellitus patients. Gastroenterology 2004;127:1044.
11 Lagergren J, Ye W, Ekbom A. Intestinal cancer after cholecystectomy: Is bile involved in carcinogenesis? Gastroenterology 2001;121:542.
12 Chan AO, Jim MH, Lam KF, et al. Prevalence of colorectal neoplasm among patients with newly diagnosed coronary disease. JAMA 2007;298:1412.
13 Sandler RS, Sandler DP. Radiation-induced cancers of the colon and rectum: assessing the risk. Gastroenterology 1983;84:51.
14 Stewart M, Macrae FA, Williams CB. Neoplasia and ureterosigmoidostomy: a colonoscopysurvey. Br J Surg 1982;69:414.
15 Cancer risks in BRCA2 mutation carriers. The breast Cancer Linkage Consortium. J Natl Cancer Inst 1999; 91:1310.
16 Sierksema PD, Yu S, Sahbaie P, et al. Colorectal neoplasia in veterans is associated with Barrett's esophagus but not with proton-pump inhibitor or aspirin/NSAID use. Gastrointest Endosc 2006;63:581.
17 Clifford GM, Polesel J, Rickenbach M, et al. Cancer risk in the Swiss HIV Cohort Study; associations with immunodeficiency, smoking and highly active antiretroviral therapy. J Natl Cancer Inst 2005;97:425.
18 Hodgson DC, Gilbert ES, Dores GM, et al. Long-term solid cancer risk among 5-year survivors of Hodgkin's lymphoma. J Clin Oncol 2007;25:1489.
19 Delhougne B, Deneux C, Abs R, et al. The prevalence of colonic polyps in acromegaly: A colonoscopic and pathological study in 103 patients. J Clin Endocrinol Metab 1995;80:3223.
20 Cho E, Smith-Warner SA, Ritz J, et al. Alcohol intake and colorectal cancer: a pooled analysis of 8 cohort studies. Ann Intern Med 2004;140:603.
21 Giovannucci E, Ascherio A, Rimm EB, et al. Physical activity, obesity and mortality from cancer and adenoma in men. Ann Intern Med 1995;122:327.
22 Calle EE, Rodriguez C, Walker-Thurmond K, Thun MJ. Overweight, obesity and mortality from cancer in a prospectively studied cohort of U.S. adults. N Engl J Med 2003;348:1625.
23 Colbert LH, Hartman TJ, Hunter DJ, et al. Physical activity in relation to cancer of

the colon and rectum in a cohort of male smokers. Cancer Epidemiol Biomarkers Prev 2001;10:265.
24 Botteri E, Iodice S, Raimondi S, et al. Cigarette smoking and adenomatous polyps: a meta-analysis. Gastroenterology 2008;134:388.
25 Chao A, Thun MJ, Jacobs EJ, et al. Cigarette smoking and colorectal cancer mortality in the Cancer Prevention Study II. J Natl Cancer Inst 2000;92:1888.
26 Botteri E, Iodice S, Bagnardi V. Smoking and colorectal cancer. A meta-analysis. JAMA 2008;300(23):2765-78.
27 Slattery ML, Boucher KM, Caan BJ, et al. Eating patterns and risk of colon cancer. Am J Epidemiol 1998;148:4.
28 Michels KB, Giovannucci E, Joshipura KJ, et al. Prospective study of fruit and vegetable comsumption and incidence of colon and rectal cancers. J Natl Cancer Inst 2000;118:1233.
29 Chao A, Thun MJ, Connell CJ, et al. Meat consumption and risk of colorectal cancer. JAMA 2005;293:172.
30 Park Y, Hunter DJ, Spiegelman D, et al. Dietary fiber intake and risk of colorectal cancer: a pooled analysis of prospective cohort studies. JAMA 2005;294:2849.
31 Giovannucci E, Stampfer MJ, Colditz GA, et al. Multivitamin use, folate and colon cancer in women in the Nurses' Health Study. Ann Intern Med 1998;129:517.
32 Wei EK, Giovannucci E, Selhub J, et al. Plasma vitamin B6 and the risk of colorectal cancer and adenoma in women. J Natl Cancer Inst 2005;97:684.
33 Shaukat A, Scouras N, Schunemann HJ. The role of supplemental calcium in the recurence of colorectal adenomas: a meta-analysis of randomized controlled trials. Am J Gastroenterol 2005;100:390.
34 Larsson SC, Bergkvist L, Wolk A. Magnsesium intake in relation to risk of colorectal cancer in women. JAMA 2005;293:86.
35 Ngo SN, Williams DB, Cobiac L, Head RJ. Does garlic reduce risk of colorectal cancer? A systematic review. J Nutr 2007;137:2264.
36 Bjelakovic G, Nagorni A, Nikolova D, et al. Meta-analysis: antioxidant supplements for primary and secondary prevention of colorectal adenoma. Aliment Pharmacol Ther 2006;24:281.
37 Geelen A, Schouten JM, Kamphuis C, et al. Fish consumption, n-3 fatty acids and colorectal cancer: a meta-analysis of prospective cohort studies. Am J Epidemiol 2007;166:1116.
38 Giovannuci E. Meta-analysis of coffee consumption and risk of colorectal cancer. Am J Epidemiol 1998;147:1043.
39 Giovannuci E, Egan KM, Hunter DJ, et al. Aspirin and the risk of colorectal cancer in women. N Engl J Med 1995;333:609.
40 Grodstein F, Newcomb PA, Stampfer MJ. Postmenopausal hormone therapy and the risk of colorectal cancer: A review and meta-analysis. Am J Med 1999;106:574.
41 Anderson GL, Limacher M, Assaf AR, et al. Effects of conjugatred equine estrogen in postmenopausal women with hysterectomy: The women Health Initiative randomized controlled trial. JAMA 2004;291:1701.
42 Sacks FM, Pfeffer MA, Moye LA, et al. The effect of pravastatine on coronary events after myocardial infarction in patients with average cholesterol levels. Cholesterol and Recurrent Events Trial Ivestigators. N Engl J Med 1996;335:1001.
43 Coogan PF, Smith J, Rosenberg L. Statin use and risk if colorectal cancer. J Natl Cancer Inst 2007;99:32.
44 Use of colorectal cancer tests in the United States, 2002, 2004 and 2006. MMWR Morb Mortal Wkly Rep 2008;57:253.

45 Towler BP, et al. Screening for colorectal cancer using the faecal occult blood test, hemoccult. The Cochrane Library 2006, issue no. 4.
46 Damoisseaux RAMJ, Jong RM de, Meij MA de, et al. NHG-standaard Rectaal bloedverlies. Huisarts Wet 2009:52 (1):23-38
47 Levin B, Lieberman DA, Mc Farland B, et al. Screening and surveillance for the early detection of colorectal cancer and adenomatous polyps, 2008: A joint guideline from the American Cancer Society, the US Multi-Society Task Force on Colorectal Cancer, and the American College of Radiology. CA Cancer J Clin 2008; 58:130.
48 Winawer SJ, Steward ET, Zauber AG, et al. A comparison of coloscopy and double-contrast barium enema for surveillance after polypectomy. Nat Polyp Study Work Group. N Engl J Med 2000;342:1766.
49 Winawer SJ, Zauber AG, Ho MN, et al. Prevention of colorectal cancer bij coloscopic polypectomy. The National Polyp Study Work Group. N Engl J Med 1993; 329:1977.

17 Prostaatcarcinoom

W.K. van der Heide en K. van der Meer

Prostaatcarcinoom komt relatief vaak voor en is (na huidkanker) de meest voorkomende vorm van kanker bij mannen in West-Europa. De kans op ziekte neemt toe met de leeftijd. Een groot aantal mannen met prostaatcarcinoom overlijdt daar niet aan, maar aan andere ziekten die zij in de loop van hun leven hebben ontwikkeld. De ziektesymptomen openbaren zich vaak laat en zijn vaak aspecifiek, zoals moeheid en algemene malaise. Bij lokale doorgroei kunnen plasklachten optreden in de zin van toegenomen frequentie en urge. Soms is pijn in de botten door hematogene metastasering het eerste teken. Het metastaseringspatroon loopt via de lymfogene (eerst naar de regionale lymfklieren in het kleine bekken en vervolgens via para-aortale lymfeklieren naar supraclaviculair) en de hematogene weg.

Prostaatkanker ontstaat in de kliercellen van de prostaat en met name in de zogenaamde perifere zone, het gebied aan de buitenzijde, relatief goed toegankelijk voor een rectaal toucher.

Net als het cervixcarcinoom kent prostaatcarcinoom een premaligne vorm, de prostaat interepitheliale neoplasie (PIN). PIN-cellen kunnen door de patholoog-anatoom gevonden worden na biopsie van de prostaat, maar kunnen ook worden aangetoond als toevalsbevinding bij de histologische controle van het weefsel na een transuretrale resectie van de prostaat vanwege prostaathypertrofie (TURP). Er is een onderscheid in 'low-grade' PIN en 'high-grade' (HGPIN); voor de kliniek is het op dit moment alleen relevant om over de HGPIN te rapporteren. De betekenis van het vinden van HGPIN ligt in het feit dat deze bevinding gebruikt wordt bij de afwegingen om de patiënt opnieuw te biopteren en te vervolgen in de tijd. Het risico dat na een initiële diagnose van HGPIN in de herhaalbiopten (na drie maanden te nemen) daadwerkelijk prostaatcarcinoom wordt aangetroffen, ligt tussen de 25 en 30 procent.

Gleasonscore

De mate van kwaadaardigheid van het prostaatcarcinoom wordt uitgedrukt in een differentiatiegraad, de zogenaamde Gleasonscore. Deze score wordt in Nederland standaard toegepast bij de gradatie van prostaatcarcinoom.

Gleason onderscheidde vijf microscopische groeipatronen, variërend van 1 (weinig agressief) tot 5 (zeer agressief). De Gleasonscore is de som van de twee meest waargenomen groeipatronen in de biopten. Deze score heeft dus een waarde van 2 tot 10. Hoe hoger de score, hoe agressiever de tumor zich zal gedragen.

De Gleasonscore van het biopt beïnvloedt de keuze van de therapie en kan samen met andere pathologische en klinische parameters worden gebruikt in normogrammen die de kans voorspellen op uitbreiding van het prostaatcarcinoom buiten de prostaat, de berekening van het pathologisch stadium, en de kans op vijfjaarsprogressievrije overleving na radicale prostatectomie of radiotherapie.[1]

Epidemiologie van prostaatcarcinoom

De totale incidentie van prostaatkanker in Nederland is rond 87 op de 100.000 mannen per jaar; jaarlijks wordt bij 7900 nieuwe patiënten prostaatcarcinoom gediagnosticeerd. De jaarlijkse sterfte bedraagt zo'n 2300 patiënten per jaar. Er is een toename geweest van het incidentiecijfer van prostaatkanker vanaf het begin van de jaren negentig (tot 108 per 100.000 in 2004), vooral onder mannen beneden de 75 jaar. Deze toename wordt in verband gebracht met de vergrijzing en met het op steeds ruimere schaal toepassen van onderzoek naar de prostaatspecifieke merkstof prostaatspecifiek antigeen (PSA), waarmee ook vroege stadia van prostaatkanker kunnen worden opgespoord. De sterfte ten gevolge van prostaatkanker daalde vanaf de tweede helft van de jaren negentig. Dit wijst op een verbetering van de overleving.[2]

Bij de bepaling van de incidentie speelt de leeftijd een grote rol: onder de 45 jaar komt prostaatkanker vrijwel niet voor, boven de 60 jaar komt er een piek (75-79 jaar) in de incidentie (figuur 17.1).

Er zijn aanzienlijke verschillen in incidentie tussen verschillende werelddelen (figuur 17.2). De belangrijkste verklaring voor de verschillen in incidentie ligt in het al dan niet actieve opsporingsbeleid, vandaar

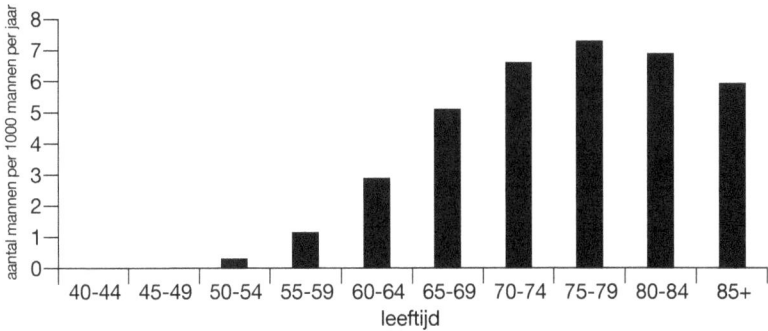

Figuur 17.1 De incidentie van prostaatkanker in Nederland per leeftijdsklasse van 5 jaar per 1.000 mannen. (Bron: RIVM 2004.)

dat het merendeel van de mensen met prostaatcarcinoom (75%) wordt gediagnosticeerd in de ontwikkelde wereld.[3] Bovendien vormen mogelijk genetische factoren, raskenmerken en voedingsfactoren een verklaring voor deze verschillen.

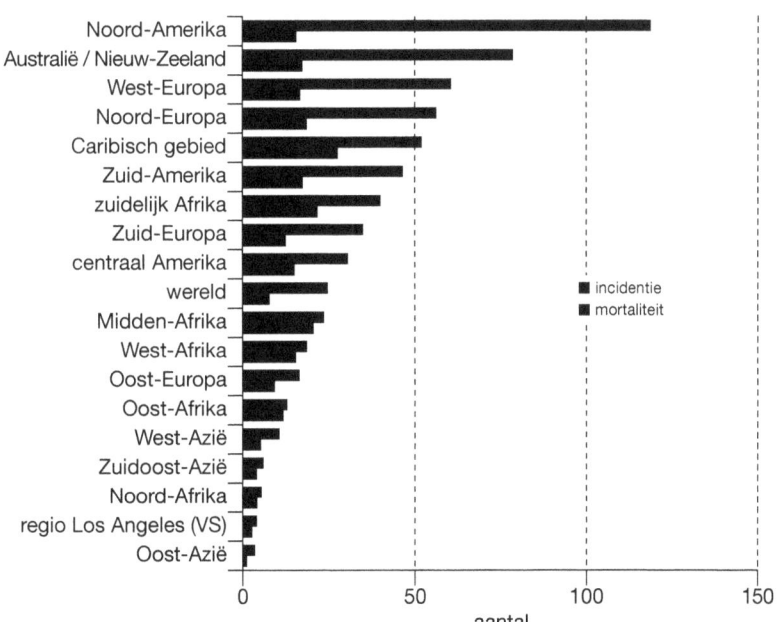

Figuur 17.2 Incidentie en mortaliteit (aantal mannen in de bevolking per 100.000).[3]

Risicofactoren voor prostaatkanker

niet beïnvloedbaar
- leeftijd
- etniciteit
- familieanamnese
- erfelijkheid
- hormonen

beïnvloedbaar
- voeding (?)
- zonlicht (?)

LEEFTIJD
Het ouder worden is de belangrijkste risicofactor. Overigens overlijden meer mannen *met* prostaatkanker dan *aan* prostaatkanker; bij meer dan 70 procent van de mannen boven de 80 jaar blijft het prostaatcarcinoom latent aanwezig en komt niet tot klinische expressie.

ETNICITEIT
Prostaatkanker komt vaker voor bij mannen van het negroïde ras dan bij mannen van het Kaukasische ras. Dit hangt mogelijk samen met een combinatie van voedings- en genetische factoren.[4] De incidentie in de Verenigde Staten is nu het hoogst in de wereld (zie ook figuur 17.2), met een opvallend verschil tussen de incidentie onder de zwarte en de blanke bevolking, De incidentie onder de zwarte bevolking ligt ruim 30 procent hoger dan onder de blanke.

FAMILIEANAMNESE
Mannen met een eerstegraadsverwant met prostaatcarcinoom hebben een tweemaal zo hoog risico op het krijgen van deze tumor.[5]

ERFELIJKHEID
Sinds enige tijd is bekend dat mannen uit een familie met heriditair prostaatcarcinoom (HPC) een grotere kans hebben op het krijgen van prostaatkanker dan de gemiddelde Nederlandse man. Hun kans op het ontstaan vóór het 70e jaar bedraagt bijna 40 procent.[6] Criteria voor HPC zijn:
- prostaatcarcinoom vastgesteld bij drie eerste- of tweedegraadsfamilieleden;
- prostaatcarcinoom vastgesteld bij twee of meer eerste- of tweedegraadsverwanten, met een diagnoseleeftijd van 55 jaar of jonger.

De Stichting Opsporing Erfelijke Tumoren (STOET) coördineert voor het HPC de gegevensverzameling die nodig is voor het familieonderzoek en zij ondersteunt het wetenschappelijk onderzoek in deze richting.[7]

HORMONEN

Over de betekenis van hormonen als determinant van prostaatkanker, met name de rol van mannelijke geslachtshormonen (androgenen), is nog veel onduidelijkheid.[8] Bekend is dat bij mannen bij wie vóór de puberteit de testes zijn verwijderd, nog nooit prostaatkanker is ontdekt. De hoogte van de androgene plasmaspiegels laten verschillen zien tussen verschillende populaties en de hoogte van de spiegel lijkt te correleren met de gevoeligheid om prostaatkanker te ontwikkelen.

VOEDING

Er zijn aanwijzingen dat een vetrijke voeding, het gebruik van lycopeen en selenium het risico op het krijgen van prostaatkanker beïnvloeden. Voeding die rijk is aan verzadigd vet zou het risico op prostaatkanker verhogen. Lycopeen zou het daarentegen verlagen; deze stof komt voor in tomaten. In een Amerikaans onderzoek in 1995 werd een afname van de kans op prostaatkanker van 35 procent gevonden bij mannen die twee tot vier porties tomatensaus per week consumeerden. Dit effect wordt toegeschreven aan de antioxidatieve eigenschappen van lycopeen.[9]

Toediening van selenium verlaagt het risico op het ontstaan van prostaatkanker bij patiënten met een laag seleniumgehalte. Uit een Nederlands onderzoek is gebleken dat mannen met een hoger seleniumgehalte in de nagels een verlaagd risico hebben op het krijgen van prostaatkanker.[10] Zowel dierlijke als plantaardige voedingsproducten bevatten selenium. De belangrijkste dierlijke bronnen zijn vis, vlees en orgaanvlees. De belangrijkste plantaardige bronnen zijn fruit, groente en granen (brood).

ZONLICHT

Door verhoging van de vitamine D-spiegel vermindert zonlicht de kans op het ontstaan van prostaatcarcinoom.[11]

De bewijskracht voor de genoemde factoren is te vinden in tabel 17.1. Afgezien hiervan zijn in het verleden roken, een lagere sociaal-economische status, promiscuïteit, een vasectomie en radiotherapie in de voorgeschiedenis in verband gebracht met prostaatcarcinoom, maar de invloed van deze risicofactoren is niet wetenschappelijk aangetoond.

Tabel 17.1 Risicofactoren voor het optreden van prostaatkanker[12]	
risicofactoren	bewijskracht
familiair voorkomen	vrij zeker
vetrijke voeding	onduidelijk
mannelijke geslachtshormonen	vrij zeker; precieze rol onduidelijk
seleniumgehalte	vrij zeker
lycopeen	mogelijk

Preventieve mogelijkheden

PRIMAIRE PREVENTIE

Primaire preventie van prostaatkanker is vrijwel niet mogelijk. De belangrijkste, voor Nederland geldende risicofactoren zijn leeftijd, familiair voorkomen en hormonale invloeden. Omdat deze factoren niet te beïnvloeden zijn, kan met deze vorm van preventie geen winst behaald worden. De rol van voeding (zoals vetbeperking) is nog te onduidelijk en een publiekscampagne voor een brede inzet om meer selenium te gaan gebruiken, is inefficiënt.

SECUNDAIRE PREVENTIE

Op dit moment is er in Nederland geen bevolkingsonderzoek voor prostaatkanker. Er wordt wel onderzoek naar het nut van screening gedaan. De European Randomized Study of Screening for Prostate Cancer (ERSPC), onderzoekt of met de PSA-bepaling als screeningsinstrument, screening van de algemene bevolking op prostaatkanker zinvol is. Het onderzoek, in Rotterdam en omgeving, duurt tien jaar en eindigt in 2009; de eerste voorlopige resultaten zijn gerapporteerd.[14] Er werd een significant ziektespecifiek mortaliteitsverschil bereikt van 20 procent ten gunste van de interventiegroep. Het absolute sterfterisicoverschil was 0,71 per 1000 mannen. Dat wil zeggen dat om één sterfgeval te voorkomen 1410 mannen werden gescreend en 48 mannen de diagnose prostaatkanker en een behandeling kregen. Er was geen effect op de totale sterfte.[14]

In afwachting van de definitieve uitkomst raadt de NHG-richtlijn het actief aanbieden van een PSA-meting om te screenen op prostaatkanker af.[15] Factoren die een rol spelen bij de twijfel over de effectiviteit van screening zijn onder meer de specificiteit en sensitiviteit van de PSA-meting en de nog onvoorspelbaarheid van de verschillende verschijningsvormen in het beloop van prostaatkanker: van agressief en fataal in korte tijd tot indolent en weinig agressief.

Vooruitlopend op het eindresultaat van het 'Rotterdam-onderzoek' en gebaseerd op tussentijdse uitslagen, staat de (huis)arts de digitale Prostaatwijzer ter beschikking voor het geval een patiënt vraagt om een risicobepaling ten aanzien van prostaatcarcinoom (tabel 17.2).[16] Na kennisname van de risico's van de PSA-bepaling en informatie over de prostaat, kan de patiënt zelf zijn familieanamnese en eventuele plasklachten invullen. De (huis)arts wordt gevraagd om in de volgende stap de PSA-waarde te geven waarna een inschatting van de kans op prostaatcarcinoom wordt gemaakt met behulp van de verzamelde gegevens. De effectiviteit van dit instrument is nog onbewezen; de vraag of dit helpt bij de reductie van harde eindpunten zoals overlijden, is nog niet beantwoord.

Tabel 17.2   PSA en de kans op prostaatkanker[16]

basisrisico op prostaatkanker	
55-59 jaar	6%
60-65 jaar	8%
65-70 jaar	10%
70-75 jaar	13%
gemiddelde kans op prostaatkanker tussen 55 en 75 jaar	
PSA = 1	6%
PSA = 2	12%
PSA = 3	17%
PSA = 4	21%
PSA = 8	36%
PSA = 20	60%
PSA = 50	79%

Overigens is het goed te weten dat er veel commentaar is op de opzet en het design van onderzoeken zoals de ERSPC.[17]

Belangrijkste redenen voor en tegen een PSA-test[16]
Argumenten voor
- Als de uitslag van de PSA-test goed is, kan dat geruststellend zijn.

- De PSA-test kan prostaatkanker opsporen, voordat ik misschien klachten krijg.
- Als ik mede dankzij de PSA-test een succesvolle behandeling onderga, heb ik een grotere kans op genezing en leef ik misschien langer.
- Als de behandeling in een vroeg stadium slaagt, word ik niet geconfronteerd met de gevolgen van verder gevorderde prostaatkanker, zoals uitzaaiingen.

Argumenten tegen
- Als mijn PSA-waarde verhoogd is en verder onderzoek geen prostaatkanker aantoont, dan ben ik voor niets 'de medische molen' in gegaan en heb ik me nodeloos ongerust gemaakt.
- De PSA-test brengt kanker niet altijd aan het licht. Na een normale uitslag kan ik mij ten onrechte opgelucht, of juist toch nog bezorgd voelen.
- Er is een risico dat ze door de PSA-test een langzaam groeiende tumor vinden, waarvan ik nooit last gekregen zou hebben.
- Ik kan te maken krijgen met mogelijke complicaties van de behandeling van prostaatkanker.

Andere methoden, zoals anamnese of lichamelijk onderzoek, zijn voor vroegopsporing weinig effectief. Volgens de NHG-Standaard Bemoeilijkte mictie zijn mictieklachten of een rectaal toucher als methode voor vroegopsporing niet zinvol. Er is geen grond voor het idee dat plasklachten en prostaatkanker met elkaar zijn verweven. Ook het rectaal toucher is geen valide screeningsinstrument: bij 2 à 3 procent van de mannen ouder dan 50 jaar worden prostaatafwijkingen (asymmetrie, knobbels) ontdekt die kunnen duiden op een maligniteit. De kans dat bij hen een curabel prostaatcarcinoom aanwezig is, is verdubbeld, maar de kans dat een reeds incurabel prostaatcarcinoom aanwezig is drie tot negen keer zo groot.
De terughoudendheid om PSA-screening te gebruiken als middel voor vroegopsporing van prostaatcarcinoom is gebaseerd op de beperkte voorspellende waarde van PSA en wordt versterkt door de vraag of bij de aanwezigheid van een prostaatcarcinoom verdere therapie wel zinvol is.

Voor de praktijk

- De aanwezigheid van mictieklachten vergroot de kans op een prostaatcarcinoom niet.
- Een rectaal toucher is geen valide screeningsinstrument.
- Terughoudendheid bij een PSA-bepaling is zinvol gezien de beperkte voorspellende waarde van een verhoogde waarde. De NHG-Patiëntenbrief *Wel of geen onderzoek naar prostaatkanker* kan behulpzaam zijn om de besluitvorming te vergemakkelijken.[21]

Literatuur

1 Kattan MW, Eastham JA, Wheeler TM, et al. Counseling men with prostate cancer: a nomogram for predicting the presence of small, moderately differentiated, confined tumors. J Urol 2003;170:1792-7.
2 www.ikcnet.nl.
3 IARC. Globocan 2002 Cancer Incidence. Mortality and Prevalence Worldwide (2002 estimates). www.iarc.fr,, geraadpleegd in 2008.
4 Platz EA, Rimm EB, Willett WC, et al. Racial variation in prostate cancer incidence and hormonal system markers among male health professionals. J Natl Cancer Inst 2000;92:2009.
5 Kiemeney LALM. Hereditair prostaatcarcinoom: de rol van de uroloog. Nederlands Tijdschrift voor Urologie 2001;2:35-41.
6 Meulenbeld HJ, Verhage BAJ, Kil PJM, et al. Karakterisering van families met herditair prostaatcarcinoom in Nederland. Ned Tijdschr Geneesk 2002;146(41): 1938-42.
7 www.stoet.nl
8 Debes JD, Tindall DJ. The role of androgen and the androgenreceptor in prostate cancer. Cancer Lett 2001;187:1-7.
9 Giovannuci E. A review of epidemiologic studies of tomatoes, lycopene, and prostate cancer. Exp Biol Med 2002;227:152-9.
10 Brandt PA van der, Zeegers MPA, Bode P, Goldbohm RA. Toenail selenium levels and the subsequent risk of prostate cancer, a prospective cohort study. Cancer Epidemiology, Biomarkers & Prevention 2003;12:866-71.
11 Rhee HJ van der, Vries E, Coebergh JW. Gunstige en ongunstige effecten van zonlichtexpositie. Ned Tijdschr Geneesk 2007;151(2):118-22.
12 Bezooijen BPJ van, Wiersma Tj, Schlatmann TJM, Zwartendijk J, redactie. Compendium Urologie 2008. Utrecht: Nederlandse Vereniging voor Urologie, 2008. (ISBN 9789080767447.)
13 Horenblas S, Leeuwen FE van. Welke factoren beïnvloeden de kans op prostaatkanker? In: Volksgezondheid Toekomst Verkenning, Nationaal Kompas Volksgezondheid. Bilthoven: RIVM, 2006. www.nationaalkompas.nl.
14 Bangma C, Roobol M, Koning H de, et al. Screening vermindert sterfte aan prostaatkanker. Huisarts Wet 2009;52(7):1-4.
15 Wolters RJ, Spigt MG, Reedt Dorland PFH van, et al. NHG-Standaard Bemoeilijkte mictie bij oudere mannen 2004. (tweede herziening). http://nhg.artsennet.nl.
16 www.prostaatwijzer.nl

17 Bonneux L. De onredelijkheid van prostaatkankerscreening en de ethische problemen met het onderzoek daarnaar. Ned Tijdschr Geneesk 2005;149(18):966-71.
18 Bouwman I, Heide WK van der, Veen WJ van der, Meer K van der. Huisartsen en patiënten denken bij plasklachten bij oudere mannen nog steeds aan prostaatcarcinoom. Huisarts Wet 2007;50(7):321-5.
19 Coley CM, Barry MJ, Fleming C, Mully AG. Early detection of prostate cancer. Part I: prior probility and effectiviness of tests. The American College of Physicians. Ann Intern Med 1997;126:394.
20 Bergh RCN van den, Roemeling S, Roobol W, et al. De andere optie, actief volgen van prostaatkankerpatiënten voorkomt overbehandeling. Medisch Contact 2007; 62(42):1717-19.
21 Wel of geen onderzoek naar prostaatkanker. NHG-Patiëntenbrief 2004; http://nhg.artsennet.nl.

18 Huidcarcinoom

W.K. van der Heide en K. van der Meer

Er zijn in de praktijk drie vormen van huidkanker te onderscheiden die van belang zijn: het basaalcelcarcinoom, het plaveiselcelcarcinoom (ook wel spinocellulair carcinoom genoemd) en het melanoom. Zij vertegenwoordigen samen 95 procent van alle maligne huidtumoren. Pathogenetisch gaat het basaalcelcarcinoom (figuur 18.1) uit van het stratum basale. Er is bij dit type huidmaligniteit geen kans op metastasering op afstand, het gevaar van de tumor is gelegen in het feit dat er lokaal en regionaal weefseldestructie optreedt die, afhankelijk van de plaats, meer of minder schade kan geven aan de omgeving en voor chirurgische problemen kan zorgen bij de noodzaak van een diagnostische en/of therapeutische excisie.

Het plaveiselcelcarcinoom (figuur 18.2) gaat uit van de keratinocyten van de epidermis van huid en slijmvliezen. Deze huidtumor geeft behalve lokale doorgroei ook lymfogene metastasering op afstand. De tumor kan daarom ook tot sterfte leiden.

Het melanoom (figuur 18.3) is een tumor die ontstaat in de melanocyten van de epidermis. Het is de huidtumor die als meest kwaadaardig te boek staat door de snelheid en grilligheid van metastasering, zowel via lymfogene als via hematogene weg. De doorgroei van de tumor in de diepte van de huid (Breslow-dikte) is een belangrijke voorspeller van de prognose.

Breslow-dikte

De Breslow-dikte is een manier om melanomen te meten, die in 1970 door Breslow bedacht is. De patholoog-anatoom meet in het operatiepreparaat de dikte van de tumor vanaf de granulosalaag (dit is de derde van de vijf lagen waaruit de menselijke opperhuid bestaat) of vanaf de ulcererende tot aan de allerdiepste tumorcel.

De vijfjaarsoverleving is duidelijk gerelateerd aan de Breslowdikte. De overlevingskansen dalen bij een Breslow-dikte van meer dan 3 mm en stijgen duidelijk als de tumordikte geringer is. Het maakt ook een groot verschil in de overleving of de tumor voor of na het zestigste jaar ontdekt wordt.

Ten slotte is er een aantal voorstadia van huidkanker die benoemd worden onder de verzamelnaam premaligne huidtumoren. Enkele belangrijke vertegenwoordigers van deze groep zijn: de ziekte van Bowen, de ziekte van Dubreuillh, de ziekte van Querat, keratoacanthoom, keratosis actinica, lichen sclerosus et atroficans (LSEA) en leukoplakie. Dit zijn in principe de dysplastische voorlopers van het plaveiselcelcarcinoom.

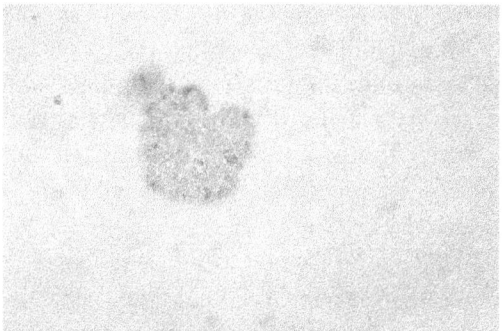

Figuur 18.1 *Basaalcelcarcinoom op de romp.*

Epidemiologie van huidcarcinomen

BASAALCELCARCINOOM

De incidentie in Nederland in 2003 van basaalcelcarcinoom was 1,10 per 1000 mannen en 1,18 per 1000 vrouwen (absoluut circa 8900 mannen en 9800 vrouwen). Deze schatting is gebaseerd op gegevens van het Integraal Kankercentrum Zuid (IKZ),[1] waarbij opgemerkt moet worden dat de cijfers zijn gebaseerd op patiënten die zijn verwezen naar de tweede lijn. Deze cijfers zijn niet geheel betrouwbaar aangezien een aantal huisartsen zelf basaalcelcarcinomen verwijderen. De incidentie neemt sterk toe met de leeftijd, zowel bij mannen als bij vrouwen.[2] Basaalcelcarcinomen worden praktisch altijd curatief verwijderd. Daarom worden hier geen prevalentiecijfers gegeven.

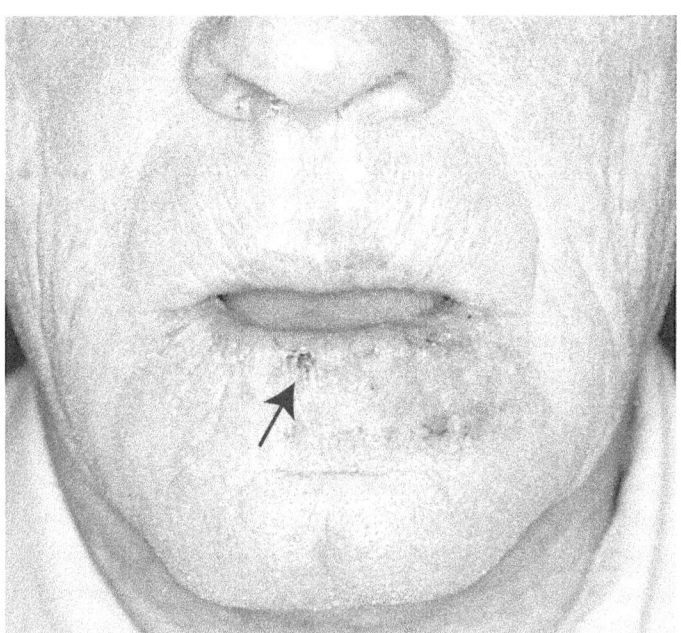

Figuur 18.2 Plaveiselcelcarcinoom.

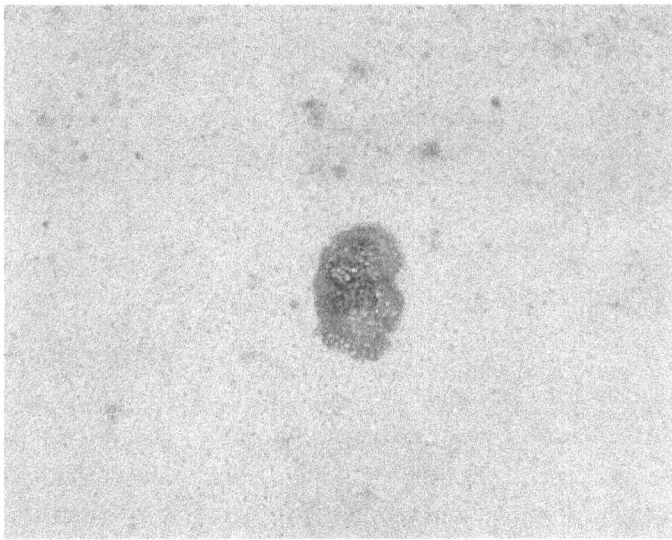

Figuur 18.3 Melanoom.

Aangezien vrijwel niemand aan basaalcelcarcinoom overlijdt, zijn er ook geen sterftecijfers volgens de gegevens van de Nederlandse Kanker Registratie (NKR).

Opvallend is dat het aantal nieuwe patiënten sterk is gestegen. De incidentie nam tussen 1973 en 1990 toe met gemiddeld 80 procent voor zowel mannen als vrouwen en tussen 1990 en 2003 met nog eens gemiddeld 50 procent (figuur 18.4), dus totaal met circa 130 procent. Een duidelijke verklaring hiervoor ontbreekt. Waarschijnlijk is er in die periode een toename geweest van het aantal uren recreatie dat buiten (in de zon) wordt doorgebracht door toegenomen vrije tijd en door de steeds populairder wordende zonvakanties. Mogelijk speelt dit een rol bij de toename van basaalcelcarcinoom, waarbij ook de toegenomen alertheid op het ontdekken van huidkanker in de bevolking en door artsen een rol speelt.

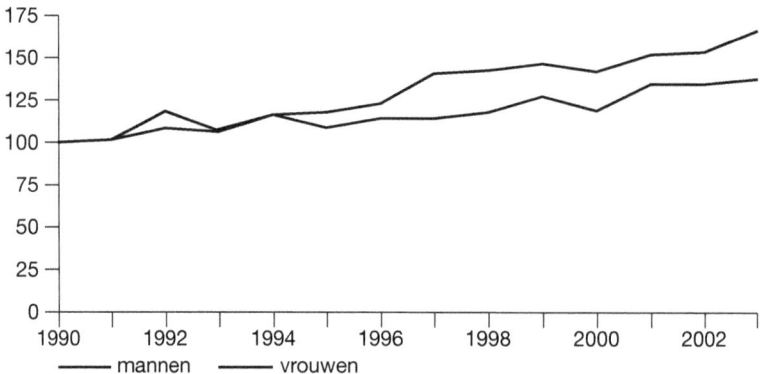

Figuur 18.4 *Toename van de incidentie van basaalcelcarcinoom naar geslacht in de periode 1990-2003; gestandaardiseerd naar de Europese standaardbevolking en geïndexeerd.*[2] *(Bron: IKZ.)*

PLAVEISELCELCARCINOOM

In 2003 kregen bijna 3900 mensen een plaveiselcelcarcinoom (circa 2200 mannen en 1680 vrouwen). De incidentie was 0,28 per 1000 mannen en 0,20 per 1000 vrouwen. De incidentie neemt toe met de leeftijd, zowel bij mannen als bij vrouwen volgens de gegevens van de NKR. Opvallend is echter dat in de periode 1990-2003 de incidentie voor mannen met ruim 10 procent is gestegen en voor vrouwen met 65 procent (figuur 18.5).[3]

MELANOOM

In tegenstelling tot plaveiselcelcarcinoom geldt voor het melanoom dat meer vrouwen dan mannen dit krijgen. In 2003 waren er bijna 2900 nieuwe gevallen van melanoom. Het aantal nieuwe patiënten in 2003 met melanoom (incidentie) was 0,15 per 1000 mannen en 0,21

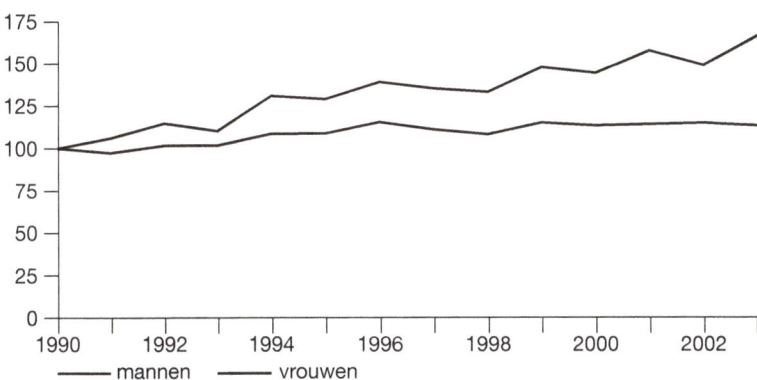

Figuur 18.5 Toename van de incidentie van plaveiselcelcarcinoom naar geslacht in de periode 1990-2003; gestandaardiseerd naar de Europese standaardbevolking en geïndexeerd.[3] (Bron: NKR.)

per 1000 vrouwen (absoluut 1170 mannen en 1700 vrouwen). Zowel bij mannen als bij vrouwen neemt de incidentie toe met de leeftijd, met name boven de 45 jaar. Bij mannen van 30-44 jaar komt melanoom op de tweede plaats van de meest voorkomende tumoren. Bij vrouwen is melanoom de meest vóórkomende tumor in de leeftijd 15-39 jaar (bron NKR).

Onderzoeksgegevens uit de periode 1950-1988 laten zien dat de sterfte aan melanomen met de factor 1,5 toenam.[4] Ook daarna is nog een stijging van de incidentie waar te nemen (figuur 18.6).

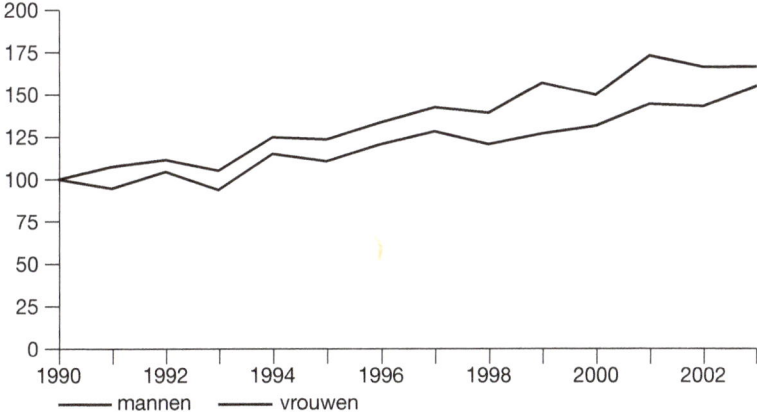

Figuur 18.6 Toename van de incidentie van melanoom naar geslacht in de periode 1989-2003; gestandaardiseerd naar de Europese standaardbevolking en geïndexeerd.[3] (Bron: NKR.)

De incidentie van de verschillende typen huidkanker is te vinden in de figuren 18.7 tot en met 18.9.

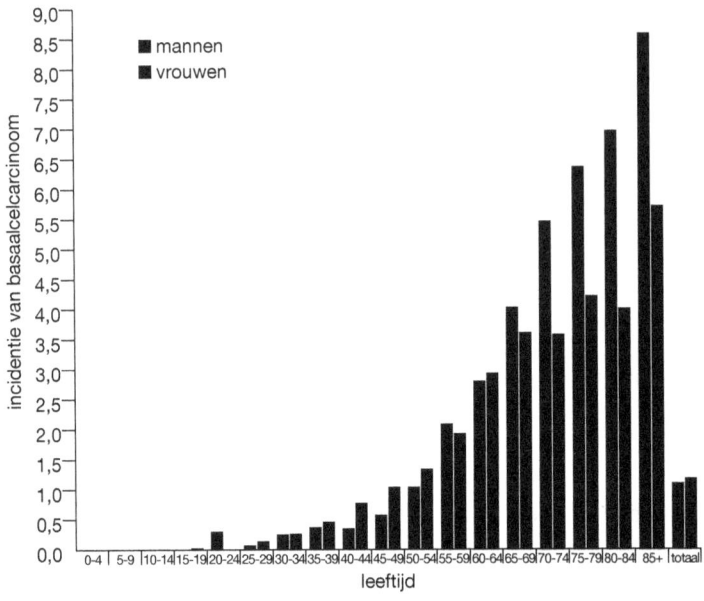

Figuur 18.7 Incidentie (per 1000 per jaar) van basaalcelcarcinoom in 2003.[5]

Factoren van invloed op de incidentie van huidcarcinoom

niet beïnvloedbaar
- leeftijd
- geslacht
- etniciteit
- erfelijkheid
- deficiënties immuunsysteem

beïnvloedbaar
- leefstijl (zongedrag, beroep)
- ioniserende straling
- chemische stoffen

LEEFTIJD EN GESLACHT
Terwijl het basaalcelcarcinoom een tumor is die bij mannen en vrouwen even vaak voorkomt, is het plaveiselcelcarcinoom vooral een huidkanker die vaker bij mannen wordt gevonden (als gevolg van expositie aan zonlicht tijdens de beroepsuitoefening). Voor het melanoom geldt dat het vaker bij vrouwen (op de benen en rug) dan bij mannen (op de rug) voorkomt.

Bij het basaalcelcarcinoom is de leeftijd waarop de diagnose wordt gesteld in de loop der jaren afgenomen; op steeds jongere leeftijd (al vanaf het 40e jaar) moet de arts hierop bedacht zijn.

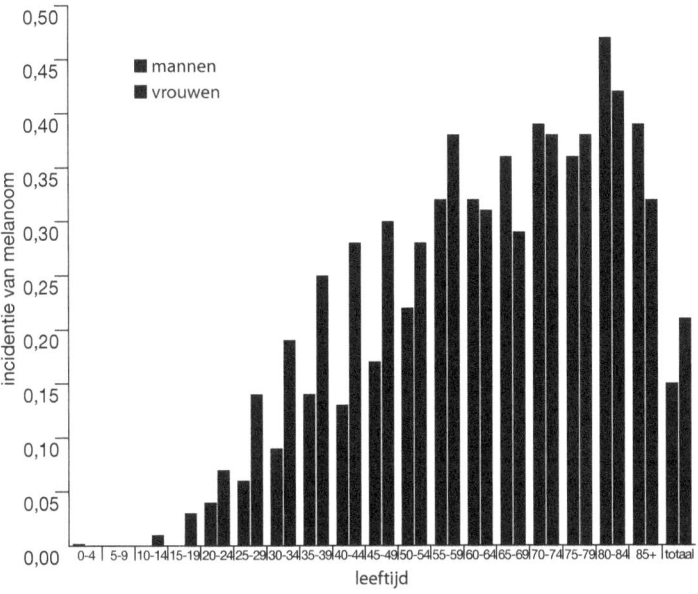

Figuur 18.8 Incidentie (per 1000 per jaar) van melanoom in 2003.[5]

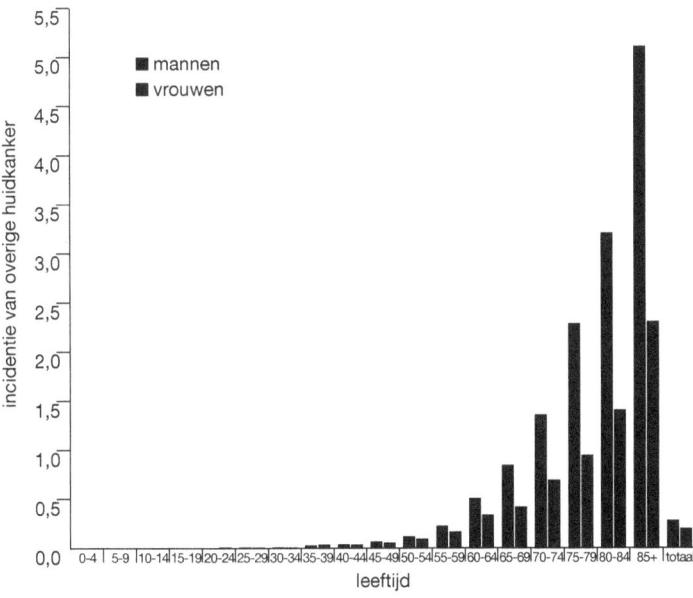

Figuur 18.9 Incidentie (per 1000 per jaar) van overige huidkanker in 2003.[5]

ETNICITEIT

Huidkanker is een aandoening die vooral het blanke ras treft. Bij zwarte of donkere huidtypen komt de aandoening vrijwel niet voor.

Het ras (blanke huid met sproeten, blauwe of grijze ogen en blond of rossig haar) is een onafhankelijke risicofactor voor alle typen huidkanker.

Huidtypen
Binnen het blanke ras zijn vier huidtypen te onderscheiden, waarvan type I de grootste risicofactor is op het krijgen van huidkanker en type IV de kleinste kans geeft.
- Huidtype I: verbrandt altijd, wordt nooit bruin.
- Huidtype II: verbrandt meestal, wordt een beetje bruin.
- Huidtype III: verbrandt zelden, wordt goed bruin.
- Huidtype IV: verbrandt nooit, wordt diepbruin.

ERFELIJKHEID
Er zijn enkele genetische syndromen die gepaard gaan met een verhoogde kans op huidkanker (tabel 18.1).[6]

DEFICIËNTIES VAN HET IMMUUNSYSTEEM
Verschillende virusinfecties vormen een aanslag op de immuniteit van de patiënt en bevorderen daardoor het ontstaan van maligne tumoren van huid en slijmvliezen. Te denken hierbij valt aan de relatie tussen het herpes virus 8 en het optreden van het kaposisarcoom bij HIV-geïnfecteerden en aan de relatie tussen het humaan papillomavirus

Tabel 18.1 Genetische syndromen die via erfelijkheidspatronen huidtumoren kunnen veroorzaken[6]

genetisch syndroom	overerving	soorten huidtumoren
basocellulaire-naevussyndroom	AD	basaalcelcarcinoom
epidermiolysis bullosa dystrofica	AD, AR	plaveiselcelcarcinoom
albinisme	AR	basaalcelcarcinoom, melanoom
familiar atypical multiple mole-melanoma (FAMMM)	AD	melanoom
xeroderma pigmentosum	AR	melanoom, basaalcelcarcinoom, plaveiselcelcarcinoom

AD = autosomaal dominant; AR = autosomaal recessief.

(HPV) en het optreden van plaveiselcelcarcinoom. Na orgaantransplantaties is het risico op plaveiselcelcarcinoom verhoogd.
Er is nog onvoldoende evidence over het ontstaan van andere huidtumoren (bijvoorbeeld het melanoom) door virusinfecties.

LEEFSTIJL: ZONLICHT EN BEROEP
Overmatige expositie aan de ultraviolette straling in zonlicht op de kinderleeftijd is een algemeen erkende (extrinsieke) risicofactor voor het ontstaan van huidkanker op latere leeftijd.[7] Tot het veertiende jaar vindt de grootste blootstelling aan UV-straling plaats (grote mobiliteit, buiten spelen). Daarna neemt het risico af, wat verklaard wordt uit het intensievere onderwijs vanaf die leeftijd.
Door langdurige expositie aan zonlicht en weersinvloeden komt in bepaalde beroepen huidkanker vaker voor (bijvoorbeeld bij landbouwers en werkers in de tropen). Leefstijl (het dragen van open kleding, zonbruining door vakanties naar zonnige stranden en bezoek aan zonnestudio's) speelt ook een belangrijke rol.

IONISERENDE STRALING EN CHEMISCHE STOFFEN
Röntgenstraling (radiotherapie), teerhoudende producten en arseen kunnen het risico op (plaveiselcelcarcinoom) verhogen.

Risicofactoren voor verschillende soorten huidcarcinoom

BASAALCELCARCINOOM
Het is algemeen aanvaard dat de excessieve blootstelling aan zonlicht op vroege leeftijd een belangrijke risicofactor vormt. De daarbij voorkomende verbranding van de huid leidt tot irreversibele DNA-schade, die vervolgens aanleiding is tot maligne ontaarding, in dit geval van de basale cellen van de epidermis. De voorkeurslokalisatie van het basaalcelcarcinoom is daarmee in overeenstemming: het gelaat (figuur 18.10), de nek en de handruggen. Door de toegenomen wens tot zonexpositie, zonvakanties en zonnebanken, neemt, tegen de achtergrond van een steeds ouder wordende bevolking, de incidentie van basaalcelcarcinoom toe. Uitgaande van een nu gehanteerd incidentiecijfer van 30.000 patiënten per jaar, is de prognose dat dit getal gaat oplopen tot 100.000 patiënten per jaar in 2010. Was basaalcelcarcinoom een soort huidkanker die vooral voorkwam op oudere leeftijd, nu moet de huisarts bij patiënten vanaf 40 jaar al alert zijn op basaalcelcarcinoom.

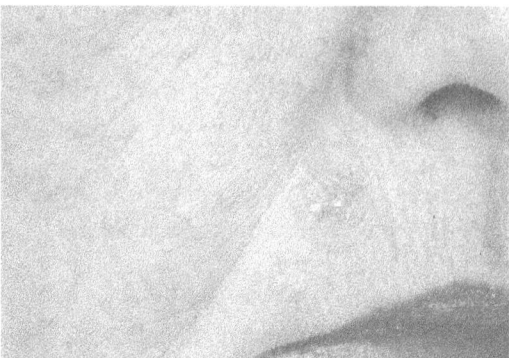

Figuur 18.10 Cicatriserend basaalcelcarcinoom.

PLAVEISELCELCARCINOOM

Voor plaveiselcelcarcinoom geldt dat de cumulatieve zonbelasting verantwoordelijk is voor het ontstaan. Hiermee is het risico op plaveiselcelcarcinoom in overeenstemming: het beroep (de kans op UV-belasting) en de leeftijd (de duur van de zonbelasting) spelen een belangrijke rol. Het is een vorm van huidkanker die vooral op oudere leeftijd optreedt.[8] Raskenmerken spelen ook een rol: plaveiselcelcarcinoom is een ziekte van de lichte, Kaukasische huid. De oren, de onderlip en de handruggen zijn predilectieplaatsen. Ook het gebruik van immuunsuppressiva na transplantatie en in geval van HIV kan een rol spelen, evenals het hebben ondergaan van radiotherapie en de aanwezigheid van een chronische ontsteking (littekens, ulcera).

Premaligne huidaandoeningen

Er zijn diverse niet-gepigmenteerde, premaligne huidaandoeningen die kunnen leiden tot plaveiselcelcarcinoom.[9] Hier worden de voornaamste vertegenwoordigers genoemd.
- De ziekte van Bowen: een intra-epidermaal plaveiselcarcinoom, op gelaat en romp, dat gewoonlijk langdurig in situ gelokaliseerd blijft. Uiteindelijk kan invasieve groei optreden.
- Erythroplasie (ziekte van Queyrat): een carcinoma in situ van de glans penis of het preputium.
- Leukoplakie: op de slijmvliezen ontstaan door verhoorning witte plekken met als voorkeurslokalisatie het slijmvlies van de mond, de tong en de vulva.
- Actinische keratose (keratosis actinica, keratosis senilis): kleinere (millimeters grote) of grotere (centimeters grote) hyperkeratotische, rozerode huidlaesies, vaak beter voelbaar dan zichtbaar. Patiënten

die door beroep (vissers, landbouwers) of anderszins (tropengangers) lang in de zon zijn geweest, zijn gepredisponeerd om actinische huidschade op te lopen. Voorkeurslocaties zijn het gelaat, schedelhuid en de oren, in de nek en op de handruggen.
- Lichen sclerosus et atroficans (LSEA): dit betreft een chronische aandoening van onbekende oorsprong die vooral bij vrouwen voorkomt (vulva en perineum), terwijl bij mannen sprake kan zijn van circulaire depigmentatie van het preputium en van de glans penis. De aangedane huidgebieden worden gekenmerkt door bleekrode, scherp begrensde plekken met een sclerotisch aspect. Heftige jeuk staat vaak op de voorgrond.
- Kerathoacanthoom: dit wordt beschouwd als een pseudo-maligne tumor omdat de histologie kenmerken van maligniteit vertoont, terwijl het beloop benigne is. De histologie toont sterke gelijkenis met een hoog gedifferentieerd plaveiselcelcarcinoom en de differentiële diagnose kan hierdoor moeilijk of zelfs onmogelijk zijn. Opvallend is de snelle groei van de tumor (in enkele weken) waarbij het gelaat en de handruggen voorkeurslokalisaties zijn.

MELANOOM

Bij het ontstaan van het melanoom speelt, net als bij het basaalcelcarcinoom, de korte, excessieve zonexpositie op jonge leeftijd een belangrijke rol. De melanocyten lijken op de kinderleeftijd het meest gevoelig voor UV-geïnduceerde schade, die later tot een melanoom aanleiding geeft. Daarnaast spelen enkele voor het melanoom specifieke risicofactoren een rol zoals: het huidtype, het hebben van vijf of meer atypische naevi en de aanwezigheid van veel (meer dan 50) moedervlekken (melanocytaire naevi) (tabel 18.2 en figuur 18.11).[10] Atypische naevi worden gedefinieerd door de volgende kenmerken: maculeuze, vlakke, naevi met een diameter van 5 mm of meer, asymmetrie, vage begrenzing, niet-egale bruine pigmentatie en een rode, wegdrukbare bijtint (erytheem). Verder is het hebben van een familielid met melanoom en het lid zijn van een familie met het FAMMM een risicofactor.

Tabel 18.2 Risicofactoren voor melanoom (bron: Vroegdiagnostiek van melanomen door huisarts en dermatoloog)[10]

risicofactor	relatief risico (RR) voor melanoom
patiënt heeft een lichte huid, rood haar en/of sproeten (varianten van het MC1R-gen)	verhoogd (RR 2,1)
patiënt heeft meer dan vijf atypische naevi	sterk verhoogd (RR 5-6)
patiënt heeft veel moedervlekken	sterk verhoogd (RR 5-17)
patiënt heeft een famielilid met een melanoom	sterk verhoogd (RR 10)
patiënt is lid van een familie met FAMMM	zeer sterk verhoogd (RR 70)

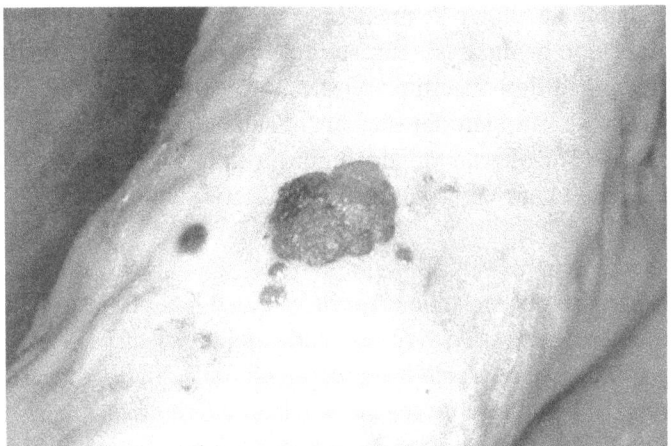

Figuur 18.11 Dik melanoom op de onderarm.

Preventieve mogelijkheden

PRIMAIRE PREVENTIE

De primaire preventieve maatregelen zijn in eerste instantie gericht op vermijding van UV-belasting op kinderleeftijd.[11] Ook wordt ten sterkste ontraden om voor het 16e jaar gebruik te maken van bruiningsapparatuur (zonnebanken). Het algemene advies is om tussen 12.00 en 15.00 uur zonexpositie te vermijden. Dit advies staat de laatste jaren ter discussie, aangezien er ook gunstige effecten van zonexpositie zijn. Kledingadviezen en een zonnehoed staan ook in het rijtje preventieve maatregelen.

Antizonnebrandmiddelen zijn ontwikkeld om de acute effecten van verbranding te voorkomen. Ze houden het UVB-licht en een deel van het UVA-licht tegen en beschermen daarmee tegen huidkanker en versnelde huidveroudering. Ze kunnen huidkanker en huidveroudering echter niet volledig voorkómen. Daar zijn twee redenen voor. In de eerste plaats wordt niet elke vorm van huidkanker veroorzaakt door UV-straling en in de tweede plaats geven antizonnebrandmiddelen geen volledige bescherming. Bovendien blijven mensen met deze middelen juist langer in de zon, zodat de huid ongemerkt toch een te hoge dosis UV-straling krijgt.

Via publiekscampagnes van onder andere het KWF worden ouders, opvoeders en allen die met kinderen omgaan (crèches, scholen) attent gemaakt op het belang van het voorkómen van zonnebrand omdat dat als de belangrijkste maatregel geldt ter preventie van melanomen en basaalcelcarcinomen op latere leeftijd. Ook voor de kinderen zelf heeft de KWF een website ontwikkeld die het belang van smeren en bescherming ondersteunt: www.sjonnieshadow.nl.

Overigens heeft zonlicht ook gunstige effecten. Het kan het ontstaan en het beloop van diverse maligniteiten gunstig beïnvloeden en het heeft een preventief effect op ontstaan van immuunziekten, met name multipele sclerose (zie kader). Deze beschermende werking wordt toegeschreven aan een versterkte aanmaak van vitamine D, die van belang is voor het botmetabolisme en die ook de celproliferatie en -differentiatie, tumorinvasie en de angiogenese kan reguleren. Er zijn zelfs aanwijzingen dat beperkte chronische blootstelling aan de zon op jonge leeftijd ook een preventief effect heeft op het ontstaan van een melanoom![12]

Beperkte zonblootstelling lijkt dan ook hoofdzakelijke gunstige effecten te hebben en zonverbrandingen (in het bijzonder op jonge leeftijd) voornamelijk ongunstige. Waar het juiste midden tussen te veel en te weinig ligt, is nog niet met zekerheid te zeggen en heeft nog te weinig wetenschappelijke zeggingskracht om de publiekscampagnes, gericht op primaire preventie van huidcarcinoom, te wijzigen naar een tolerantere opstelling ten aanzien van zonexpositie. De nadruk zou dan meer op de secundaire preventie moeten komen, het op tijd signaleren van veranderingen, hetgeen eenvoudiger is om uit te voeren.

Aangetoonde en mogelijk gunstige effecten van zonlicht[12]
- Therapeutische werking op huidziekten zoals psoriasis, constitutioneel eczeem en vitiligo.
- Preventie van botafwijkingen zoals rachitis en osteoporose, van spierklachten en remming van het ontstaan en het beloop van

prostaatkanker, mammacarcinoom, coloncarcinoom, ovariumcarcinoom, non-hogdkinlymfoom en multipele sclerose.
- Mogelijk preventief effect op het ontstaan van depressies en schizofrenie, diabetes mellitus type I, hypertensie en reumatoïde artritis.
- Mogelijk remmend effect op het ontstaan en het beloop van oesofagus-, nier-, pancreas-, maag- en corpus-utericarcinoom en melanoom.
- Aanmaak van vitamine D.

SECUNDAIRE PREVENTIE
Screening op huidkanker in het algemeen en melanoom in het bijzonder wordt in Nederland niet aanbevolen. Wel wordt verhoogde oplettendheid geadviseerd bij mensen met een zodanige combinatie van risicofactoren dat een aanzienlijk verhoogd risico op melanoom te verwachten is. In families met een bekend verhoogd risico op melanoom wordt een (half)jaarlijkse controle door de huidarts van de gepigmenteerde laesies voldoende geacht.
Ook de huisarts kan een belangrijke bijdrage leveren aan de individuele preventie. Hij of zij krijgt op het spreekuur frequent de huid van patiënten te zien, al of niet met een vraag over een plekje of angst voor een bobbeltje. Het is vanuit secundair preventief oogpunt belangrijk om aan vroegopsporing te doen via de 'brede blik' van de huisarts en ongevraagd advies te geven (selectieve case finding). Denk hierbij ook aan patiënten met veel moedervlekken en het opmerkzaam zijn op atypische naevi. Voor eigenlijk alle typen huidkanker geldt immers hoe eerder (hoe dunner), hoe beter. Daarbij is het goed te weten dat de door de patiënt aangegeven verandering van een moedervlek een heel belangrijk en discriminerend diagnostisch gegeven is. Een aantal veranderingen is verdacht: groei, verandering in oppervlak, kleurverschuiving, toename van asymmetrie en verandering in gevoel (jeuk, steken enz.). Meer gestructureerd geeft de ABCDE-regel een hulp bij de beoordeling van gepigmenteerde huidtumoren op eventuele maligniteit (zie kader).[13]

ABCDE-regel
Elke letter staat voor een kenmerk van een naevus dat wijst op mogelijke overgang naar een melanoom. De regel komt uit het

Engels: de A staat voor 'asymmetry' (het niet-symmetrisch zijn van de naevus is afwijkend), de B voor 'border' (rand, een vage begrenzing is afwijkend), de C voor 'color' (kleur, de verschillen van kleur zijn afwijkend), de D voor 'diameter' (een doorsnede van meer dan 5 mm diameter is afwijkend) en de E voor 'evolution' (evolutie, groei) of 'elevation' (verheven gedeeltes). Wanneer op drie van de vijf items positief wordt gescoord, is er kans op dysplasie en is histologisch onderzoek noodzakelijk.[14]

Het achterblijven van de sterfte aan melanomen bij de sterk stijgende incidentie kan grotendeels toegeschreven worden aan de tijdige detectie van 'dunne' melanomen (Breslow-dikte minder dan 1 mm), een stadium dat in principe nog curatief verwijderd kan worden. Overigens is dat niet alleen de verdienste van de (huis)arts, maar ook van andere werkers in de gezondheidszorg en zeker ook een gevolg van de toegenomen 'awareness' onder de bevolking.

Dermatoscopie
Dermatoscopie verhoogt de accuratesse van de klinische diagnostiek bij patiënten met een verdenking op een melanoom. Gezien de leercurve die nodig is om deze techniek in de vingers te krijgen en met voldoende diagnostische zekerheid deze vorm van aanvullend onderzoek toe te passen, is het noodzakelijk ervaren te zijn in de basale diagnostiek van gepigmenteerde huidtumoren; vaak zien (en voelen!) is een voorwaarde voor het toepassen van dermatoscopie. Mede gezien de relatief lage incidentie van melanoom in de eerste lijn, zal het gebruik van de dermatoscoop (figuur 18.12) in eerste plaats voorbehouden zijn aan de huidarts, tenzij de huisarts zich specifiek op dit onderdeel heeft bekwaamd en veel ervaring heeft met de diagnostiek van gepigmenteerde laesies.[15]

TERTIAIRE PREVENTIE
Basaalcelcarcinoom
Het is bekend dat van de recidieven 30 procent optreedt binnen een jaar en 66 procent binnen drie jaar (tabel 18.3).[16]
Er is na een basaalcelcarcinoom een toegenomen individueel risico op het krijgen van andere typen huidtumoren zoals het plaveiselcelcarcinoom (risico 5-10% hoger) en het melanoom (risico 2 tot 4 keer hoger). De selectie van patiënten voor nacontrole is maatwerk en hangt af van een aantal factoren (o.a. lokalisatie, multipele tumoren)

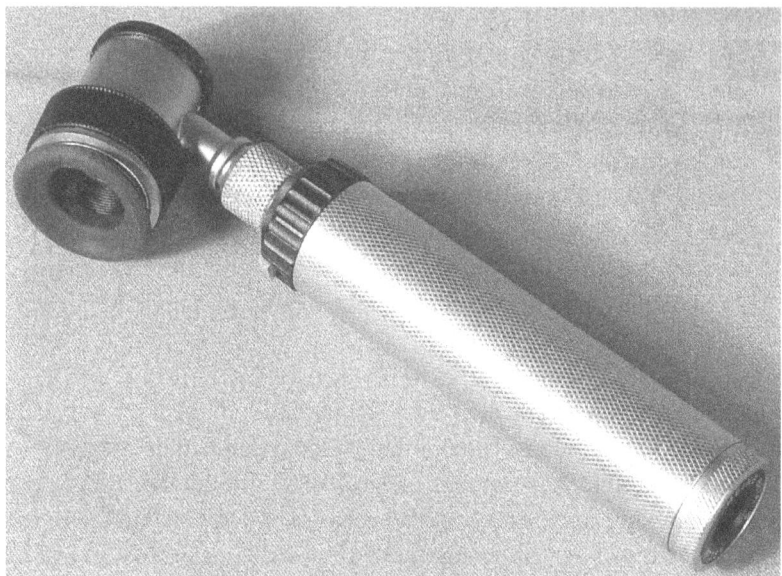

Figuur 18.12 Dermatoscoop Delta 10 (Heine Optotechniek, Herrsching, Duitsland).

die de behandelend arts per patiënt dient af te wegen.[17] Nacontrole vindt in ieder geval plaats bij hoogrisicogroepen (o.a. een huidtumor op jonge leeftijd, het hebben van huidtype I of II, de aanwezigheid van actinische huidschade en het hebben van meer dan één basaalcelcarcinoom in de voorgeschiedenis). Ook zijn de lokalisatie van de primaire tumor, de toegepaste behandeling en de mogelijkheid voor radicaliteitsonderzoek van belang bij de beslissing de patiënt via een (half)jaarlijks controleschema in ieder geval vijf jaar te volgen. De zelfcontrole, de instructie aan de partner om op verandering te letten en het nemen van actie bij een gevoelde verandering van een huidlaesie zijn belangrijk. Het is nog niet duidelijk of het vermijden van de zon bij tertiaire preventie zin heeft. Ten slotte neemt de instructie over de risicofactoren en de voorlichting over zonexpositie en zonbescherming een zeer belangrijke plaats in bij de preventie van recidieven.

Plaveiselcelcarcinoom

Het is algemeen aanvaard dat patiënten met een infiltratief plaveiselcarcinoom gedurende vijf jaar onder controle blijven van de (huid)arts. Ook hier is de alertheid op verandering van plekjes en wondjes van de huid een belangrijk middel om een recidief op tijd te ontdekken. Voorlichting (vermijding zonexpositie tussen 12.00 en 15.00 uur), het

Tabel 18.3	Het tijdstip van van recidiveren van basaalcelcarcinoom na de eerste diagnose[16]
tijdstip	relatieve recidiefkans
eerste jaar	30%
tweede jaar	20%
derde jaar	16%
vierde jaar	9%
vijfde jaar	7%
na het vijfde jaar	18%

ontraden van zonnebanken en 'bakvakanties' en het aanbevelen van een goede protectie met zonnebrandcrèmes (factor 15 of meer) staan hierin centraal. Er is evidence dat antizonnebrandcrèmes bij plaveiselcelcarcinoom een preventieve rol kunnen spelen.[18]

Melanoom

De follow-up van een patiënt met een melanoom vindt in de regel plaats via de tweede lijn, meestal de huidarts.[19] De Breslow-dikte bepaalt of er follow-up door de huidarts dient plaats te vinden en hoe lang dan (tabel 18.4).[20] De volgende richtlijn is hier van toepassing.
- Breslow-dikte tot en met 1 mm: eenmalig controlebezoek een maand na de behandeling van een primair melanoom en instructies voor zelfonderzoek.
- Breslow-dikte meer dan 1 mm: in het eerste jaar een controlebezoek eenmaal per drie maanden, in het tweede jaar eenmaal per vier maanden en in het derde tot en met vijfde jaar: eenmaal per zes maanden.
- Breslow-dikte meer dan 2 mm: in het zesde tot en met tiende jaar eenmaal per jaar controle.

Tabel 18.4	Prognose van de overlevingskans in procenten na een primair melanoom op basis van de Breslow-dikte in millimeters[21]
Breslow-dikte	overlevingskans
< 1 mm	95-100%
1-2 mm	80-96%
2,1-4 mm	60-75%
> 4 mm	50%

De laatste jaren is de follow-up van melanoompatiënten controversieel geworden. De waarde van frequente folllow-up wordt in twijfel getrokken. Uit recent Nederlands onderzoek blijkt dat driekwart van de eerste recidieven van een behandeld melanoom door de patiënt zelf werd gedetecteerd en slechts een kwart bij de poliklinische controles.[22]

Voor de praktijk

- Bij de primaire preventie van huidcarcinomen staan het beschermen tegen UV-expositie op jonge leeftijd en de noodzaak tot vermindering van de cumulatieve zonexpositie gedurende het leven op de voorgrond (zie adviezen KWF).
- Adviezen zijn vooral zinvol voor mensen met een gevoelig huidtype en hoge zonexpositie.
- Vroegopsporing is vooral belangrijk voor melanomen; bij alle patiënten (maar zeker bij de patiënten met een hoog risico) moet de arts aandacht hebben voor atypische of multipele (> 50) naevi.
- Het is zinvol patiënten voor te lichten over de recidiefkans op huidcarcinoom om daarmee de alertheid te bevorderen, het effect van zelfcontrole is vaak groter dan van controle door de arts.

Literatuur

1 Poos MJJC, Vries E de. Prevalentie, incidentie en sterfte naar leeftijd en geslacht. In: Volksgezondheid Toekomst Verkenning, Nationaal Kompas Volksgezondheid. Bilthoven: RIVM, 2006. www.nationaalkompas.nl.
2 Vries E de, Coebergh JWV, Rhee HJ van der. Trends, oorzaken, aanpak en gevolgen van de huidkankerepidemie in Nederland en Europa. Ned Tijdschr Geneesk 2006; 150:1108-15.
3 Coebergh JWW, Heijden LH van der, Janssen-Heijnen MLG, redactie. Cancer incidence and survival in the Southeast of the Netherlands 1955-1994. Eindhoven: Integraal Kankercentrum Zuid, 1995.
4 Nelemans PJ, Kiemeney LA, Rampen FH, Verbeek AL. Trends in mortality from malignant cutaneous melanoma in the Netherlands, 1950-1988. Eur J Cancer 1992; 1:107-11.
5 Poos MJJC, Vries E de. Prevalentie, incidentie en sterfte naar leeftijd en geslacht. In: Volksgezondheid Toekomst Verkenning, Nationaal Kompas Volksgezondheid. Bilthoven: RIVM, 2006. www.nationaalkompas.nl.
6 Munte, K. Inleiding dermatologie, pre-maligne huidtumoren, UV-straling. Erasmus Universiteit, 2006. blackboard_college_I3_Nr1.ppt.
7 Rhee HJ van der, Coebergh JWW. Preventie van het melanoom van de huid. Ned Tijdschr Geneesk 1999;143(26):1356-9.
8 Plaveiselcelcarcinoom. Regionale richtlijn IKZ versie 1.1, 1999.
9 Bergman W, Hamminga L, Schroeff JG van der. 6e Nascholingscursus Dermatologie voor Huisartsen. ICC 2008. (ISBN/EAN 9789075634327.)

10 Bergman W, Reenders K. Vroegdiagnostiek van melanomen door huisarts en dermatoloog. Huisarts Wet 2008;51(10):501-4.
11 Praag MCG van, Pavel S, Menke HE, Oranje AP. Bescherming tegen zonlicht, in het bijzonder bij kinderen. Ned Tijdschrift Geneesk 2000;144(18):830-4.
12 Rhee HJ van der, Vries E de, Coebergh JWW. Gunstige en ongunstige effecten van zonlichtexpositie. Ned Tijdschr Geneesk 2007;151(2):118-22.
13 Nachbar F, Stolz W, Merkle T, et al. High prospective value in the diagnosis of doubtful melanocytic skin lesions. J Am Acad Dermatol 1994;30:551-9.
14 www.huidziekten.nl.
15 Bergman W. Dermatoscopie, een aanwinst bij de klinische beoordeling van gepigmenteerde laesies. Ned Tijdschr Geneesk 2002;146:1574-8.
16 Marghoob A, Kopf AW, Bart RS, et al. Risk of another basal cell carcinoma developing after treatment of a basal cell carcinoma. J Am Dermatol 1993;28:22.
17 Behandeling van patiënten met basaalcelcarcinoom. Richtlijn Nederlandse Vereniging voor Dermatologie 2003. (ISBN 907690667X.)
18 Naylor MF, Boyd A, Smith DW, et al. High sun protection factor sunscreens in the suppression of actinic neoplasia. Arch Dermatol 1995;131:170-5.
19 CBO Richtlijn Melanoom van de huid. CBO/VIKC, 2005. (ISBN 9085230616.)
20 Meyskens FL, David F. Predicting risk for the appearance of melanoma. J Clinic Oncol 2006;24:3522-3.
21 Survival figures from British Association of Dermatologists Guidelines, 2002.
22 Francken AB, Thompson JF, Bastiaannet E, Hoekstra HJ. Detectie van het eerste recidief bij patiënten met melanoom: driekwart door de patiënt zelf, één kwart bij poliklinische controle. Ned Tijdschr Geneesk 2008;152(10):557-62.

Infectieziekten

19 Inleiding preventie van infectieziekten

T.O.H. de Jongh

Dit boek gaat over individuele preventie. Daarom worden die infecties besproken waarbij de arts aan een individueel verhoogd risico moet denken als een patiënt daarmee in de spreekkamer komt. Infectieziekten waarbij vaccinatie volgens het rijksvaccinatieprogramma in Nederland op dit moment gebruikelijk is worden niet behandeld, tenzij er discussie is over ongevaccineerde risicopatiënten (pneumokokken) of het nut van herhalingsinjecties bij verwondingen (tetanus). Een aantal infecties zoals luchtweginfecties, gastro-enterale infecties en urineweginfecties worden niet besproken omdat de infecties onvoldoende ernstig zijn en/of effectieve preventie niet mogelijk is.

Preventieve maatregelen bij infectieziekten

In principe bestaan de volgende preventieve mogelijkheden bij infecties.
- Primaire preventie:
  - vaccinatie;
  - besmettingspreventie.
- Secundaire preventie:
  - vroegopsporing.
- Tertiaire preventie:
  - complicaties voorkomen.

De primaire preventie is bij infectieziekten verreweg het belangrijkste.

VACCINATIE
In Nederland omvat het rijksvaccinatieprogramma in 2009 vaccinaties tegen de bof, mazelen en rode hond (BMR), tegen difterie, kinkhoest, tetanus en poliomyelitis (DKTP), tegen *Haemophilus influenza* B (Hib), tegen pneumokokken en tegen meningitis C. Tegen hepatitis B wordt

alleen gevaccineerd op indicatie. In 2009 wordt gestart met het vaccineren tegen HPV (humaan papillomavirus) van alle meisjes van 12 jaar (tabel 19.1). Ongeveer 95 procent van alle zuigelingen is gevaccineerd, van de schoolgaande kinderen meer dan 90 procent.[1]

Tabel 19.1 Rijksvaccinatieprogramma in 2009[2]			
fase	leeftijd	injectie 1	injectie 2
fase 1	0 maanden	HepB*	
	2 maanden	DKTP-Hib	Pneu
	3 maanden	DKTP-Hib	Pneu
	4 maanden	DKTP-Hib	Pneu
	11 maanden	DKTP-Hib	Pneu
	14 maanden	BMR	MenC
fase 2	4 jaar	DKTP	
fase 3	9 jaar	DTP	BMR
fase 4	12 jaar	HPV (3×)**	

* alleen op indicatie.
** alleen meisjes.

Voor artsen is het belangrijk om in individuele gevallen rekening te houden met een ontstane noodzaak tot vaccinatie, zowel primo- als revaccinaties. Het is zinvol aandacht te besteden aan mensen die niet of onvolledig zijn gevaccineerd om religieuze redenen en aan allochtonen en vluchtelingen die met een onvoldoende vaccinatiestatus naar Nederland komen. Ook kan er door ziekte of een operatie een noodzaak tot vaccinatie ontstaan. Zo ontstaat voor mensen die een miltextirpatie ondergaan, de indicatie voor vaccinatie tegen pneumokokken en influenza, terwijl vaccinatie tegen Hib en meningokokken groep C te overwegen is. Ook is bij hen bij koorts antibiotische profylaxe geïndiceerd. Overigens worden in Nederland bij veel mensen met miltextirpatie deze richtlijnen niet opgevolgd.[3]
Ook reizigersvaccinaties en malariaprofylaxe vallen onder primaire preventie, maar worden hier niet besproken.

BESMETTINGSPREVENTIE
Alle genoemde infectieziekten worden verkregen door exogene besmetting dat wil zeggen dat iemand besmet wordt door een andere patiënt, via een van de lichaamsopeningen, de huid of het bloed. In

principe is het mogelijk de besmettingsweg te onderbreken bij de bron of bij de gastheer (figuur 19.1).

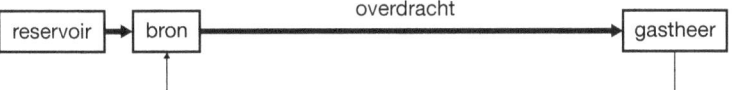

Figuur 19.1 *Besmettingsweg van infecties.*

Een enkele keer is er sprake van endogene besmetting (zelfbesmetting), bijvoorbeeld als er een bacterie uit de mond door tandheelkundige manipulatie in het bloed terecht komt en een beschadigde hartklep infecteert.
Het is voor de arts belangrijk niet zelf als besmettingsbron te functioneren door voldoende hygiënische maatregelen te nemen, zowel voor zichzelf als voor het gebruikte instrumentarium.

VROEGOPSPORING

Vroegopsporing kan worden toegepast bij klachtenvrije risicogroepen voor een bepaalde infectie, bijvoorbeeld een SOA. Hierbij speelt niet alleen het risico voor de patiënt zelf, maar ook de preventie van verdere verspreiding een rol. Dit is ook het geval bij de opsporing van hepatitis A-patiënten bij een epidemie.

COMPLICATIES VOORKOMEN

Het voorkómen van complicaties valt meestal onder de behandeling van potentieel gevaarlijke aandoeningen. Voorbeelden zijn de toediening van imuunglobuline aan zwangere vrouwen met een voor de baby potentieel gevaarlijke virale infectie (bijvoorbeeld rode hond bij ongevaccineerden) en de toediening van virostatica bij zwangere vrouwen met HIV om infectie bij de geboorte van het kind te voorkomen.
Ook het toedienen van antibiotica ter preventie van wondinfecties en endocarditisprofylaxe vallen onder het voorkómen van complicaties.

Literatuur

1 www.rivm.nl/cib/vaccinatiegraad, geraadpleegd februari 2009.
2 www.rivm/rvp, geraadpleegd februari 2009.
3 Brandenburg JJI, Jong VM de, Oostenbroek RJ, et al. Splenectomie in een groot algemeen ziekenhuis; naleving postoperatieve richtlijnen voor vaccinatie en profylaxe gebrekkig. Ned Tijdschr Geneesk 2008;152:1164-8.

20 Influenza

G.A. van Essen

Influenza ('griep') is een acute luchtweginfectie, veroorzaakt door een influenzavirus. De infectie komt in Nederland vooral in koude jaargetijden voor. Verreweg de meeste patiënten herstellen binnen twee tot drie weken, maar de infectie kan gepaard gaan met ernstig complicaties en kan soms fataal verlopen.[1] Influenza is een luchtweginfectie die bijna jaarlijks terugkeert en grote gevolgen heeft voor zowel de gezondheid als de economie.

Naast de jaarlijkse epidemieën wordt de wereld een paar keer per eeuw opgeschrikt door een pandemie (tabel 20.1). Pandemieën worden gekenmerkt door hoge morbiditeit, bovenmatige mortaliteit en grote negatieve sociale en economische gevolgen. De laatste pandemie vond plaats in 1968-1969.[2] In 2009 ontstond de zogenaamde Nieuwe Influenza A (H1N1), die mogelijk tot een nieuwe pandemie zal leiden.

Tabel 20.1 Grieppandemieën

jaar	pandemie	type	gevolgen
1918	Spaanse griep	H1N1	20 miljoen doden wereldwijd, vooral jongvolwassenen
1957	Aziatische griep	H2N2	70.000 doden in VS; prevalentie onder basisschoolkinderen ongeveer 50%
1968	Hong Kong-griep	H3N2	

Preventie van influenza is mogelijk met vaccinatie en met antivirale middelen. In Nederland wordt vaccinatie aanbevolen voor mensen uit bepaalde risicogroepen. De plaats van antivirale middelen bij preventie en behandeling van influenza tijdens een normale epidemie verschilt van het gebruik tijdens een pandemie.

INFLUENZAVIRUS

Er zijn drie typen influenzavirussen. Type A komt behalve bij mensen ook in andere species voor. Type B en C komen uitsluitend bij mensen voor. De grootste antigene variatie wordt gezien bij influenza type A, gevolgd door type B en daarna type C. Type C veroorzaakt slechts milde ziekteverschijnselen,[3] type B is in staat epidemieën te veroorzaken en type A is de oorzaak van grote epidemieën of pandemieën. Karakteristiek voor het influenzavirus is de mogelijkheid tot antigene variatie door wijziging van de samenstelling van de oppervlakte-eiwitten. De twee belangrijkste oppervlakte-eiwitten die als antigenen fungeren waartegen het lichaam antistoffen aanmaakt zijn hemagglutinine (H) en neuraminidase (N). Door veranderingen van antigene eigenschappen (met name in H en N) ontstaat een nieuw type influenzavirus dat door antilichamen tegen voorgaande virusvarianten niet wordt herkend. Bij kleine antigene variatie wordt gesproken van antigene 'drift', bij drastische wijziging van antigene 'shift'. In dat laatste geval wordt een compleet gen dat codeert voor een oppervlakte-eiwit, uitgewisseld tegen een gen van een virus uit een niet-menselijk reservoir. In de meeste gevallen betreft het dan een aviair virus (vogelgriep). In 2009 betrof het een varkensinfluenzavirus. Een antigene shift kan de aanleiding tot een pandemie vormen.[4]

BESMETTING

De overdracht van het menselijk influenzavirus verloopt via druppelinfectie van de luchtwegen. De incubatieperiode bedraagt een tot twee dagen, met soms een uitloop naar vier dagen. De patiënt is besmettelijk van één dag voor het optreden van de ziekteverschijnselen tot vijf à zes dagen daarna. De minimaal noodzakelijke aerogene besmettingsdosis ligt bijzonder laag, waarschijnlijk gaat het hierbij om één of hooguit enkele virusdeeltjes. Besmetting treedt vooral op in besloten ruimtes met veel aanwezigen ('crowding') zoals in het openbaar vervoer. In droge, koude lucht blijven virushoudende druppeltjes het langst besmettelijk (uren tot dagen). In natte of warme lucht en door inwerking van zonlicht worden ze snel inactief. Infectie via besmette handen of voorwerpen (deurkrukken, telefoon, toetsenborden) speelt waarschijnlijk een kleinere rol dan de aerogene besmetting.
Na inademing hecht het virus zich aan receptoren in de neus, de farynx, de larynx, de trachea en de bronchiën. De geïnfecteerde cellen sterven af en dit leidt tot beschadiging van het trilhaarepitheel. Na enkele dagen komt de specifieke afweer op gang en ongeveer vijf dagen na besmetting is het virus geëlimineerd. Bij kinderen en bij patiënten met verminderde weerstand duurt dat langer.

ZIEKTEVERSCHIJNSELEN, DIAGNOSTIEK EN COMPLICATIES

Influenza kenmerkt zich door de trias van:[5] (1) een acuut begin (binnen 12 uur) van (2) respiratoire symptomen (hoesten, keelpijn, kortademigheid en neusverkoudheid) en (3) algemene symptomen (koorts boven de 38 °C, algehele malaise, hoofdpijn en spierpijn). Normaliter is de ziekte 'self-limiting', daalt de lichaamstemperatuur gemiddeld binnen twee tot zes dagen en is de patiënt binnen drie weken volledig hersteld. Bij jonge kinderen verloopt de infectie dikwijls atypisch. Bij neonaten zijn de belangrijkste verschijnselen lethargie, slecht drinken, ademnood, koorts en pneumonie. Andere veelvoorkomende symptomen - met name bij kinderen jonger dan zes maanden - zijn gastro-intestinale verschijnselen, zoals buikpijn, diarree en braken. Koortsconvulsies komen voor bij 20 procent van de kinderen die zijn opgenomen wegens infectie met influenza.

De diagnose berust op het klinisch beeld. Serologisch of virologisch onderzoek is in de praktijk niet noodzakelijk, aangezien het geen consequenties heeft voor het beleid.

Wanneer ook de pulmonaire alveoli besmet raken, kan dit een primaire virale pneumonie veroorzaken. Commensale bacteriën (*H. influenzae*, pneumococcen, *S. aureus*) kunnen vanwege de aanwezigheid van celbeschadigingen een secundaire bacteriële infectie veroorzaken (otitis media, sinusitis, bacteriële pneumonie, acute bronchitis). Vooral de stafylokokkenpneumonie kan levensbedreigend zijn. Bij risicogroepen kan een influenzainfectie een exacerbatie van de onderliggende aandoening veroorzaken (diabetes mellitus, hart- en longaandoeningen).

Kinderen onder de twee jaar vormen een aparte risicogroep. Hun afweersysteem is dikwijls nog onvoldoende ontwikkeld om een voldoende adequate reactie te ontwikkelen op een infectie met het influenzavirus.

Epidemiologie van influenza

Diverse factoren maken het lastig om eenduidige incidentie- en prevalentiecijfers te geven. Een van de belangrijkste redenen is dat influenza-achtige ziektebeelden klinisch nagenoeg niet van influenza te onderscheiden zijn en derhalve voor een vertekening kunnen zorgen van het aantal geregistreerde gevallen van influenza. Bovendien consulteren niet alle patiënten hun huisarts vanwege griep of griepachtige klachten. Incidentiecijfers afkomstig uit de algemene populatie zullen derhalve hoger zijn dan incidentiecijfers die berusten op huisartsregistraties.[6]

De Tweede Nationale Studie[7] meldt een in de huisartspraktijk geregistreerde incidentie van influenza en influenza-achtige ziektebeelden van 2,1 per 1000 mannen en 2,0 per 1000 vrouwen per jaar, waarbij de hoogste incidentie wordt gezien in de leeftijd tussen 25 en 44 jaar. De meeste registraties van dit onderzoek vonden plaats in 2001 (figuur 20.1).

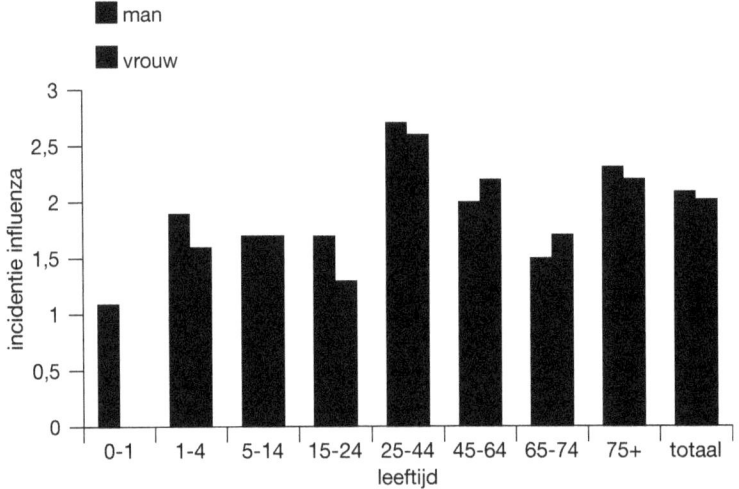

Figuur 20.1 Incidentie van influenza en influenza-achtige ziektebeelden per 1000 per jaar: verdeling naar leeftijd en geslacht[7]

De incidentie van influenza en influenza-achtig ziektebeelden wordt vaak per seizoen opgegeven omdat de winter, het seizoen van voorkeur voor deze ziektebeelden, over twee kalenderjaren verdeeld is. De incidentie is de laatste decennia behoorlijk afgenomen, van ruim 86 per 1000 in het winterseizoen 1971-72 naar 12 per 1000 in het winterseizoen 2006-07.[1] Als verklaringen voor deze daling worden aangevoerd:

- een verbeterde algemene gezondheidstoestand;
- een verhoogde vaccinatiegraad onder risicogroepen;
- een afname van het aantal personen per huishouden;
- veranderingen in diagnose.

Nederland heeft tussen 1979 en 2005 zes griepepidemieën doorgemaakt, namelijk in 1985-86, 1989-90, 1993-94, 1995-96, 1999-2000 en 2004-2005 (figuur 20.2). Bij een incidentie van vijf tot twaalf nieuwe gevallen van een influenza-achtig ziektebeeld per 10.000 personen per week wordt gesproken van een milde epidemie, bij twaalf tot twintig nieuwe gevallen van een epidemische activiteit en bij meer dan twintig nieuwe gevallen van een zware epidemie. De epidemie van 2004-2005 was de grootste van de afgelopen vijf jaar en ging tevens gepaard met het ernstigste ziektebeeld.

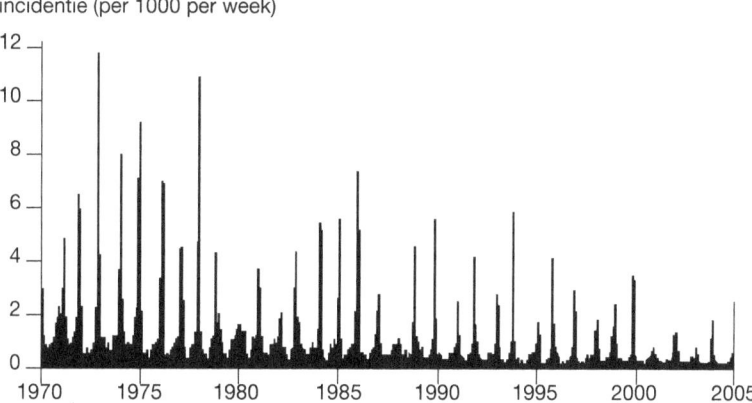

Figuur 20.2 *Incidentie van influenza-achtige ziektebeelden van januari 1970 tot en met februari 2005. (Bron: CMR-Peilstations Nederland.)*

Preventieve mogelijkheden

Preventie van influenza en influenza-achtige ziektebeelden kan geschieden door medische én niet-medische interventies.
Algemene hygiënemaatregelen (handen wassen, hygiëne bij voedsel- en drankbereiding, isolatie, hoest- en nieshygiëne) zijn wel enigszins effectief, alhoewel dat slechts is aangetoond in observationeel onderzoek.[8] Contactvermijding en het dragen van een goed afsluitend mond-neusmasker kan zinvol zijn.[9]
Bij een dreigende pandemie krijgt de patiënt het advies thuis te blijven en met een eenvoudig chirurgisch mondmasker verspreiding van het virus naar huisgenoten te beperken. Het advies voor medisch personeel is zichzelf beschermen met een zogenaamd FFP2-masker. Daarvan is enige belemmerende werking op de transmissie aangetoond.[10]
Tot de medische interventies behoren vaccinatie en het profylactisch gebruik van antivirale middelen. Vaccinatie is verreweg de belangrijkste preventiemethode.

VACCINATIE

Volgens de Gezondheidsraad komen de volgende risicogroepen voor vaccinatie in aanmerking.[11]

- Patiënten met afwijkingen en functiestoornissen van de luchtwegen en longen. Dit betreft astma (indien sprake is van onderhoudsbehandeling met inhalatiecorticosteroïden), COPD, longcarcinoom, antracosilicose, longfibrose, mucoviscoïdose, ernstige kyfoscoliose, status na longresectie, ademhalingsstoornissen door neurologische en andere aandoeningen.[12]
- Patiënten met een chronische stoornis van de hartfunctie. Dit betreft aandoeningen die kunnen leiden tot hartfalen, zoals doorgemaakt hartinfarct, angina pectoris, ritmestoornissen, klepgebreken of chronische longstuwing.
- Patiënten met diabetes mellitus.
- Patiënten met ernstige nierinsufficiëntie, leidend tot dialyse of niertransplantatie.
- Patiënten die recent een beenmergtransplantatie hebben ondergaan.
- Personen die geïnfecteerd zijn met HIV.
- Kinderen en adolescenten in de leeftijd van 6 maanden tot 18 jaar die langdurig salicylaten gebruiken; bij een virale infectie zouden zij een verhoogde kans lopen op ontwikkeling van het syndroom van Reye.[13]
- Verstandelijk gehandicapten in intramurale voorzieningen.
- Personen van 60 jaar en ouder.[14]
- Personen met verminderde weerstand tegen infecties. Dit betreft onder andere levercirrose, asplenie, auto-immuunziekten en chemotherapie.
- Verpleeghuisbewoners.
- Personeel in verpleeghuizen, verzorgingshuizen en ziekenhuizen.
- Gezondheidszorgwerkers met veelvuldige en intensieve contacten met patiënten, waaronder werkers in de huisartspraktijk.

Werknemers in instellingen voor gezondheidszorg wordt geadviseerd zich te laten vaccineren.[15,16] Dit geldt voor personeel in verpleeghuizen, verzorgingshuizen en ziekenhuizen, en voor gezondheidswerkers met veelvuldige en intensieve contacten met patiënten. Huisartsen en het personeel van huisartspraktijken vallen daar volgens het NHG ook onder. Niet alleen kunnen zij influenza onder kwetsbare groepen verspreiden, een hoog ziekteverzuim onder de werknemers kan leiden tot een onwenselijk hoge werkdruk voor de niet-zieke collega's.

Influenzavaccinatie

Ieder jaar roepen huisartsen personen uit de risicogroepen op zich eind oktober, begin november te laten vaccineren. Zowel bij een vroege als bij een late epidemie zijn in dat geval de antilichaamtiters maximaal. Onderzoek van het NIVEL uit 2006 bij 72 huisartspraktijken laat zien dat 75,2 procent van de hoogrisicopopulatie (26% van de totale populatie) gehoor geeft aan deze oproep. Ongeveer 19,5 procent van de totale populatie, dat zijn globaal 3,2 miljoen Nederlanders, werd dat jaar gevaccineerd.[17]

De effectiviteit van een influenzavaccin in een willekeurig jaar wordt bepaald door de mate waarin de antigene eigenschappen van het uiteindelijk circulerende virus lijken op de antigene eigenschappen van het vaccin.[18] Bij een zogenaamde 'close fit', dat wil zeggen dat het vaccin matcht met de influenzastam die circuleert en de circulatie daarvan in de populatie hoog is, is een effectiviteit te verwachten van 80 procent (95%-BI 56-91%), dalend tot 50 procent (95%-BI 27-65%) indien er geen close fit is. De effectiviteit tegen influenza-achtige ziektebeelden is 30 procent (95%-BI 17-41%).[19]

PROFYLACTISCH GEBRUIK VAN ANTIVIRALE MIDDELEN

Als antivirale middelen bij influenza komen in aanmerking amantadine en de neuraminidaseremmers oseltamivir en zanamivir. Deze middelen zijn ook geregistreerd voor profylactisch gebruik, met dien verstande dat amantadine uitsluitend effectief is tegen het influenzaA-virus.

Amantadine is weliswaar goedkoper dan neuraminidaseremmers, maar heeft als nadelen dat er bij 10 procent van de gebruikers centrale bijwerkingen optreden en dat er bij een derde van de patiënten resistentie kan optreden. De NHG-Standaard adviseert daarom amantadine niet als profylaxe van influenza voor te schrijven. De voorkeur gaat uit naar de nieuwere neuraminidaseremmers, oseltamivir en zanamivir. Profylactische behandeling kan geïndiceerd zijn in de volgende situaties.

- Als postexpositieprofylaxe tijdens een virologisch bevestigde influenza-uitbraak in een verzorgingshuis.[18]
- Bij patiënten met een zeer hoog risico op complicaties van influenza.
- Tijdens een dreigende influenzapandemie.[19]
- Bij een verhoogd risico op overdracht van een griepvirus van dier op mens (bijvoorbeeld in het geval van veeartsen die belast zijn met het ruimen van besmet pluimvee).

Antivirale middelen werken uitsluitend profylactisch zolang zij gebruikt worden. Postexpositieprofylaxe moet binnen twee dagen na contact met een besmette persoon starten en in ieder geval zeven dagen worden gebruikt. In sommige gevallen kan gebruik gedurende zes tot acht weken nodig zijn (de gemiddelde duur van een influenzaseizoen).

Antivirale middelen
Zowel oseltamivir als zanamivir zijn bij gezonde volwassenen effectief als primaire profylaxe van symptomatische, in het laboratorium bevestigde influenza, met een relatieve risicoreductie van 67 tot 74 procent.[22] Dat betekent dat de kans om influenza te krijgen in een willekeurig influenzaseizoen bijvoorbeeld daalt van 5 procent (bij placebo) tot 2 procent (bij gebruik van een antiviraal middel vóór contact met een patiënt met influenza).
De kosten voor een kuur van een week zijn circa 30 euro en dat loopt dus behoorlijk op bij langdurig gebruik.
Bij oseltamivir komt misselijkheid als bijwerking voor; bij het te inhaleren zanamivir kan soms een exacerbatie van astma voorkomen.
De werkzaamheid van neuraminidaseremmers als profylaxe bij hoogrisicogroepen (personen met een verhoogd risico op influenzacomplicaties, zoals ouderen) is weinig onderzocht.
Bij gebruik van deze middelen ter behandeling van influenza neemt de ziekteduur met ongeveer een dag af (95%-BI 0,5-1,5).
In 2008 is geconstateerd dat in Europa 25 procent van de circulerende influenzavirussen resistent is tegen oseltamivir, ondanks het geringe gebruik ervan. In Nederland was er resistentie bij 30 procent, in Noorwegen zelfs bij 75 procent van de gevonden H1N1-virussen. Voor zanamivir is nauwelijks resistentie aangetoond. De toekomst moet uitwijzen of de resistentie tegen H1N1 ook bij andere typen influenza wordt gevonden.[23]

Voor de praktijk

- Preventie van influenza door algemene hygiëne en het dragen van een mond-neusmasker werkt waarschijnlijk wel, maar de effectiviteit is onbewezen.

- Influenzavaccinatie van risicogroepen is zinvol om complicaties te voorkomen; een schriftelijke oproep voor de griepprik van de eigen huisarts verhoogt de compliantie.
- Preventie (en behandeling) van influenza met antivirale middelen is alleen nodig bij personen die een zeer hoog risico op complicaties lopen indien zij niet gevaccineerd zijn.
- Profylactisch gebruik van antivirale middelen is geïndiceerd bij niet-gevaccineerde bewoners van verzorgingshuizen wanneer daar een (bewezen) influenza-epidemie uitbreekt.
- Bij een dreigende pandemie krijgen bewezen influenzapatiënten behandeling met neuraminidaseremmers; contacten krijgen post-expositieprofylaxe.
- Als de pandemie doorzet worden alleen zieken behandeld; preventie is dan alleen nodig voor speciale categorieën patiënten met sterk verminderde weerstand.

Literatuur

1 Essen GA van, Bueving HJ, Voordouw ACG, et al. NHG-Standaard Influenza en influenzavaccinatie 2008. http://nhg.artsennet.nl.
2 Essen GA van, Berg HF, Bueving HJ, et al. NHG-Standaard Influenzapandemie 2007. http://nhg.artsennet.nl.
3 Matsuzaki Y, Katsushima N, Nagai Y, et al. Clinical features of influenza C virus infection in children. J Infect Dis 2006;193:1229-35.
4 Belshe RB. The origins of pandemic influenza - lessons from the 1918 virus. N Engl J Med 2005;353:2209-11.
5 Call SA, Vollenweider MA, Hornung CA, et al. Does this patient have influenza? JAMA 2005;293:987-97.
6 Dijkstra F. Jaarrapportage respiratoire infectieziekten 2006/2007. Bilthoven: RIVM, 2007.
7 Tweede Nationale Studie naar ziekten en verrichtingen in de huisartspraktijk: klachten en aandoeningen in de bevolking en in de huisartspaktijk. Utrecht: Nivel, 2004.
8 Jefferson T, Foxlee R, Del Mar C, et al. Interventions for the interruption or reduction of the spread of respiratory viruses. Cochrane Database Syst Rev 2007(4):CD006207.
9 Stichting Werkgroep Infectie Preventie, http://wip.nl.
10 Sande M van der, Teunis P, Sabel R. Professional and home-made face masks reduce exposure to respiratory infections among the general propulatio. Plos ONE 2008;3:e2618.
11 Gezondheidsraad. Griepvaccinatie: herziening van de indicatiestelling. Publicatienr. 2007/9. Den Haag: Gezondheidsraad, 2007.
12 Cates CJ, Jefferson TO, Bara AI, Rowe BH. Vaccines for preventing influenza in people with asthma. Cochrane Database Syst Rev 2004:CD000364.
13 McGovern MC, Glasgow JFT, Stewart MC. Reye's syndrome and aspirin: lest we forget. BMJ 2001;322:1591-2.

14 Jansen AG, Sanders EA, Hoes AW, et al. Influenza- and respiratory syncytial virus-associated mortality and hospitalisations. Eur Respir J 2007;30:1158-66.
15 Hayward AC, Harling R, Wetten S, et al. Effectiveness of an influenza vaccine programme for care home staff to prevent death, morbidity, and health service use among residents: cluster randomised controlled trial. BMJ 2006;333:1241-6.
16 Thomas RE, Jefferson T, Demicheli V, Rivetti D. Influenza vaccination for healthcare workers who work with elderly. Cochrane Database Syst Rev 2006(3): CD005187.
17 Tacken M, Mulder J, Hoogen H van den, et al. Monitoring griepvaccinatiecampagne 2006. LINH/NIVEL, 2007.
18 Rimmelzwaan GF, Jong JC de, Donker GA, et al. Het influenzaseizoen 2005/'06 in Nederland en de vaccinsamenstelling voor het seizoen 2006/'07. Ned Tijdschr Geneesk 2006;150:2209-14.
19 Demicheli V, Rivetti D, Deks JJ, et al. Vaccines for preventing influenza in healthy adults. Cochrane Database Syst Rev 2004:CD001269.
20 Cools HJ, Essen GA van. De richtlijn 'Influenzapreventie in verpleeghuizen en verzorgingshuizen' van de Nederlandse Vereniging van Verpleeghuisartsen; taakverdeling tussen verpleeghuisarts, huisarts en bedrijfsarts. Ned Tijdschr Geneesk 2005;149:119-24.
21 Welliver R, Monto AS, Carewicz O, et al. Effectiveness of oseltamivir in preventing influenza in household contacts: a randomised controlled trial. JAMA 2001;285: 748.
22 Cooper NJ, Sutton AJ, Abrams KR, et al. Effectiveness of neuraminidase inhibitors in treatment and prevention of influenza A and B: systematic review and meta-analyses of randomised controlled trials. BMJ 2003;326:1235-40.
23 Sheu TG, Deyde VM, Okomo-Adhiambo M, et al. Surveillance for neuraminidase inhibitor resistance among human influenza A and B viruses circulating worldwide in 2004-2008. Antimicrob Agents Chemother 2008: e-pub.

21 Hepatitis

E.H. van de Lisdonk

Hepatitis is een verzamelnaam voor diverse vormen van leverontsteking.[1,2,3] De etiologie van hepatitis is gevarieerd: virale infecties, infecties met andere micro-organismen zoals leptospirose, alcohol, obstructie van de galafvoer, toxische hepatitis zoals ten gevolge van geneesmiddelen, niet-alcoholische steatohepatitis.
Dit hoofdstuk betreft de virale hepatitis. Omdat hepatitis D alleen voorkomt bij patiënten met chronische hepatitis B, en hepatitis E in Nederland een zeldzame importziekte is (uit Azië, Afrika of Midden-Amerika), beperkt dit hoofdstuk zich tot de virale hepatitis A, B en C. Hepatitis ten gevolge van het Epstein-Barr-virus, het cytomegalievirus en het rubellavirus wordt hier niet besproken.

Hepatitis A
Het hepatitis A-virus wordt overgebracht via de fecaal-orale route. Na een incubatietijd van drie tot zes weken krijgt de patiënt klachten: koorts, vermoeidheid en verminderde eetlust, en daarop volgt geelzucht. De klachten en leverfunctiestoornissen houden vier tot zes weken aan. De besmettelijkheid reikt van twee weken voor het optreden van de symptomen tot aan de tweede week daarna. Patiënten herstellen volledig van deze infectie. IgG-antistoffen tegen het hepatitis A-virus blijven langdurig, soms levenslang aantoonbaar. Hepatitis A wordt nooit chronisch.

Hepatitis B
Het hepatitis B-virus verspreidt zich via bloed, seksueel contact en mogelijk speeksel. Zogenoemde verticale transmissie is mogelijk van moeder op kind tijdens de geboorte. De incubatietijd bedraagt gemiddeld twee tot drie maanden. De klachten lijken die van hepatitis A. Ongeveer 90 procent van de besmette personen herstelt volledig. De

besmettelijkheid duurt bij deze personen van enkele weken voor het optreden van de symptomen tot ongeveer drie maanden daarna.
In ongeveer 10 procent van de gevallen ontwikkelt zich een chronische hepatitis B. Deze patiënten hebben permanent het HBsAg (hepatitis B s-antigeen) in hun bloed en zijn daardoor besmettelijk voor anderen. Deze besmettelijkheid is laag indien er zich antistoffen tegen het HBeAg (hepatitis B e-antigeen) hebben ontwikkeld, en hoog indien dit niet zo is. Bij ongeveer 10 procent van de patiënten met een chronische hepatitis B ontwikkelt zich een hepatocellulair carcinoom. Zeldzaam is de fulminante hepatitis B die levercelnecrose geeft en in korte tijd tot de dood leidt.

Hepatitis C
Het hepatitis C-virus verspreidt zich vooral door direct bloed-bloedcontact, zoals bij bloedtransfusies, hemodialyse en gemeenschappelijk gebruik van injectienaalden door intraveneuze drugsgebruikers. Het risico op overdracht via seksueel contact is waarschijnlijk miniem. Wat de incubatietijd en klachten betreft lijkt de ziekte op hepatitis B. De acute infectie verloopt vaak symptoomloos. Bij 70 à 80 procent van de geïnfecteerden ontstaat een chronische hepatitis C. Van hen ontwikkelt ongeveer 25 procent levercirrose, en van deze patiënten krijgen enkelen een hepatocellulair carcinoom.

Hepatitis A, B en C zijn meldingsplichtige ziekten. Zij behoren tot de zogenoemde groep B2, ziekten die na bevestiging van de diagnose in het laboratorium op naam van de patiënt gemeld moeten worden en mogelijk tot een verbod op de beroepsuitoefening leiden.[4]

Epidemiologie van hepatitis

Hepatitis A is wereldwijd de meest voorkomende vorm van hepatitis. In Nederland komt de ziekte niet heel vaak voor. Er worden per jaar tussen de vierhonderd en duizend gevallen gemeld.[5] Soms is er een kleine, lokale epidemie, bijvoorbeeld op een basisschool.
Hepatitis B kent wereldwijd naar schatting 300 miljoen dragers, met name in Afrika en Zuidoost-Azië.[2] In Nederland werden in 2006 1732 nieuwe gevallen van hepatitis B geregistreerd, waarvan 240 gevallen van acute hepatitis en 1492 gevallen van chronische hepatitis.[5] De prevalentie van hepatitis B in Nederland wordt geschat op 3,1 per 100.000 mannen per jaar en 0,9 per 100.000 vrouwen per jaar.[6]
Hepatitis C komt wereldwijd voor bij naar schatting 240 miljoen mensen.[2] De prevalentie onder bloeddonoren bedraagt in Noord-

west-Europa 0,04 procent, in tropische gebieden 1,5-3 procent en in Egypte zelfs 20 procent. Onder niet-intraveneuze drugsgebruikers in Nederland is de prevalentie 10 à 15 procent, onder intraveneuze drugsgebruikers oplopend tot 80 procent.[7]

Factoren van invloed op de incidentie van hepatitis

De belangrijkste reden voor acquisitie van hepatitis A is contact met viraal besmet water en contact met besmette personen. De besmettelijkheid van deze vormen van verspreiding is hoog; ook in opgedroogde feces blijft het virus ten minste twee weken infectieus.
Er zijn enkele groepen mensen die een verhoogd risico hebben om hepatitis A op te lopen.[7]
- Gezinsleden, verzorgers en partners van patiënten met hepatitis A (of E).
- Kinderen in kinderdagverblijven en scholen, en de groepsleiding in de eerste twee groepen van het basisonderwijs.
- Personen in instellingen voor en de verzorgers/groepsleiding van met name ernstig verstandelijk gehandicapten waar het moeilijk is de hygiëne te handhaven.
- Homoseksuele mannen met onveilige wisselende (oraal-anale) contacten (sauna's en darkrooms).
- Reizigers naar ontwikkelingslanden, vooral kinderen van allochtone ouders. Indien zij kort voor terugkeer een besmetting hebben opgelopen, is er tevens grote kans op verspreiding.
- Drugsgebruikers (wegens slechte hygiëne).
- Patiënten met hemofilie. Transmissie van hepatitis A is in het verleden beschreven via het gebruik van factor VIII en factor IX. Bovendien zijn deze patiënten vaak ook al besmet met hepatitis C.
- Personen die frequent in contact komen met primaten die vatbaar zijn voor een hepatitis A-infectie.
- Rioolarbeiders die in contact komen met rioolwater en personen die hiervan monsters afnemen (voor Nederlandse rioolarbeiders is dit niet onderzocht).

De belangrijkste reden voor acquisitie van hepatitis B is contact met virusbevattende lichaamsvochten (bloed, sperma, vaginaal vocht) (zie ook hoofdstuk 25). De kansen hierop zijn in het bijzonder hoog voor:[7]
- contacten met besmette personen in het gezin (denk aan gemeenschappelijk gebruik van tandenborstels en scheermesjes) en in instellingen (denk ook aan bijten, kwijlen, automutilatie);

- seksuele transmissie (onbeschermd anaal-genitaal contact, gezamenlijk gebruik van bijvoorbeeld dildo's, bepaalde vormen van SM, onbeschermd vaginaal-genitaal contact);
- parenterale transmissie (spuiten, naalden, endoscopen, bloedproducten, donorsperma, tatoeage, piercing, acupunctuur, bijtwonden).

Acquisitie van hepatitis C verloopt via bloed-bloedcontact, daarvoor gelden in principe dezelfde uitgangspunten als die voor hepatitis B.

De meeste van de genoemde factoren zijn beïnvloedbaar.

Preventieve mogelijkheden

PRIMAIRE PREVENTIE

Primaire preventie van hepatitis kent twee aangrijpingspunten: het voorkómen van transmissie en vaccinatie.

Hepatitis A

Transmissie van hepatitis A is te voorkomen door de volgende maatregelen.
- De hepatitis A-patiënt blijft thuis van school of werk tot een week na het ontstaan van de icterus.
- De hepatitis A-patiënt en de personen uit de directe omgeving nemen strikte hygiëne in acht (mijd contact met feces, handen wassen, toilet dagelijks schoonmaken) tot een week na het ontstaan van de icterus.
- In landen met een hoge prevalentie van hepatitis A is besmetting te vermijden door uitsluitend water te drinken dat is gekookt (thee) of uit flessen die je zelf openmaakt of die aan tafel open worden gemaakt. Chlorering van drinkwater is een onvoldoende maatregel. Eet geen ijs en rauwkost.

Vaccinatie tegen hepatitis A geschiedt met geïnactiveerd hepatitis A-virus en leidt in bijna 100 procent van de gevallen tot seroconversie bij kinderen.[8] Bij volwassenen worden twee vaccinaties met een tussenpoos van een halfjaar geadviseerd. Als de patiënt eenmaal besmet is, is toediening van gammaglobuline mogelijk (passieve immunisatie). Onlangs is echter gebleken dat actieve vaccinatie na expositie even effectief was als passieve immunisatie.[9] Actieve vaccinatie heeft waarschijnlijk de voorkeur omdat de immunologische effecten veel langer aanhouden.

Een indicatie voor deze vaccinatie hebben risicogroepen, zoals directe contacten tijdens een epidemische uitbraak en reizigers naar landen met onvoldoende hygiënische omstandigheden.

Hepatitis B

Transmissie van hepatitis B is te voorkomen door de volgende maatregelen.
- De patiënt met hepatitis B neemt maatregelen (eigen tandenborstel en scheermesje, condoombescherming bij seksuele contacten, beschermende maatregelen bij gebruik naalden, spuiten, acupunctuur, piercing enz.).
- Personen in de directe omgeving van de hepatitis B-patiënt vermijden onbeschermd seksueel contact met de patiënt en contact met bloed van de patiënt.
- Controle op hepatitis B bij bloeddonoren.
- Strenge veiligheid bij nierdialyse en bij het voorbereiden en toedienen van bloedtransfusies. Geen bloedtransfusie indien er onvoldoende zekerheid is over een streng controlebeleid op bloed (denk aan ontwikkelingslanden).
- Strenge veiligheid en sterilisatie van instrumenten bij operaties, tatoeage, piercing en acupunctuur.

Vaccinatie tegen hepatitis B is veilig en seroconversie wordt in 90 à 95 procent van de gevallen bereikt. Actieve vaccinatie plus passieve immunisatie is in meer dan 95 procent succesvol bij kinderen van moeders die positief zijn voor hepatitis B.[10] De immuniteit verkregen na vaccinatie duurt waarschijnlijk levenslang.

Reizigers dienen zich ruim voor een reis te laten vaccineren: de tweede dosis wordt een maand na de eerste gegeven en de derde een halfjaar na de eerste. Versnelde schema's resulteren tot een maand voor vertrek in een effectieve bescherming. Bij een melding minder dan vier weken voor vertrek kan geen goede bescherming tegen hepatitis B worden geboden.[11]

De volgende risicogroepen komen in aanmerking voor hepatitis B-vaccinatie.[7]
- In het kader van de Zorgverzekeringswet:
  - personen die zijn aangewezen op of op afzienbare termijn aangewezen kunnen zijn op het regelmatig gebruiken van bloed- of bloedproducten of op dialyse;
  - personen met een ernstige chromosomale afwijking vergelijkbaar met het syndroom van Down voor zover dit gepaard gaat met een verstoorde afweerfunctie;

- personen die partner, gezinslid of huisgenoot zijn van iemand die HBsAg-positief is;
- personen die in een dagverblijf, in een tehuis, op een school voor verstandelijk gehandicapten dan wel een sociale werkplaats verblijven en blijkens een risicoanalyse van de GGD een verhoogde kans op besmetting hebben; dit geldt niet voor de medewerkers;
- personen die lijden aan een chronische leverziekte.
- Via het rijksvaccinatieprogramma (RVP):
  - pasgeborenen van HBsAg-positieve moeders;
  - pasgeborenen waarvan ten minste een van de ouders geboren is in een land met een middelmatige of hoge prevalentie van dragerschap;
  - kinderen met het syndroom van Down.
- Op grond van de Arbo-wetgeving:
  - personeel dat tijdens de verzorging of begeleiding van verstandelijk gehandicapten voortdurend een verhoogd risico lopen;
  - acupuncturisten, tatoeëerders of piercers;
  - artsen, verpleegkundigen, paramedici en doktersassistenten die geregeld intensief met bloed in aanraking komen;
  - pathologen-anatomen en hun medewerkers die met niet-gefixeerd potentieel besmet materiaal werken;
  - personeel van hemodialyseafdelingen dat rechtstreeks bij de patiëntenzorg of bij de techniek van de hemodialyseprocedure betrokken is, inclusief technisch onderhoudspersoneel;
  - personeel van diagnostische en researchlaboratoria dat geregeld met bloed of bloedproducten in aanraking komt;
  - verloskundigen en kraamverzorgenden;
  - tandartsen, mondhygiënisten, tandartsassistenten en indirect bij de tandheelkundige patiëntenzorg betrokkenen die risico lopen te worden besmet;
  - mensen die werken met ziekenhuisafval of met afval van één van de bovengenoemde beroepsgroepen.

Hepatitis C
Transmissie van hepatitis C is te voorkomen door het vermijden van bloedcontact, zowel door de patiënt met hepatitis C als door de personen in zijn of haar directe omgeving (zie bij hepatitis B).
Tegen hepatitis C is geen werkzaam vaccin.

SECUNDAIRE PREVENTIE
Vroegopsporing van hepatitis A heeft geen betekenis. Het betreft immers een goedaardige 'self-limiting' infectieziekte. Indien er sprake

is van een lokale epidemie, kunnen directe contacten preventief worden gevaccineerd. De diagnose wordt gesteld op het aantonen van IgM-antistoffen tegen het hepatitis A-virus; IgG-antistoffen duiden op een lang geleden doorgemaakte infectie.

De opsporing van hepatitis B is wel nuttig. Bij een acute infectie zijn met name het hepatitis B-surface antigeen (HBsAg) en de IgM-antistoffen tegen het hepatitis B-virus verhoogd, bij een chronische infectie het HBsAg en de IgG-antistoffen tegen het virus. Chronische hepatitis B wordt lang niet altijd voorafgegaan door een klinisch manifeste acute hepatitis B-infectie en de chronische vorm geeft nogal eens weinig of geen symptomen. Interferon en lamivudine zijn bij chronische hepatitis behandelopties waardoor ongeveer 34 procent van de patiënten tenminste tijdelijk HBeAg-vrij is. In geval van zwangerschap is het dankzij de opsporing van hepatitis B bij de moeder mogelijk het kind direct na de geboorte actief te immuniseren.

Indien acute hepatitis C is opgespoord, volgt, in tegenstelling tot de situatie bij acute hepatitis B, directe behandeling omdat de kans op spontane genezing gering is. Behandeling van hepatitis C is succesvol bij 60 tot 80 procent (afhankelijk van het genotype). De voorkeur heeft een behandeling met peginterferon-alfa in combinatie met ribavirin.[12]

TERTIAIRE PREVENTIE

Hepatitis B leidt in de chronische vorm tot levercirrose. Levertransplantatie onder bescherming van hepatitis B-immunoglobuline (HBIG) en lamivudine, biedt een eenjaarsoverleving van 85 procent en een vijfjaarsoverleving van 75 procent.[13] Met name het grote percentage reïnfecties met hepatitis B dat het transplantatiesucces bedreigt, is met de genoemde bescherming afgenomen.[14]

Voor de praktijk

- Zorg voor adequate informatie over virale hepatitis voor reizigers naar de tropen en voor patiënten die met vragen over seksueel gedrag de spreekkamer bezoeken.
- Breng de hepatitisvaccinatie actief onder de aandacht van patiënten uit de risicogroepen.
- Help patiënten met virale hepatitis en hun huisgenoten zich te beschermen tegen besmetting door praktische adviezen over hygiëne (eigen tandenborstel en handdoeken, reinigen toilet), seksueel verkeer (geen onbeschermde seks) en zo nodig gebruik van steriele spuiten en naalden.

Literatuur

1. Rubin RE, Strayer DS, Farber L, editors. Rubin's Pathology. 5th ed. Philadelphia: Lippincott-Raven Williams & Wilkins, 2005.
2. Kumar P, Clark M, editors. Clinical Medicin. 6e dr. London: Elsevier, 2005.
3. Geldrop W van, Numans ME, Berg HF, et al. NHG-Standaard Virushepatitis en andere leveraandoeningen. Huisarts Wet 2007;50:666-8.
4. RIVM. Melden van infectieziekten conform de wet publieke gezondheid. Bilthoven: RIVM, 2008.
5. www.infectieziektenbulletin.nl, jaargang 19 nummer 05, 2008.
6. CBS. Statistical Yearbook of the Netherlands 2004. Den Haag: CBS, 2004.
7. http://www.rivm.nl/cib/infectieziekten-A-Z/infectieziekten, geraadpleegd februari 2009.
8. Bell BP, Negus S, Fiore AE, et al. Immunogenicity of an inactivated hepatitis A vaccine in infants and young children. Pediatr Infect Dis J 2007;26(2):116-22.
9. Victor JC, Monto AS, Surdina TY, et al. Hepatitis A vaccine versus immune globulin for postexposure prophylaxis N Engl J Med 2007;357(17):1685-94.
10. Lee C, Gong Y, Brok J, et al. Hepatitis B immunisation for newborn infants of hepatitis B surface antigen-positive mothers. Cochrane Database Syst Rev 2006(2): CD004790.
11. Nothdurft HD, Zuckerman J, Stoffel M, et al. Accelerated vaccination schedules provide protection against hepatitis A and B in last-minute travellers. J Travel Med 2004;11:260-2.
12. Ferenci P, Fried MW, Shiffman ML, et al. Predicting sustained virological responses in chronic hepatitis C patients treated with peginterferon alfa-2a (40 KD)/ribavirin. J Hepatol 2005;43(3):425-33.
13. Janssen HL, Zonneveld M van, Senturk H, et al. Pegylated interferon alfa-2b alone or in combination with lamivudine for HBeAg-positive chronic hepatitis B: a randomised trial. Lancet 2005;365(9454):123-9.
14. Kim WR, Poterucha JJ, Kremers WK, et al. Outcome of liver transplantation for hepatitis B in the United States. Liver Transpl 2004;10(8):968-74.

22 Pneumokokken

H.A. Thiadens en T.O.H. de Jongh

De pneumokok, vroeger *Diplococcus pneumoniae* en tegenwoordig veelal *Streptococcus pneumoniae* genoemd, werd voor het eerst geïsoleerd door Pasteur in 1881. In de afgelopen eeuw zijn er veel verschillende serotypen ontdekt, inmiddels zijn er negentig bekend. Pneumokokken leiden meestal tot luchtweginfecties zoals bronchitis, otitis media en sinusitis. In sommige gevallen kan de pneumokok ernstige infecties veroorzaken zoals de klassieke lobaire pneumonie (letaliteit: 5-40% bij ouderen) met koude rillingen, hoge koorts en rood sputum. Nog minder frequent wordt een door pneumokokken veroorzaakte sepsis en meningitis (letaliteit: 15-20%) gezien. Heel zeldzaam zijn door pneumokokken veroorzaakte artritis, endocarditis en peritonitis.[1]
De bacterie komt wereldwijd voor. Elk mens wordt tijdens zijn leven wel een keer door een pneumokok bezocht, vaak leidend tot asymptomatisch dragerschap met name in de orofarynx.
De meeste infecties komen in de winter en het voorjaar voor. De mens is de belangrijkste besmettingsbron via neus en keel (hoesten en niezen) of door direct contact (zoenen).
De incubatietijd bedraagt een tot drie dagen, de behandeling bestaat uit penicilline en eventueel doxycycline, azitromycine of erytromycine De resistentie tegen penicillinederivaten is wereldwijd vrij hoog, zelfs multiresistentie treedt al op, maar in Nederland is de resistentie tegen penicilline nog slechts 1 procent.[1]

Epidemiologie van pneumokokkeninfecties

De incidentie van door pneumokokken veroorzaakte infecties is niet precies bekend. De registratie is lastig omdat er verschillende soorten infecties door worden veroorzaakt. Bij 30 tot 40 procent van de kinderen met otitis media acuta wordt een pneumokok gekweekt (bij ongevaccineerde kinderen) en er worden in Nederland per jaar 250 gevallen van pneumokokkenmeningitis gemeld.[2] In een prospectief onderzoek onder volwassenen in Canada was de incidentie van pneumokokkenpneumonie 0,1 per 1000 personen per jaar. Onder zwangeren, daklozen en gevangenen was dit cijfer respectievelijk 10, 25 en 5 keer zo hoog.[3]

Naar de prevalentie van het dragerschap is onderzoek verricht, waarbij grote verschillen te zien zijn. De prevalentie is het hoogst bij mensen die dicht op elkaar leven. Bij kleine kinderen worden percentages tot 70 procent opgegeven. In een onderzoek was de prevalentie bij kinderen die de crèche bezoeken 58 procent, tegen 37 procent bij kinderen die niet op de créche zitten.[4] Bij volwassenen die frequent contact met kleine kinderen hebben, is het dragerschap 5 tot 70 procent, bij volwassenen zonder frequent contact met kleine kinderen 5 à 10 procent.[1,5]

Preventieve mogelijkheden

Het meest gevreesd wordt een pneumokokkeninfectie bij mensen met een asplenie of liquorlekkage (bijvoorbeeld na een schedeltrauma). Maar ook bij patiënten met een verminderde weerstand door leukemie, HIV of auto-immuunziekten kunnen ernstige en zelfs levensbedreigende pneumokokkeninfecties ontstaan.

Het voorkómen van besmetting is in de praktijk zeer moeilijk. Hoesthygiëne (mensen niet aanhoesten) beperkt de kans op overdracht wel. Dragerschap op zich is geen belangrijke risicofactor voor een infectie.[1] Infecties komen meestal geïsoleerd voor. In kindercentra en verpleeghuizen kunnen zich wel clusters voordoen; de kans op besmetting varieert dan van 2,6 tot 16 procent.[6] Als er in een systeem één geval is van peumokokkeninfectie, is het niet nodig antibioticaprofylaxe voor te schrijven. Alleen wanneer er sprake is van een uitbraak van penicillineresistente pneumokokken in een zorginstelling, kan overwogen worden profylaxe voor te schrijven.[1]

VACCINATIE

De Nederlandse overheid heeft gezien de relatief hoge mortaliteit bij een ernstige pneumokokkeninfectie besloten om kinderen actief te immuniseren. Sinds 2006 heeft het RIVM de pneumokokkenvaccinatie in het rijksvaccinatieprogramma (RVP) opgenomen. Zuigelingen worden in de tweede, derde, vierde en elfde maand gevaccineerd.[7] Het RIVM schat dat vaccinatie van alle baby's leidt tot afname van de mortaliteit met 78 sterfgevallen per jaar; wat betreft de morbiditeit is de schatting 85 gevallen van hersenvliesontsteking, 308 gevallen van sepsis, 1800 gevallen van longontsteking en 52.000 gevallen van middenoorontsteking per jaar minder.[1] Op indicatie worden ook speciale risicogroepen gevaccineerd, met een ander vaccin.

Het effect van vaccinatie op het voorkómen van ernstige ziekten en mortaliteit is (nog) niet bekend. Vaccinatie vermindert vooral de pneumokokkenbacteriëmie, maar is minder effectief voor pneumonie.[8]

Indicaties

De Gezondheidsraad heeft - zoveel mogelijk op basis van de bestaande evidence - voor de risicogroepen een indicatielijst voor vaccinatie opgesteld.[9]
- Gewenste vaccinatie bij:
  - functionele of anatomische asplenie;
  - schedeltrauma met liquorlekkage.
- Overwegen vaccinatie bij:
  - myeloom;
  - chronisch lymfatische leukemie, (non-)Hodgkinlymfoom;
  - HIV;
  - status na beenmergtransplantatie of orgaantransplantatie;
  - auto-immuunziekten;
  - nierziekten;
  - alcoholmisbruik.

Functionele of anatomische asplenie geeft een sterk verminderde afweer tegen pneumokokken waardoor het risico op fulminante infecties zeer groot is.

De belangrijkste imuunstoornis als het gaat om pneumokokken is a- of hypogammaglobulinemie, dit kan aangeboren zijn of verworven, onder andere bij chronisch lymfatische leukemie en bij de ziekte van Kahler. Vaccinatie is bij deze patiënten zinloos omdat zij geen antistoffen kunnen maken.

Bij mensen met een HIV-infectie is het risico op een invasieve pneumokokkeninfectie vijftig tot honderd keer zo groot.[10] Andere aandoeningen met sterk verhoogd risico zijn onder andere multipele myelomen, SLE en transplantatiepatiënten met een chronische afstotingsreactie.[11]

Ook chronisch alcoholmisbruik is een risicofactor voor een ernstige pneumokokkenpneumonie.[12]

Er is in Nederland op dit moment geen vaccinatie-indicatie op basis van de leeftijd, voor patiënten met hypo- en agammaglobulinemie, solide tumoren, diabetes mellitus, chronische longziekten en chronisch hartfalen.[9] De effectiviteit bij astma is twijfelachtig, bij COPD onwaarschijnlijk.[13]

Het lijkt wat merkwaardig dat bij nierziekten wel vaccinatie wordt aanbevolen en bij diabetes mellitus niet. Dit heeft waarschijnlijk te maken met de beschikbare literatuur; bij jongeren met het nefrotisch syndroom werd in geval van bacteriëmie bij 20 procent een pneumokok geïsoleerd. Bij diabetes mellitus lijken pneumokokkeninfecties niet vaker voor te komen of anders te verlopen dan bij gezonde mensen.[1]

Bij veel aandoeningen is de bewijskracht voor vaccinatie niet sterk, daarom zal de lijst in de toekomst nog wel eens veranderen. De arts zal gedeeltelijk op zijn eigen oordeel moeten afgaan. Het lijkt verdedigbaar dat een arts niet alleen patiënten met asplenie vaccineert, maar ook patiënten met ernstige multimorbiditeit of iemand die met cytostatica wordt behandeld, gezien de mogelijk grotere kans op een ernstig beloop.

Typen vaccin

Er zijn twee typen vaccin voorhanden: conjugaat- en polysacharidevaccins. In het RVP worden kinderen tot 2 jaar sinds 2006 gevaccineerd met conjugaatvaccin tegen de zeven meest voorkomende serotypen op kinderleeftijd, vier injecties. Dit vaccin prikkelt het immuunapparaat tot het vormen van afweerstoffen. De effectiviteit van het vaccin in Europa wordt geschat op 65 tot 79 procent tegen invasieve ziekte door alle serotypen en 87 procent tegen vaccinserotypen.[2]

Oudere kinderen, volwassenen en ouderen worden gevaccineerd met een polysacharidevaccin. Dit vaccin bevat 23 serotypen, maar is niet effectief bij kinderen onder de 2 jaar. Dit pneumokokkenvaccin wordt op dit moment eenmalig gegeven. De bescherming lijkt goed tegen ongeveer 95 procent van de (invasieve) serotypen,[2,14] maar is beperkt wat betreft de tijdsduur; na vijf tot tien jaar dalen de titers. Als gevolg daarvan is de bescherming tegen invasieve pneumokokkeninfecties bij ouderen slechts 60 procent.[15] Het is nog onbekend bij welke titerdaling een eventuele revaccinatie moet plaatsvinden en of de revaccinatie ook nog effectief is.

Binnenkort komt een nieuw vaccin op de markt: een 13-valent geconjugeerd vaccin dat voor ouderen bedoeld is. Door de conjugering zal de immuunrespons, net zoals bij kinderen, hopelijk verbeteren.

Voor de praktijk

- De belangrijkste groep patiënten die altijd gevaccineerd moeten worden, zijn de mensen met anatomische of functionele asplenie.
- Er is een groep patiënten met een vergrote kans op invasieve pneumokokkeninfecties, waarbij het nut van vaccinatie individueel afgewogen moet worden.

Literatuur

1 Richtlijn pneumokokkose. RIVM, december 2007. www.rivm.nl.
2 Burgmeijer R, Hoppenbrouwer K, Bolscher N, redactie. Handboek vaccinaties. Assen: Van Gorcum BV, 2007.
3 Shariatzadeh MR, Huang JQ, Tyrell GJ, et al. Bacteriemic pneumococcal pneumonia: a prospective study in Edmonton. Medicine (Baltimore) 2005;84:147.
4 Bogaert D, Belkum A van, Sluijter M, et al. Colonisation by Streptococcus pneumoniae and Staphylococcus aureus in healthy children. Lancet 2004;363:1871-2.
5 CDC. Epidemiology and Prevention of Vaccine-preventable Diseases. The Pink Book. 7th ed, 2003:217-29.
6 Crum NF, Barrozo CP, Chapman FA, et al. An outbreak of conjunctivitis due to a novel unencapsulated Streptococcus pneumonia among military trainees. Clin Infect Dis 2004;39(8):1148-54.
7 Gezondheidsraad. Vaccinatie van zuigelingen tegen pneumococceninfecties. 25 oktober 2005.
8 Tuomanen EI, Hibberd PL. Pneumococcal vaccination in adults. www.uptodate.com, geraadpleegd januari 2009.
9 Gezondheidsraad. Vaccinatie tegen pneumokokken bij ouderen en risicogroepen. 18 augustus 2003.
10 Nuorti JP, Butler JC, Gelling L, et al. Epidemiologic relation between HIV and invasive pneumococcal disease in San Francisco County, California. Ann Intern Med 2000;132:182.
11 Elias M, Bisharat N, Goldstein LH, et al. Pneumococcal sepsis due to functional hyposplenism in a bone marrow transplant patient. Eur J Clin Microbiol Infect Dis 2004;23:212.
12 Roux A de, Cavalcanti M, Marcos MA, et al. Impact of alcohol abuse in the etiology and severity of community-acquired pneumonia. Chest 2006;129:1219.
13 Lee TA, Weaver FM, Weiss KB. Impact of pneumococcal vaccination on pneumonia rates in patients with COPD and astma. J Gen Intern Med 2007;22:62.
14 Health Protection Agency. www.H.org.uk/infections/topics_az/pneumococcal.
15 Vila-Corcoles A. Advances in pneumococcal vaccines: what are the advantages for the elderly? Drugs Aging 2007:24(10):791-800.

23 Endocarditis

M.C. van der Wel

Endocarditis is een ontsteking van het endotheel van het hart. Het is een aandoening die zelden voorkomt, maar gepaard gaat met een hoge morbiditeit en mortaliteit. Als clinici over 'endocarditis' spreken, doelen ze meestal op bacteriële endocarditis. Hoewel zeldzaam, bestaan er echter ook niet-infectieuze vormen van endocarditis. Dit hoofdstuk is toegespitst op de infectieuze endocarditis en de mogelijkheden tot preventie.

PATHOGENESE VAN ENDOCARDITIS

Trombusformatie

Endotheelbeschadiging is een voorwaarde voor het ontstaan van endocarditis. Endotheelschade kan bijvoorbeeld het gevolg zijn van een auto-immuunreactie (zoals bij acuut reuma). Er wordt echter aangenomen dat het belangrijkste mechanisme dat intracardiaal endotheel kan beschadigen, turbulentie in de bloedstroom is. Hoe groter die turbulentie, hoe meer kans op beschadiging. Verschillende soorten hartafwijkingen hebben verschillende maten van turbulentie tot gevolg. Zo zal een klein ventrikelseptumdefect eerder leiden tot endocarditis dan een groot defect. Bij een klein defect is namelijk het drukverschil tussen beide kamers groter en daardoor ook de mate van turbulentie.

Op de plek van een endotheelbeschadiging ontstaat een trombus. Aan deze trombus kunnen zich micro-organismen hechten die in de bloedbaan circuleren, de trombuscolonisatie.

Trombuscolonisatie

Beschadiging van de slijmvliezen (tandvlees, orofarynx, maag-darmkanaal, urethra en vagina) kunnen leiden tot bacteriëmie. Die is veelal van voorbijgaande aard en wordt meestal veroorzaakt door dagelijkse handelingen zoals tandenpoetsen, flossen en het kauwen van voedsel.

De ernst van de bacteriëmie lijkt af te hangen van de aard en de omvang van de mucosabeschadiging, de hoeveelheid aanwezige bacteriën en de mate van inflammatie of ontsteking op de plek van de mucosabeschadiging.

Infectieuze endocarditis wordt in ongeveer 50 procent van de gevallen veroorzaakt door *Streptococcus viridans*, in 30 tot 50 procent door *Staphylococcus aureus* en in 7 procent door *Enterococcus*. Daarnaast zijn incidenteel infecties beschreven met bacteriële verwekkers zoals *Coxiella burnetti* (Q-koorts), *Brucella*, *Bartonella henselae* (kattenkrabziekte), *Legionella*, *Chlamydia* en *Rickettsia*.

Behalve bacteriën kunnen in zeldzame gevallen ook de schimmels *Candida albicans*, *Aspergillus* en *Histoplasma capsulatum* endocarditis veroorzaken. Deze vormen van endocarditis komen vaker voor bij intraveneuze drugsgebruikers, patiënten met een klepprothese en/of met een centraalveneuze lijn.

Trombusproliferatie en klinische gevolgen

Eenmaal gehecht aan een trombus zullen micro-organismen de neerslag van fibrine en trombocyten stimuleren. Op deze wijze raakt de infectie ingekapseld en kan de bacteriële vegetatie uitgroeien in een relatief beschermde omgeving. Vervolgens kunnen zich klinisch nadelige consequenties ontwikkelen. De trombus kan instabiel worden en emboliseren. Tussen de 20 en 50 procent van de patiënten met endocarditis maakt kans op systemische embolisering. De meeste embolieën komen daarbij voor in de hersenarteriën. De immunologische respons tegen de vegetaties en tegen een eventueel nog bestaande bacteriëmie kan leiden tot sepsis, vaatwandafwijkingen zoals vasculitiden en aneurysmata, en een aantasting van de oorspronkelijke hartstructuur (zoals een hartklep) met hartfalen als gevolg.

DIAGNOSTIEK EN THERAPIE

De combinatie van bloedarmoede, koorts en een hartgeruis zet endocarditis nadrukkelijk in de differentiële diagnose. Dit geldt ook voor een nieuw ontstaan kleplijden (nieuwe, niet-functionele souffle), embolie van onbekende bron, sepsis e.c.i., hematurie e.c.i., glomerulonefritis en koorts e.c.i. bij risicogroepen.

Het aanvullend onderzoek bestaat uit onder andere transthoracale (eventueel transoesofagale) echocardiografie en bloedkweken. In de verschillende richtlijnen met betrekking tot endocarditis zijn criteria opgenomen die kunnen helpen bij een vermoeden van endocarditis en bij het daadwerkelijk stellen van de diagnose.[1,2]

Endocarditis is, indien niet behandeld, een fatale aandoening. De behandeling bestaat primair uit intraveneus toegediende antibiotica, waarbij de keuze van het medicijn afhankelijk is van de uitslag van de bloedkweken. De Europese richtlijn adviseert om patiënten in ieder geval gedurende twee weken op te nemen in het ziekenhuis om het ontstaan van complicaties adequaat te kunnen monitoren en behandelen.[2]

In sommige gevallen blijkt antibiotische behandeling niet afdoende en is chirurgisch ingrijpen, veelal in de vorm van een operatie aan de hartklep noodzakelijk. Belangrijkste indicaties voor chirurgisch ingrijpen zijn: hartfalen door acute aorta- of mitralisinsufficiëntie, niet reageren op antibiotische therapie in de eerste week, infectie met een bekende therapieresistente bacterie of schimmel, en afwijkingen zoals klepruptuur en fistelvorming. De bewijsvoering voor en de consensus over het uitvoeren van (klep)chirurgie bij deze indicaties is groter dan voor de toepassing van endocarditisprofylaxe.[1]

PROGNOSE

Er zijn weinig gegevens over de prognose van endocarditis. Nederlands onderzoek uitgevoerd door Van der Meer c.s. beschrijft een sterftecijfer van bijna 20 procent.[3]

Belangrijke complicaties bij endocarditis die de prognose negatief beïnvloeden, zijn onder andere cerebraal embolus en progressief hartfalen (als gevolg van klepabces, -ruptuur of fistelvorming). Patiënten met een reïnfectie of recidief hebben een hoger risico op het ontwikkelen van hartfalen, een toegenomen noodzaak voor chirurgische interventie en een hogere sterftekans dan patiënten met een eerste episode van endocarditis.[1]

Epidemiologie van endocarditis

Betrouwbare gegevens over de incidentie van endocarditis in Nederland zijn schaars. Feitelijk is er één gedegen, prospectief onderzoek verricht.[3] Daarin bedroeg de incidentie 19 per 1.000.000 persoonjaren (afgerond 0,002%). Gebaseerd op dit cijfer zal een huisarts die 35 jaar werkt in een praktijk met 2350 patiënten gemiddeld twee nieuwe patiënten met endocarditis treffen. In een Amerikaans cohort van patiënten blijkt de incidentie al dertig jaar stabiel rond de 0,006 procent.[4] In dit onderzoek werden voor de diagnose endocarditis andere criteria gebruikt dan in het Nederlandse onderzoek.

Veel vaker zal een arts worden geconfronteerd met de vraag of endocarditisprofylaxe geïndiceerd is. Cijfers over het lifetime-risico op endocarditis voor de verschillende typen hartafwijkingen zijn schaars.

In één onderzoek wordt dit risico in een open populatie van mensen zonder hartafwijking geschat op 5 per 100.000 patiëntjaren, voor mensen met mitralisklepprolaps en een souffle op 52 per 100.000 patiëntjaren en voor mensen met een klepprothese op 350 per 100.000 patiëntjaren.[6]

Preventieve mogelijkheden

PRIMAIRE PREVENTIE

Mond- en tandhygiëne

Hoewel observationeel en/of gecontroleerd onderzoek ter onderbouwing ontbreekt, wordt aangenomen dat de belangrijkste preventieve maatregel tegen het ontwikkelen van infectieuze endocarditis bestaat uit optimale mond- en tandhygiëne die het ontstaan van cariës en parodontitis tegengaat, en dat dit effectiever is dan antibiotische profylaxe.[6] In geen van de richtlijnen wordt echter beschreven wat optimale mond- en tandhygiëne exact inhoudt. Jaarlijks gebitscontrole bij de tandarts en dagelijks twee keer tanden poetsen zijn hiervan in elk geval een fundamenteel onderdeel.

Er zijn verschillende medische en tandheelkundige ingrepen waarvan werd aangenomen dat die aanleiding gaven tot bacteriëmie en endocarditis. Het meeste onderzoek is verricht op het gebied van tandheelkundige ingrepen. De schattingen met betrekking tot het optreden van voorbijgaande bacteriëmie bij tanden poetsen, flossen en bij diverse tandheelkundige ingrepen varieert van een paar tot vrijwel honderd procent. Solide wetenschappelijk bewijs dat tandheelkundige ingrepen endocarditis veroorzaken bij patiënten uit risicogroepen is er niet; de kans wordt als zeer gering beschouwd. Wetenschappelijke gegevens met betrekking tot ingrepen in de tractus respiratorius, tractus urogenitalis en tractus gastro-intestinalis zijn nog schaarser dan die met betrekking tot tandheelkundige ingrepen.

Antibiotische endocarditisprofylaxe

Onderzoek naar de effecten van antibiotica op de frequentie, omvang en duur van een bacteriëmie als gevolg van tandheelkundige ingrepen geven wisselende uitkomsten. Er bestaat geen randomized controlled trial die de werkzaamheid van antibiotische profylaxe aantoont ter preventie van endocarditis bij patiënten die een tandheelkundige ingreep ondergaan.[6] Nederlands onderzoek, met methodologische beperkingen, suggereert dat zelfs als de toegepaste profylaxe 100 procent effectief zou zijn, het slechts in 8 tot 17 procent van de gevallen endocarditis zou kunnen voorkomen.[10]

Over de mogelijke werking van endocarditisprofylaxe bestaan verschillende hypothesen. Antibiotische behandeling zou bacteriën uitschakelen in de bloedbaan en/of op een cardiaal trombus, en zou hechting van bacteriën aan de trombus voorkomen.[7] Uit de afweging van baten (werkzaamheid van profylaxe is beperkt) en kosten (behandelkosten, bijwerkingen) volgt dat endocarditisprofylaxe mogelijk afgeschaft zou kunnen worden. Vooralsnog kiezen alle richtlijnen echter voor het voorschrijven van endocarditisprofylaxe bij een strikt omschreven risicopopulatie voor een duidelijk omschreven aantal medische en/of tandheelkundige ingrepen.[2,5,6] In de laatste richtlijn van de American Heart Association is ervoor gekozen om niet alleen de kans op endocarditis mee te wegen, maar ook het risico op een slechte prognose als die patiënt inderdaad endocarditis doormaakt.[6] De Nederlandse richtlijn is zeer recentelijk gereviseerd en daarin is een vergelijkbaar standpunt ingenomen voor het vaststellen van indicaties (zie kader).[15] In deze revisie is de groep patiënten met een indicatie voor profylaxe kleiner geworden. De adviezen zijn veelal een combinatie van het op waarde schatten van het beperkte bewijs en een uitspraak over wat redelijk en logisch lijkt.

De exacte prescripties van profylaxe voor de verschillende ingrepen staan duidelijk in de nieuwe Nederlandse richtlijn.

Risicogroepen met een indicatie voor endocarditisprofylaxe[15]
- Endocarditis in voorgeschiedenis.
- Hartklepprothese (inclusief bioprothese, allograft en conduit).
- Bepaalde aangeboren hartafwijkingen:
  - onbehandelde cyanotische hartafwijkingen;
  - met shunts of conduits gepallieerde cyanotische hartafwijkingen;
  - volledig gecorrigeerde hartafwijking met gebruikmaking van prothesemateriaal (N.B. alleen gedurende de eerste zes maanden na behandeling). Profylaxe wordt hierbij aanbevolen omdat endothelialisatie van prothesemateriaal plaatsvindt binnen zes maanden na de behandeling.
- Behandelde aangeboren hartafwijking met restafwijking ter plekke van een patch of device waardoor endothelialisatie wordt belemmerd.

Ingrepen waarbij endocarditisprofylaxe geïndiceerd is bij de genoemde risicopatiënten

Ingrepen in de mondholte
- Alle tandheelkundige/mondhygiënische behandelingen waarbij het tandvlees wordt gemanipuleerd.
- Alle wortelkanaalbehandelingen waarbij met het instrumentarium door het foramen apicale wordt gegaan.
- Alle extracties of verwijdering van wortelresten.
- Alle operatieve ingrepen in de mond:
  - kaakchirurgische ingrepen, inclusief abcesincisie;
  - parodontale chirurgie;
  - operatieve ingrepen ten behoeve van implantaten, inclusief botankers ten behoeve van orthodontische behandelingen.

Ingrepen in de bovenste luchtwegen
- Tonsillectomie en adenoïdectomie.
- Sinusdrainage.

Ingrepen in de tractus digestivus
- Alléén bij diagnostische of therapeutische endoscopieën waarbij antibiotica worden toegediend ter voorkoming van wondinfectie of sepsis. In zulke gevallen dienen de toegediende antibiotica óók gericht te zijn op enterokokken. Bijvoorbeeld:
  - ERCP bij patiënt met (verdenking) op galwegobstructie;
  - behandeling van een Zenkerse divertikel.
- Gastro-intestinale chirurgie, galwegchirurgie. De ter voorkoming van wondinfectie of sepsis toegediende antibiotica dienen ook gericht te zijn op enterokokken.

Ingrepen in de tractus urogenitalis
- Alle diagnostische en chirurgische ingrepen waarbij antibiotica worden toegediend ter voorkoming van wondinfectie of sepsis. De toegediende antibiotica moeten dan ook gericht zijn op enterokokken. Bijvoorbeeld cystoscopie bij een patiënt met (verdenking op) een urineweginfectie.

Ingrepen in geïnfecteerd weefsel
- Incisie van huidabces.
- Ontlasten van furunkel.

SECUNDAIRE EN TERTAIRE PREVENTIE VAN ENDOCARDITIS

In de verschillende richtlijnen over endocarditis wordt verhoudingsgewijs weinig aandacht besteed aan secundaire en tertiaire vormen van preventie.

Preventie van embolisering zou de morbiditeit en mortaliteit aanzienlijk kunnen reduceren. De vraag is wat de rol van chirurgie hierbij kan zijn. Vooralsnog is er consensus dat chirurgie voordeel kan opleveren, zeker in de beginfase van de endocarditis, wanneer de kans op embolisering het grootst is. In verschillende onderzoeken is geprobeerd om met behulp van echocardiografie te voorspellen bij welke patiënten dit risico het hoogst is, maar de resultaten hiervan zijn niet duidelijk. De keuze voor ingrijpen is dus een afweging van het totale risicoprofiel van de patiënt, waarbij opereren zinvoller lijkt bij een hoger risico op een slechte prognose (terugkerende emboliëen, ontwikkeling van hartfalen, antibioticaresistente bacteriën).[1]

Hartfalen is een veelvoorkomende complicatie van endocarditis. Bij hartfalen is - onafhankelijk van de mechanisme dat het hartfalen veroorzaakt - chirurgisch ingrijpen zeker te overwegen. Onderzoek laat zien dat de mortaliteit sterker daalt door een klepvervanging dan bij een enkel medicamenteuze behandeling.[8] Er is geen duidelijke informatie over de mogelijkheden om hartfalen te voorkomen anders dan het zo snel mogelijk en zo goed mogelijk behandelen van de endocarditis.

De Amerikaanse richtlijn voor diagnose en behandeling van endocarditis staat uitgebreid stil bij de follow-up van patiënten die van hun endocarditis genezen.[1] Alle adviezen met betrekking tot de follow-up zijn gebaseerd op consensus die bereikt is zonder onderliggend wetenschappelijk onderzoek. Onduidelijk is dus in welke mate deze preventie daadwerkelijk zinvol is.

Het is van groot belang de patiënt te instrueren over klachten en symptomen die kunnen wijzen op een recidief van de endocarditis en op complicaties zoals hartfalen. Tevens dient de patiënt goed op de hoogte te zijn van de ingrepen waarbij endocarditisprofylaxe geïndiceerd is. Grondige beoordeling en behandeling van het gebit en het tandvlees worden noodzakelijk geacht, evenals vervolgens reguliere controles van het gebit.

Er wordt geadviseerd om bij perioden van koorts altijd bloedkweken af te laten nemen en dit te doen vóór het eventueel starten met antibiotica. Indien er tekenen van hartfalen of progressie van hartfalen optreden, is verwijzing voor een echocardiografisch onderzoek noodzakelijk. Verder wordt reguliere controle van klachten en symptomen van hartfalen en ook echocardiografie aanbevolen.

Voor de praktijk

- Infectieuze endocarditis is een zeldzame aandoening die echter wel gepaard gaat met een hoge morbiditeit en mortaliteit.
- Voor de preventie van endocarditis lijkt goede mond- en gebitshygiëne belangrijker dan medicamenteuze endocarditisprofylaxe.
- Er is geen sluitend bewijs voor de effectiviteit van medicamenteuze endocarditisprofylaxe, ook niet in geselecteerde hoogrisicopopulaties.
- Op basis van consensus wordt medicamenteuze endocarditisprofylaxe aanbevolen bij een beperkt aantal tandheelkundige en medische handelingen, voor een goed omschreven populatie met een verhoogd risico op endocarditis.
- Zorg voor gemakkelijke inzage in de nieuwe Nederlandse Richtlijn Endocarditisprofylaxe. Door de recente verandering van de richtlijnen kan het zijn dat u patiënten treft die eerder wel, maar nu niet meer voor profylaxe in aanmerking komen.

Literatuur

1 Baddour LM, Wilson WR, Bayer AS, et al. Infective endocarditis: diagnosis, antimicrobial therapy, and management of complications: a statement for healthcare professionals from the Committee on Rheumatic Fever, Endocarditis, and Kawasaki Disease, Council on Cardiovascular Disease in the Young, and the Councils on Clinical Cardiology, Stroke, and Cardiovascular Surgery and Anesthesia, American Heart Association: endorsed by the Infectious Diseases Society of America. Circulation 2005;111(23):e394-e434.
2 Horstkotte D, Follath F, Gutschik E, et al. Guidelines on prevention, diagnosis and treatment of infective endocarditis executive summary; the task force on infective endocarditis of the European society of cardiology. Eur Heart J 2004;25(3):267-76.
3 Meer JT van der, Thompson J, Valkenburg HA, Michel MF. Epidemiology of bacterial endocarditis in The Netherlands. I. Patient characteristics. Arch Intern Med 1992;152(9):1863-8.
4 Tleyjeh IM, Steckelberg JM, Murad HS, et al. Temporal trends in infective endocarditis: a population-based study in Olmsted County, Minnesota. JAMA 2005; 293(24):3022-8.
5 Richey R, Wray D, Stokes T. Prophylaxis against infective endocarditis: summary of NICE guidance. BMJ 2008;336(7647):770-1.
6 Wilson W, Taubert KA, Gewitz M, et al. Prevention of infective endocarditis: guidelines from the American Heart Association: a guideline from the American Heart Association Rheumatic Fever, Endocarditis, and Kawasaki Disease Committee, Council on Cardiovascular Disease in the Young, and the Council on Clinical Cardiology, Council on Cardiovascular Surgery and Anesthesia, and the

Quality of Care and Outcomes Research Interdisciplinary Working Group. Circulation 2007;116(15):1736-54.
7 Durack DT. Prevention of infective endocarditis. N Engl J Med 1995;332(1):38-44.
8 Sexton DJ, Spelman D. Current best practices and guidelines. Assessment and management of complications in infective endocarditis. Cardiol Clin 2003;21(2):273-viii.
9 Meer JT van der, Wijk, WW van, Thompson J, Vandenbroucke JP, Valkenburg HA, Michel MF. Efficacy of antibiotic prophylaxis for prevention of native-valve endocarditis. Lancet 1992;339(8786):135-9.
10 Meer JT van der, Thompson J, Valkenburg HA, Michel MF. Epidemiology of bacterial endocarditis in The Netherlands. II. Antecedent procedures and use of prophylaxis. Arch Intern Med 1992;152(9):1869-73.
11 Rodbard S. Blood velocity and endocarditis. Circulation 1963;27:18-28.
12 Meer JT van der. Guidelines for endocarditis prevention revised by the Netherlands Heart Foundation. Ned Tijdschr Tandheelk 2002;109(12):490-3.
13 Blatter M, Francioli P. Endocarditis prophylaxis: from experimental models to human recommendation. Eur Heart J 1995;16(Suppl B):107-9.
14 Delahaye F, Wong J, Mills PG. Infective endocarditis: a comparison of international guidelines. Heart 2007;93(4):524-7.
15 www.hartstichting.nl/webshop/Producten/Producten.aspx?pID=3765.

24 Wondinfecties en tetanus

H.G.L.M. Grundmeijer

Traumatische wonden kunnen geïnfecteerd raken met huidcommensalen en met *Clostridium tetani*. In dit hoofdstuk worden eerst de belangrijkste maatregelen besproken ter voorkoming van wondinfecties. Een aparte plaats is ingeruimd voor de preventie van tetanus.

WONDREINIGING

De basisbehandeling ter voorkoming van wondinfecties is het verwijderen van vreemde materialen en van potentieel necrotisch weefsel. Een traumatische wond kan het best met gewoon leidingwater gereinigd worden.[1] Een chirurgisch wondtoilet, vooral bij ernstige contaminatie, is effectief ter voorkomen van infecties. Necrotisch weefsel, dat remmend werkt op de wondgenezing, moet chirurgisch verwijderd worden met een pincet, een mesje of een schaartje.[2] Vele moderne wondverbanden, maar ook natte verbanden met gewoon leidingwater kunnen de hoeveelheid necrotisch weefsel en het wondbeslag verminderen.[3] Povidonjodium, waterstofperoxide en detergentia zijn toxisch voor de weefsels en moeten vermeden worden.[4]

WONDSLUITING

De wond moet zo spoedig gesloten worden, door middel van hechten, steristrips of plakken met acrylaat. Er is een directe relatie tussen de tijd die verloopt tussen het ontstaan en het sluiten van de wond en de kans op contaminatie en vervolgens infectie. De 'gouden periode' is variabel. Wonden met een hoog risico op infectie (slechte doorbloeding, wonden met vuil, wonden bij immuungecompromiteerden) zouden binnen zes uur gesloten moeten worden. Wonden met een laag infectierisico kunnen na zes uur, maar wel binnen 24 uur gesloten worden.

Het vereist de nodige ervaring om te kunnen inschatten of en wanneer een wond gesloten moet worden. Bij twijfel is partieel sluiten over een 'handschoendrain', een stukje rubber dat uit een steriele handschoen geknipt wordt, een goede optie.

Bijtwonden van mens of dier kunnen beter niet gesloten worden als er sprake is van puntvormige verwondingen, of als de bijtwond zich aan de handen of de benen bevindt. Bijtwonden door mensen lopen het grootste risico om geïnfecteerd te raken. Bijtwonden aan het hoofd of het gelaat ontsteken zelden. Er zijn acht onderzoeken naar het effect van antibiotica bij bijtwonden. Die lieten geen significant verschil zien met betrekking tot de kans op infectie.[6]

Preventie van infectie bij ingrepen

Bij een intramusculaire of intraveneuze injectie is het reinigen van de huid met jodium, alcohol of chloorhexidine niet beter dan niets doen.[7] Het scheren van de huid in het operatiegebied voor een ingreep geeft meer wondinfecties.[8] In een Cochrane-review bleek dat er onvoldoende onderzoek was om definitief voor een bepaald antisepticum te kiezen, maar chloorhexidine bleek meer infecties te voorkomen dan jodium.[9]

Tetanus

PATHOFYSIOLOGIE

Tetanus is een vaak ernstig verlopende ziekte, veroorzaakt door *Clostridium tetani*, een grampositieve, sporenvormende, anaerobe bacterie. De mens kan geïnfecteerd raken met de bacterie via een wond, vooral als die gecontamineerd is met straatvuil, stof of dierlijke feces.

Het is niet bekend of en in welke mate tetanus nog in de vrije natuur voorkomt. De sporen zijn goed bestand tegen omgevingsfactoren. Door deze eigenschap infecteren zij meestal traumatische wonden. Provocerende factoren voor groei van *C. tetani* zijn weefselnecrose, anoxie en contaminatie van de wond met andere bacteriën, met andere woorden: slechte wondverzorging. Bij een oppervlakkige wond die schoon is en goed bloedt, is de kans op infectie dus vele malen kleiner dan bij een diepe wond die bevuild is en waarbij het vuil erin blijft zitten.

Het risico van een tetanusinfectie is de neurotoxiciteit van een exotoxine genaamd tetanospasmine. Deze neurotoxiciteit wordt veroorzaakt door een blokkade van het vrijkomen van neurotransmitters, met name van GABA (gamma amino butyric acid) en acetylcholine, en onderbreking van de normale inhibitoire feedback.

NATUURLIJK BELOOP

De prognose van de ziekte hangt samen met de incubatietijd (tijd tussen besmetting en eerste symptoom).[10] Die ligt tussen de 3 en 21 dagen en is gewoonlijk 8 dagen. Bij een incubatietijd korter dan vijf dagen is er een mortaliteit van 68 procent en bij een incubatietijd langer dan tien dagen is die afgenomen tot 21 procent.

De ziekte begint met lokale spierstijfheid rondom de wond. Hierna ontstaan in 80 procent van de gevallen gegeneraliseerde symptomen. Eerst treedt er een trismus op, met een progressieve spastische paralyse van de nek en rug. Een typisch kenmerk is ook de risus sardonicus die wordt veroorzaakt door stijfheid van de gelaatsspieren. Daarna kan de buik plankhard worden en worden de extremiteiten aangedaan. Dit alles wordt gevolgd door reflexmatige tonische insulten, vuistvorming, adductie van de armen, boogvorming van de nek en de rug en stijfheid van de extremiteiten. Hierna volgt de dood, meestal als gevolg van paralyse van de ademhalingsspieren.

BEHANDELING

De behandeling bestaat uit het uitschakelen van nog vrije tetanospasminemoleculen door middel van immunoglobulinen die tegen het tetanustoxine gericht zijn. Er wordt ook een antibioticum gegeven tegen de bacteriën: metronidazol 4 dd, 500 mg. Ook dient de infectiehaard aangepakt te worden, die chirurgisch wordt schoongemaakt. Als dit nodig is, wordt dit gedaan een uur na de toediening van de immunoglobulinen.

Benzodiazepines worden gegeven om eventuele spierspasmen te behandelen. Ook kan een neuromusculair block overwogen worden. Er moet dan beademd worden via een tracheostoma. De behandeling vindt plaats in een rustige kamer ter voorkoming van reflexmatige spasmen. Goede zorg (intensive care) kan de mortaliteit doen dalen tot 10 procent.

Epidemiologie van tetanus

Uit een onderzoek van het RIVM bleek dat er in de periode van 1989 tot 1998 23 gevallen waren van tetanus, 14 mannen en 9 vrouwen. De gemiddelde leeftijd van de patiënten was hoog (69 jaar). Van de dertien gevallen in de periode 1993-1998 is van vijf bekend dat ze de infectie hebben opgelopen via verwondingen bij het werken in de tuin. Bij vier is de infectie ontstaan na een ongeval buitenshuis, bij één na het schoonmaken van de varkensstal en van drie is niet bekend hoe de besmetting is opgelopen. Elf van de dertien waren niet gevaccineerd;

van de overige twee was de vaccinatiestatus onbekend.[11] Er is dus geen besmetting gevonden bij iemand die voor tetanus (volledig) was gevaccineerd. Na 1998 is de aangifteplicht opgeheven en zijn er dus geen gegevens meer.

IMMUUNSTATUS
In Nederland heeft meer dan 95 procent van de mensen die geboren zijn na de introductie van het rijksvaccinatieprogramma (inclusief inhaalactie in 1952), tetanusantitoxinespiegels boven het minimale beschermende niveau van 0,01 IU per ml. Deze grens is aan de veilige kant, gezien het zeer geringe aantal gevallen van tetanus in het Amerikaanse leger bij militairen met een veel lagere titer.[12]
Minstens drie vaccinaties zijn nodig om langdurige immuniteit te bewerkstelligen. Bij drie vaccinaties had 91 procent immuniteit, bij twee vaccinaties 65 procent en bij één vaccinatie was dit 50 procent.
Onder de orhodox-gereformeerden, die principieel vaccinatie weigeren, zijn veel mensen met een titer van minder dan 0,01 IU per ml, namelijk 41 procent in de leeftijd van 0 tot 19 jaar, 26 procent van de 20- tot 39-jarigen en 46 procent van de mensen van 40 tot 79 jaar.[13]
Tetanusvaccinatie bij een grote groep van de bevolking biedt geen bescherming tegen tetanus voor de kleine groep niet-gevaccineerden, zoals bij poliomyelitis. Een verklaring voor het feit dat van deze groep toch nog zo'n 60 procent een voldoende hoge titer heeft, zou kunnen zijn dat ze bij verwondingen wel boosters accepteren of dat ze toch gevaccineerd zijn. In een persoonlijke enquête bleek 38 procent van de personen onder de 19 jaar toch volledig gevaccineerd te zijn.
Uit een Deens onderzoek is gebleken dat 90 procent van de mensen die minder dan twintig jaar daarvoor waren gevaccineerd, nog een beschermende titer hadden. Bij mensen die meer dan 25 jaar geleden gevaccineerd waren, was dit bij 72 procent nog het geval.[14] Van de gehele Nederlandse bevolking heeft 86 procent nog een voldoende hoge titer.

Preventieve mogelijkheden

In Nederland hanteren beroepsbeoefenaren (chirurgen, huisartsen) verschillende richtlijnen voor postexpositieprofylaxe tegen tetanus, onder andere van de Landelijke Coördinatie Infectieziektebestrijding (LCI), het RIVM en de WHO, wat aanleiding geeft tot verwarring. De Gezondheidsraad heeft in augustus 2003 een uitspraak gedaan over het postexpositiebeleid. Daarop is het volgende beleid gebaseerd.
In geval van een verwonding bestaat de behandeling uit een combi-

natie van actieve en passieve immunisatie, uitsluitend actieve immunisatie of geen immunisatie. De keuze in individuele gevallen wordt bepaald door:
- de vaccinatiestatus van de patiënt en de mate van zekerheid die daarover kan worden verkregen;
- het geslacht van de patiënt: mannen blijken in de oudere leeftijdsgroepen vaker een voldoende hoge antistoftiter te hebben.

De volgende groepen lopen een hoger risico op een tetanusinfectie:
- personen met diepe, uitgebreide en/of verontreinigde wonden, in het bijzonder ook tweede- en derdegraadsbrandwonden;
- intraveneuze drugsgebruikers;
- pasgeboren baby's van niet-gevaccineerde moeders die onder slechte hygiënische omstandigheden ter wereld komen;
- personen met een beroep waarbij een verhoogde kans bestaat op verwondingen én contact met tetanussporen: medewerkers van de vuilnisophaaldienst (ook GFT en veegdiensten), grondarbeiders, hoveniers, veetelers, land- en tuinbouwers, veldsporters, veterinairen en mensen die veel met paarden werken.

De aard van de verwonding is voor de Gezondheidsraad geen criterium voor het beleid (in buitenlandse richtlijnen soms wel). De Gezondheidsraad adviseert voor de postexpositieprofylaxe de toediening van tetanusimmunoglobuline (TIG) en tetanustoxoïd (tabel 24.1).

Voor de praktijk

VERONTREINIGDE WONDEN
- Schoonmaken met leidingwater.
- Bij weinig necrotisch materiaal: nat verband, bij veel necrotisch materiaal: wegknippen of -snijden.
- Wonden met hoog risico op infectie sluiten binnen 6 uur, andere binnen 24 uur. Bij twijfel een handschoendrain.
- Puntige bijtwonden aan armen of benen niet sluiten.

TETANUSPROFYLAXE
Omdat de incubatietijd minimaal een dag is, hoeft een patiënt met een wond niet acuut te worden ingeënt, dit kan eventueel de volgende dag. Hoewel tetanus nooit is aangetoond bij mensen die volledig zijn gevaccineerd, is het gezien de ernst van de aandoening mogelijk toch zinvol om tetanusimmunoglobuline en -toxoïd te geven volgens de adviezen van de Gezondheidsraad (zie tabel 24.1).

Tabel 24.1 Advies Gezondheidsraad voor tetanusprofylaxe bij verhoogd risico	
status patiënt	tetanusprofylaxe
bekend nooit gevaccineerd tegen tetanus	TIG en driemaal tetanustoxoïd in maand 0, 1 en 6
onvolledig gevaccineerd tegen tetanus	TIG en aanvullen van ontbrekende vaccinaties
volledig gevaccineerd tegen tetanus maar geen documentatie van die vaccinaties	mannen: • geboren voor 1936: TIG en eenmaal tetanustoxoïd • geboren na 1 januari 1936: eenmaal tetanustoxoïd vrouwen: • geboren voor 1950: TIG en eenmaal tetanustoxoïd • geboren na 1 januari 1950: eenmaal tetanustoxoïd
onvolledig gevaccineerde zuigelingen	TIG (kinderdosering is gelijk aan dosering volwassenen) en DKTP binnen een week als de vorige langer dan 14 dagen geleden is
kinderen van 4 tot 11 maanden	niets als ze normaal gevaccineerd zijn
oudere kinderen	niets, alleen revaccinatie als ze de revaccinatie op 4 en 9 jaar gemist hebben
immuno-incompetente personen	ook al zijn ze goed gevaccineerd: TIG en driemaal tetanustoxoïd in maand 0, 1 en 6

Literatuur

1 Fernandez R, Griffiths R, Ussia C. Water for wound cleansing. Cochrane Database Syst Rev 2002;(4):CD003861.
2 Edlich RF, Rodeheaver GT, Morgan RF, et al. Principles of emergency wound management. Ann Emerg Med 1988;17:1284-1302.
3 Ubbink DT, Vermeulen H, Lubbers MJ. Lokale wondzorg: evidence-based behandelingen en verbandmaterialen. Ned Tijdschr Geneesk 2006;150:1165-72.
4 Faddis D, Daniel D, Boyer J. Tissue toxicity of antiseptic solutions: a study of rabbit articular and periarticular tissues. J Trauma 1977;17:895-7.
5 Berk WA, Osbourne DD, Taylor DD. Evaluation of the 'golden period' for wound repair: 204 cases from a Third World emergency department. Ann Emerg Med 1988;17:496-500.
6 Fleisher GR. The management of bite wounds. NEJM 1999;340:138-40.
7 Lieffers MAM, Mokkink HGA. Desinfecteren van de huid vóór injecties niet van invloed op het ontstaan van infecties; een literatuurstudie. Ned Tijdschr Geneesk 2008;152:765-7.
8 Ubbink DT, Vermeulen H, Lubbers MJ. Lokale wondzorg: evidence-based behandelingen en verbandmaterialen. Ned Tijdschr Geneesk 2006;150:1165-72..
9 Edwards PS, Lipp A, Holmes A. Preoperative skin antiseptics for preventing sur-

gical wound infections after clean surgery. Cochrane Database Syst Rev 2004(3): CD003949.
10 CDC, Tetanus. www.cdc.gov/nip/publications/pink/tetanus.pdf.
11 RIVM, over tetanus. www.isis.rivm.nl/inf_bul/bul113/aangifte.html.
12 Volk VK, Gottshall RY. Antigenic response to booster dose of diphteria and tetanus toxoids: seven to thirteen years after primary inoculation of noninstitutionalized children. Public Health Rep 1962;77:185-94.
13 Melker HE de, Hof S van de, Berbers GAM, et al. A population-based study on tetanus antitoxin levels in the Netherlands. Vaccine 1999;18:100-8.
14 Simonsen O, Kjeldsen K, Heron I. Immunity against tetanus and effect of revaccination 25-30 years after primary vaccination. Lancet 1984;2:1240-2.

25 Seksueel overdraagbare aandoeningen

T.O.H. de Jongh

Seksueel overdraagbare aandoeningen (soa's) zijn infectieziekten die uitsluitend of vooral door seksueel contact worden overgebracht. De volgende aandoeningen worden in dit hoofdstuk besproken: chlamydia, gonorroe, trichomoniasis, syfilis, hepatitis B, humaan immunodeficiëntievirus (hiv), herpes genitalis, condylomata acuminata en pediculosis pubis. Een overzicht van de besmettingskenmerken en het natuurlijke beloop is te vinden in tabel 25.1.
Andere aandoeningen die wel door seksueel verkeer kunnen worden overgebracht, worden niet besproken omdat seksueel contact niet de belangrijkste transmissieroute is of omdat zij zeer zeldzaam zijn. Hieronder vallen onder andere granuloma inguinale, chancroid (*Haemophilus ducreyi*), cytomegalievirus, toxoplasmose en scabiës (schurft).

CHLAMYDIA

Chlamydia wordt veroorzaakt door *Chlamydia trachomatis*, een bacterie die een infectie van de slijmvliezen van urethra, cervix, keel of rectum kan veroorzaken. De infectie verloopt vaak asymptomatisch, vooral bij vrouwen (tot 90%). Klachten zijn fluor, dysurie, buikpijn, intermenstrueel bloedverlies en contactbloedingen. De belangrijkste complicaties zijn 'pelvic inflammatory disease' (PID), extra-uteriene graviditeit en fertiliteitsstoornissen door een opstijgende infectie. Mannen kunnen na besmetting een urethritis krijgen, maar de besmetting kan ook symptoomloos verlopen. Zonder behandeling is bij de helft van de mensen na een jaar geen chlamydia meer aan te tonen.[1]
De diagnose wordt bij mannen gesteld op basis van de PCR-bepaling (polymerase chain reaction) in de urine. Bij vrouwen wordt de diagnose gesteld op basis van de urine, een kweek van urethra én cervix of een door de vrouw zelf afgenomen vaginale 'swab'.[2]

Lymfogranuloma venereum[3]
Lymfogranuloma venereum (LGV) is een tot nu toe weinig bekende soa, veroorzaakt door een variant van de chlamydiabacterie. In westerse landen is de aandoening zeldzaam, in tropische landen komt hij wel veel voor. De klachten bestaan uit voorbijgaande blaasjes of zweertjes, na enkele weken gevolgd door pijnlijke lymfeklierzwellingen, waarbij ook algemene ziekteverschijnselen aanwezig kunnen zijn. In 2003 is rectale LGV voor het eerst vastgesteld bij homoseksuele mannen, die meestal ook een hiv-infectie hebben.[4]
Andere serotypen van de chlamydiabacterie veroorzaken trachoom, een veelvoorkomende ooginfectie in de tropen.

GONORROE

Gonorroe wordt veroorzaakt door *Neisseria gonorrhoeae*, een gramnegatieve bacterie. Het klinisch beeld kan verlopen als chlamydia maar is vaak duidelijker, bij man en vrouw met geelgroene afscheiding. Bij vrouwen verloopt de infectie in de helft van de gevallen asymptomatisch, bij mannen in 10 procent.[3] Onbehandelde gonorroe leidt bij 10 procent van de vrouwen tot PID en kan ook leiden tot een bacteriële artritis en perihepatitis. Na zes maanden is 95 procent van de patiënten zonder behandeling klachtenvrij, met slechts bij uitzondering asymptomatisch dragerschap.[4]
De diagnose wordt bij vrouwen gesteld met de PCR-diagnostiek (urethra en cervix) en bij mannen in de urine. Ook kan een methyleenblauw-, grampreparaat of een kweek worden gebruikt, bij de vrouw uit de cervix en bij de man uit de urethra, op indicatie ook anaal of uit de keel.[5]

TRICHOMONIASIS

Trichomonas vaginalis is een geflagelleerde protozoë. Vrouwen kunnen een vaginitis krijgen met jeuk, irritatie en geelgroene afscheiding. Mannen hebben zelden klachten. Er zijn geen complicaties bekend en asymptomatisch dragerschap komt bij mannen en vrouwen geregeld voor en kan vele jaren duren.
De diagnose wordt gesteld met behulp van microscopisch onderzoek, eventueel aangevuld met een kweek.

SYFILIS

Syfilis of lues wordt veroorzaakt door een spirocheet, *Treponema pallidum*. Na besmetting zijn verschillende stadia te onderscheiden. Na de incubatietijd ontstaat op de plaats van besmetting een pijnloze zweer (ulcus durum) met regionale lymfadenopathie, die na een tot drie maanden weer verdwijnt. In het tweede stadium (na 1-6 maanden) ontstaan vluchtige huidafwijkingen (roseolen), met algemene klachten en gegeneraliseerde lymfadenopathie. Deze stadia kunnen ook symptoomloos verlopen. Na twee tot dertig jaar kan zich het derde stadium als orgaanlues ontwikkelen, met ernstige cardiovasculaire, neurologische en dermatologische afwijkingen.

De diagnose wordt primair gesteld op basis van de TPHA-test, die drie weken tot 23 maanden na besmetting positief wordt. In het eerste stadium is donkerveldmicroscopie van schraapsel van het ulcus aangewezen.

HERPES GENITALIS

Herpes genitalis wordt veroorzaakt door het herpes-simplexvirus (HSV), dat ook een koortslip kan veroorzaken. De meeste HSV-infecties verlopen asymptomatisch. Bij een eerste infectie (primo-infectie) komt bij ongeveer de helft van de mensen koorts, malaise en spierpijn voor. Hierna volgen bij vrouwen klachten zoals pijn, jeuk, dysurie, afscheiding en regionale lymfadenopathie en bij mannen urethritisklachten. Daarna ontstaan de met helder vocht gevulde blaasjes, die een tot vier weken blijven bestaan. Recidieven verlopen over het algemeen aanzienlijk milder. Complicaties zijn zeldzaam, maar de zeldzame besmetting van een baby gedurende de partus is levensgevaarlijk.

Virusuitscheiding, dus besmettelijkheid, vindt vooral plaats bij blaasjes, maar ook op 2 tot 8 procent van de asymptomatische dagen.

De infectie wordt aangetoond met een herpes-PCR of herpeskweek. Vaak is dit niet nodig omdat het beeld met pijnlijke blaasjes zeer typisch is.

CONDYLOMATA ACUMINATA

Condylomata acuminata zijn goedaardige anaal-genitale bloemkoolachtige wratten, veroorzaakt door het humaan papillomavirus (HPV), type 6 en type 11. HPV is zeer besmettelijk en kan ook via de vingers en zelfs via handdoeken worden overgebracht. Vaak verloopt een HPV-infectie subklinisch, maar ook dan is virusoverdracht mogelijk. Behalve de wratten kunnen jeuk, pijn en afscheiding optreden. De wratten zijn in principe 'self limiting', zonder behandeling is na drie

maanden 20 procent verdwenen en na twee jaar 90 procent. Complicaties en besmetting tijdens de partus zijn zeldzaam.
De diagnose wordt gesteld op basis van het klinisch beeld. Zie ook hoofdstuk 14.

HEPATITIS B
Het hepatitis B-virus wordt overgebracht door bloed, sperma of vaginaal vocht, voor zover bekend in 79 procent van de gevallen door onbeschermd seksueel contact. Zonder behandeling geneest de infectie binnen drie maanden, in 5 à 10 procent gaat de infectie over in (besmettelijk) dragerschap (in Noordwest-Europa). De chronische infectie kan leiden tot hepatocellulair carcinoom. Zie ook hoofdstuk 21.
De diagnose wordt gesteld op basis van serologie.

HIV/AIDS
Het humaan immunodeficiëntievirus (hiv) wordt overgebracht door bloed, semen en vaginaal vocht. De grootste kans op besmetting is bij onbeschermd anaal contact. Na besmetting ontwikkelen sommige patiënten een aspecifiek beeld met algemene malaise, huiduitslag, diarree, gewichtsverlies, temperatuursverhoging en lymfadenopathie. Na de primo-infectie volgt een asymptomatische fase. Na jaren kunnen door aantasting van het immuunsysteem opportunistische infecties met huidafwijkingen en cerebrale afwijkingen optreden. In dat geval is sprake van het acquired immunodeficiency syndrome (aids).
De diagnose wordt gesteld op basis van serologie, bij een primo-infectie kan de antistoftest nog drie maanden negatief zijn. In de vroege fase wordt een duo- of combo-ELISA gedaan. Daarbij wordt ook gekeken naar het hiv-p24-antigeen, dat twee tot drie weken na infectie aantoonbaar is.

PEDICULOSIS PUBIS
Pediculosis pubis wordt veroorzaakt door de schaamluis. De overdracht vindt plaats tijdens seksueel contact of door beddengoed. De schaamluis voedt zich met het bloed van de gastheer en zijn speeksel veroorzaakt een jeukend papel. De vrouwtjes leggen eieren, de neten, die aan de haren vastzitten en zichtbaar zijn als witte bolletjes.
De diagnose wordt gesteld op basis van de aanwezigheid van luizen en/of neten.

Tabel 25.1 Enkele kenmerken van SOA's

	chlamydia	gonorroe	syfilis	trichomoniasis	herpes genitalis	condylomata acuminata	hepatitis B	hiv/aids	pediculosis pubis
besmettingskans									
- bij eenmalig vaginaal contact									
• man-vrouw	?	50-70%	30%	80%	vooral in symptomatische periode	60%	< 1%	< 1%	wisselend
• vrouw-man	?	20-30%	30%	50%?	vooral in symptomatische periode	60%	< 1%	< 1%	wisselend
- in relatie									
• man-vrouw	45%?	90-100%	?	?	12-30% p.j.	60-80%	16-40%	?	?
• vrouw-man	28%?	50-100%	?	?	12-30% p.j.	60-80	16-40%	?	?
incubatietijd	1-3 weken	2 dagen -2 weken	10-90 dagen	4-28 dagen	2-12 dagen	1-8 maanden	4 weken 6 maanden	2-4 weken	> 5 dagen
besmettingsperiode	?	3 dagen -6 maanden	1 jaar (bij lues)	man: 5 weken, vrouw: jaren	?	bij symptomen	?	altijd	altijd
asymptomatische infecties									
• man	25-80%	10%	0%?	> 80%	> 50%?	99%	60-70%	30-50%	nee
• vrouw	70-90%	30-60%	0%?	50-80%	33-63%	99%	60-70%	30-50%	nee

	chlamydia	gonorroe	syfilis	trichomoniasis	herpes genitalis	condylomata acuminata	hepatitis B	hiv/aids	pediculosis pubis
natuurlijk beloop	?	na 6 maanden 95% genezen	verloop in stadia	genezing na jaren	genezing na jaren	90% na 2 jaar genezen	5-10% drager	100% aids	?
immuniteit	?	nee	gedeeltelijk	nee	alleen tegen reïnfectie	onbekend	ja	nee?	nee

? = gegeven onbekend of onzeker

Epidemiologie van soa

Er zijn geen betrouwbare cijfers over de incidentie van seksueel overdraagbare aandoeningen in Nederland omdat niet alle mensen met een soa's bij de huisarts bekend zijn. In tabel 25.2 zijn gegevens over de incidentie van soa's in 2002 uit verschillende bronnen samengevoegd.[6,7,8]

Tabel 25.2 Incidentie van SOA bij de huisarts in Nederland, 2002[6,7,8]	
soa	aantal per 10.000 personen per jaar
chlamydia	20
condylomata acuminata	6
herpes genitalis	5
gonorroe	3
syfilis	2
HIV	0,4
acute hepatitis B	0,2

Dit betekent dat in een normpraktijk in Nederland de huisarts gemiddeld tienmaal per jaar een soa vaststelt. Daarnaast bezoeken vijf patiënten per jaar hun huisarts met een vraag over een soa.[9] Behalve door huisartsen wordt een belangrijk deel van de diagnostiek verricht door landelijke soa-centra, met in 2006 bijna 70.000 soa-consulten.[10] Uit bevolkingsonderzoek in 2002-2003 bleek in Nederland 2,5 procent van de mannen besmet met chlamydia en 1,5 procent van de vrouwen.[11] Naar schatting zijn 20 op de 10.000 mensen drager van het hepatitis B-virus en 5 op de 10.000 mensen van het hiv-virus (figuur 25.1).[12,13]

Het aantal mensen met een soa is de laatste tientallen jaren in Nederland gestegen. De incidentie is het hoogst in de grote steden. Seksueel overdraagbare aandoeningen komen wereldwijd het frequentst voor in de leeftijdsklasse van 15 tot 24 jaar; deze groep omvat 25 procent van de seksueel actieve populatie, terwijl 50 procent van de soa's in deze leeftijdsklasse voorkomen,[14] voor chlamydia geldt zelfs dat twee derde van de besmette vrouwen jonger is dan 25 jaar.[4]

Een aantal soa's komt relatief vaak voor onder homoseksuele en biseksuele mannen, zoals gonorroe, syfilis, hepatitis B en hiv; deze aandoeningen komen bij mannen dan ook vaker voor dan bij vrouwen. Het is zinvol er rekening mee te houden dat soa's vaak samen vóór-

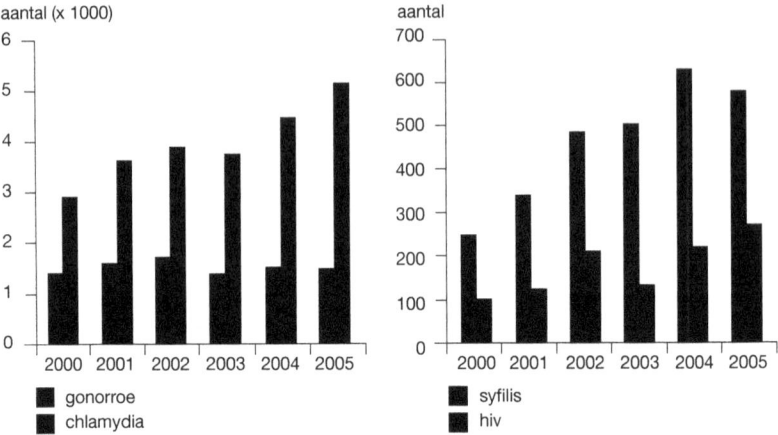

Figuur 25.1 Trend in het aantal gevallen van chlamydia-infectie en gonorroe, respectievelijk van syfilis en hiv-infectie over de periode 2000-2005. (Bron: RIVM, SOA-registratie 2000-2002, SOA Peilstation 2003-2005.)

komen: 10 tot 40 procent van de mannen met een gonorroïsche urethritis heeft ook een chlamydia-infectie en een derde van de mensen met hiv heeft ook een andere soa.

Risicofactoren voor soa's

niet beïnvloedbaar
- behorende bij een risicogroep (of partner behoort tot risicogroep)
- seksuele gerichtheid
- etniciteit

beïnvloedbaar
- soort seksueel contact
- aantal en frequentie seksuele contacten
- beschermde of onbeschermde contacten
- geboorte kind

ETNICITEIT
Bij mensen afkomstig uit Suriname, de Nederlandse Antillen en Aruba komt relatief vaker chlamydia, gonorroe en syfilis (alleen bij heteroseksuele mannen) voor dan bij autochtone Nederlanders.[10]

Preventieve mogelijkheden

PRIMAIRE PREVENTIE
Bij alle vrouwen en mannen met een verhoogd risico die seksueel actief worden of met de vraag om anticonceptie komen, kan het zinvol

zijn informatie te geven over de risico's van soa's en daar eventueel voorlichting over te geven.

Na een onbeschermd receptief anaal of vaginaal contact met een bekende hiv-positieve bron dient postexpositieprofylaxe (PEP) binnen 72 uur sterk overwogen te worden.[3] Dit kan overwogen worden na een onbeschermd contact met een hepatisB-patiënt of na een verkrachting.

Op populatieniveau is het zinvol te streven naar preventie van seksueel overdraagbare aandoeningen. Daarvoor zijn verschillende mogelijkheden.

Onbeschermd seksueel contact (oraal, vaginaal en anaal) en bloedcontact vermijden door middel van gedragsbeïnvloeding op verschillende niveaus: individueel, groep, gemeenschap, omgeving. De maatregelen kunnen situatiegebonden of structureel zijn. Het doel is veilig seksueel gedrag.

Het beschikbaar stellen van condooms en steriele naalden.

Vaccinatie voor hepatitis B aanbieden aan mannelijke homoseksuelen, personen met wisselende heteroseksuele contacten die de soa-polikliniek bezoeken, prostituees (m/v) en prostituanten.

HPV-vaccinatie bij jonge meisjes biedt niet alleen (gedeeltelijk) bescherming tegen cervixcarcinoom, maar ook tegen genitale wratten (condylomata acuminata). Zie ook hoofdstuk 14.

Soa's en circumcisie

In een recente prospectief onderzoek onder heteroseksuele Ugandese mannen bleek dat preventieve circumcisie de kans op het oplopen van een aantal soa's vermindert. Na 24 maanden was het relatieve risico op een herpes-simplexinfectie type 2 (HSV-2) 0,75 en op een HPV-infectie 0,65. Voor syfilis was geen effect aantoonbaar. Eerdere onderzoeken toonden hetzelfde resultaat, en ook effect op heteroseksuele hiv-overdracht. Het afgenomen risico is te verklaren door anatomische factoren, cellulaire factoren of beide.[15]

SECUNDAIRE PREVENTIE

Regelmatig wordt de huisarts geconfronteerd met de vraag om onderzoek naar de aanwezigheid van geslachtsziekten bij klachtenvrije personen in verband met een risicovolle leefwijze en/of het aangaan van een nieuwe relatie. Het risico op een soa hangt af van het soort

seksueel contact en de risicogroep waartoe de patiënt en diens partner behoren.
- Indien bij de partner chlamydia, gonorroe, hiv, syfilis of hepatitis B is vastgesteld, is onderzoek naar die soa geïndiceerd.
- Bij heteroseksuele jongeren met wisselende contacten is onderzoek naar chlamydia en gonorroe zinvol, bij grote ongerustheid ook naar syfilis, hepatitis B en hiv.
- Bij patiënten met homo- of biseksuele contacten, patiënten die werkzaam zijn in de prostitutie of prostituant zijn (of een partner met dit gedrag hebben) is onderzoek naar chlamydia, gonorroe, syfilis, hepatitis B en hiv zinvol.
- Bij iemand met een partner die intraveneus drugs gebruikt, is onderzoek naar hepatitis B en hiv zinvol.
- Bij mensen uit gebieden waar hepatitis B endemisch voorkomt (of van wie de partner uit zo'n gebied komt) is hepatitis B-onderzoek zinvol.

Patiënten met chlamydia, acute hepatitis B, gonorroe of secundaire syfilis moeten gemotiveerd worden om de seksuele partners tot een half jaar terug op te sporen, bij primaire syfilis de seksuele partners tot drie maanden terug. Bij dragerschap van hepatitis B moeten alle seksuele partners en gezinsleden gewaarschuwd worden. Bij hiv moeten zoveel mogelijk seksuele partners uit het verleden gewaarschuwd worden.

TERTIAIRE PREVENTIE
De gevolgen van een soa kunnen ingrijpend zijn en zich niet tot de regio genitalis beperken. Bij oraal-genitaal contact kan bijvoorbeeld bij chlamydia of gonorroe een tonsilitis ontstaan, bij anaal contact een proctitis.
Het kan zinvol zijn om door behandeling ernstige complicaties te voorkomen zoals bij hepatitis B (leverinsufficiëntie en carcinoom), syfilis (stadium III), hiv (aids), chlamydia en gonorroe (PID). Ook de bescherming van een neonaat kan een behandelingsdoel zijn.
Bij de volgende klachten kan onderzoek naar een specifieke soa geïndiceerd zijn.
- Vrouw met fluor en/of urethritisklachten: chlamydia en gonorroe.
- Vrouw met PID: chlamydia en gonorroe.
- Man met afscheiding en/of urethritis: chlamydia en gonorroe.
- Zweertjes op de genitalia: herpes genitalis en syfilis.
- Blaasjes op de genitalia: herpes genitalis.

- Wratjes op de genitalia: condylomata acuminata.
- Jeuk in schaamstreek: pediculosis pubis.

EFFECTIVITEIT PREVENTIEVE MAATREGELEN

Alleen abstinentie geeft 100 procent zekerheid dat een soa kan worden voorkomen.

Consequent condoomgebruik beperkt de kans op overdracht van een soa sterk, maar niet volledig. Met continu, consequent condoomgebruik is de geschatte risicoreductie van hiv-overdracht 65 tot 85 procent, van syfilis 30 procent en van chlamydia en gonorroe 50 à 95 procent.[13,14,16] Een risicoreductie voor trichomoniasis en HPV is mogelijk, maar niet met zekerheid aangetoond.[16]

Over de effectiviteit van interventies die gericht zijn op gedragsverandering, zowel collectief als individueel, is in Nederland weinig bekend. Zeker is dat activiteiten die op verschillende determinanten van onveilig seksueel gedrag aangrijpen, noodzakelijk zijn om gedragsverandering te bewerkstelligen.

Voor de soa-preventie in heteroseksuele relaties is de effectiviteit aangetoond van het waarschuwen van de partner, activiteiten in kleine groepen, individuele counseling door professionals, vaardigheidstrainingen en het verstrekken van accurate basisinformatie met eenduidige boodschappen.[17] Om effectief te zijn moeten deze campagnes met voorlichting en motivatie tot gedragsverandering worden aangepast aan het geslacht en de culturele achtergrond van de doelgroep.[14]

Aangezien riskant seksueel gedrag vooral bepaald wordt door de mannelijke partner, is het zinvol vrouwen met wisselende relaties te stimuleren assertiever op te treden met betrekking tot het voorkómen van riskant seksueel gedrag.[14]

Met betrekking tot voorlichtingscampagnes voor jongeren geldt dat die wel leiden tot een toename van de kennis maar niet tot een wijziging in de houding ten opzichte van veilig vrijen.[18]

Het risicogedrag van hiv-positieve homoseksuele mannen is zorgwekkend, een kwart tot een derde heeft onbeschermde anale seks.[19] Bij drugsgebruikers vindt inconsequent condoomgebruik plaats bij 85 procent met een vaste partner en bij 43 procent met losse partners.[20] Het gemiddelde van alle interventies bij homoseksuele mannen gaf een relatieve reductie van onbeschermde seks met een kwart van 31 naar 24 procent.[21,22]

BEHANDELING

Medicamenteuze behandeling ter voorkoming van complicaties en ter preventie van besmetting van de partner(s) is zinvol bij chlamydia, gonorroe, syfilis (I en II), hiv en hepatitis B. Bij hiv is dit zinvol om het optreden van aids te voorkomen of uit te stellen, bij hepatitis B om dragerschap te voorkomen. Bij herpes genitalis geldt dat behandeling de duur van de klachten en de virusuitscheiding beperkt, maar het virus blijft aanwezig. Bij zwangeren kan medicatie de kans op overdracht van het hiv op de baby verminderen tot 1 procent.

Voor de praktijk

- De kans op een soa bij een patiënt is sterk afhankelijk van de risicogroep waartoe hij/zij behoort en het risicogedrag dat hij/zij vertoont. Afhankelijk van deze gegevens is gerichte soa-screening zinvol.
- Screening op soa bij klachtenvrije mensen die niet tot een risicogroep behoren en geen risicogedrag vertonen is niet zinvol.
- De effectiviteit van zowel voorlichtingscampagnes als individuele voorlichting met betrekking tot riskant seksueel gedrag is zeer beperkt.
- Consequent condoomgebruik geeft slechts een beperkte bescherming tegen soa.
- Counseling en partnerwaarschuwing zijn belangrijk bij de begeleiding van een soa-patiënt.

Literatuur

Voor dit artikel is gebruikgemaakt van de gegevens die zijn verzameld in de CBO Richtlijn Seksueel Overdraagbare Aandoeningen en Herpes Neonatorum (2002), de NHG-Standaard Het SOA-consult (2004), de NHG-Standaard Preventie en vroegdiagnostiek van cervixcarcinoom (2009) en de RIVM-website infectieziekten (2008).

1 Golden MR, Schillinger JA, Markowitz L, St Louis ME. Duration of untreated genital infections with chlamydia trachomatosis: a review of the literature. Sex Transm Dis 2000;27;329-37.
2 Dielissen PW, Boeke AJP, Lagro-Janssen ALM. De diagnostiek van Chlamydia trachomatis: het verschil tussen mannen en vrouwen. Huisarts Wet 2008;51(8): 400-2.
3 www.rivm.nl/cib/infectieziekten, geraadpleegd mei 2008.
4 Zorg voor gezondheid. Volksgezondheid Toekomst Verkenningen 2006. RIVM.
5 Hook EW, Handsfield HH. Gonococcal infections in the adult. In: Holmes KK, Sparling PF, Mardh PA, editors. Sexual Transmitted Diseases, pp. 451-63. New York: McGraw-Hill, 1999.
6 Jabaaij L, Verheij R. De huisarts en SOA: wat schrijft de huisarts voor aan hoeveel patienten? Interne publicatie. Utrecht: Nivel, 2002.
7 Gijsen R. Achtergronden en details bij cijfers uit huisartsenregistraties. Volksge-

zondheid Toekomst Verkenningen: Nationaal Kompas Volksgezondheid. Bilthoven: RIVM, 2003.
8 NHG-Standaard Het SOA-consult. Huisarts Wet 2004;47(13):636-51.
9 Linden MW van der, Westert GP, Bakker DH de, Schellevis FG. Tweede Nationale Studie naar ziekten en verrichtingen in de huisartspraktijk. Utrecht/Bilthoven: NIVEL/RIVM, 2004.
10 Veen MG van, Koedijk FDH, Broek IVF van den, Coul ELM op den, Boer IM de, Sighem IM van, et al. Sexually transmitted infections in the Netherlands in 2006. RIVM-rapport 210261003/2007.
11 Bergen J van, Götz HM, Richardus JH, et al. Prevalence of urogenital Chlamydia trachomatosis: results from the First national based study in the Netherlands. Sex Transm Infect 2005;81:17-23.
12 Veen MG van, Bosman A, Laar MJW van der. Aangifte van hepatitis B in 2002. Infectieziekten Bull 2003;14:378-81.
13 Gras L, Sighem IM van, Valkengoed IG van, Wolf F de. Monitoring of human immunodeficiency virus (HIV) infection in the Netherlands. Amsterdam: Stichting HIV Monitoring, 2003.
14 Da Ros CT, Schmitt C da S. Global epidemiology of sexual transmitted diseases. A J Androl 2008;10(1):110-4.
15 Tobian AAR, Serwadda D, Quinn TC, et al. Male circumcision for the prevention of HSV-2 and HPV infections and syphilis. N Engl J Med 2009;360:1298.
16 Davis KR, Weller SC. The effectiviness of condoms in reducing heterosexual transmission of HIV. Fam Plann Perspect 1999;31:272.
17 Sheperd J, Weston R, Peersman G, Napuli IZ. Interventions for encouraging sexual lifestyles and behaviours intended to prevent cervical cancer. Cochrane Database of Systematic Reviews 1999(4): CD001035. DOI 10.1002/14651858.
18 Holmes KK, Levine R, Weaver M. Effectiveness of condoms in preventing sexually transmitted infections. Bull World Health Organ 2004;82(6). Genève.
19 Ellis S, Grey A. Prevention of sexually transmitted infections: a review of reviews into the effectiveness of non-clinical interventions. Evidence briefing. London: NHS/HAD, 2004.
20 Boer J de, Coul E op de, Beuker R. Trends in Hiv prevalentie en risicogedrag onder injecterende drugsgebruikers in Rotterdam 2003. Bilthoven: RIVM, 2003.
21 RVD. Campagne veilig vrijen 2004. Jaarevaluatie 2004. Den Haag, 2005.
22 Kesteren N van, Hospes H, Kok G, Empelen P van. Sexuality and sexbehavior in hiv-positive men who have sex with men. Qualitive Health Research, 2004.

Overige aandoeningen

Veneuze trombo-embolie

M.K. van Alphen

Bij veneuze trombo-embolie (VTE) is er sprake van een stolsel in een ader, meestal van een been (trombose), eventueel gevolgd door een stolsel in een slagader van de longen (embolie). Het stolsel belemmert de bloeddoorstroming in het betrokken bloedvat, met als belangrijke gevolgen ischemie in de long of oedeemvorming in het been.

Een perifere kuitvenetrombose kan door het aangroeien van het stolsel leiden tot een proximale bovenbeentrombose en bekkenvenetrombose (dat is een diepe veneuze trombose), waarschijnlijk gebeurt dit bij 10 tot 20 procent van de kuitvenetrombosen.[1,2] Meer dan 80 procent van de distale trombosen blijft dus tot de kuit beperkt.

Uit zo'n stolsel kan een trombus losschieten en via de v. cava inferior, het rechteratrium en de rechterventrikel uiteindelijk in een longarterie vastlopen (longembolie). Door het gebrek aan zuurstof kan achter de embolie een (hemorragisch) wigvormig longinfarct ontstaan, bestaande uit niet-functionerend, verlittekend longweefsel.

De kans op een longembolie is bij een kuitvenetrombose (waarbij de trombose beperkt blijft tot de kuit, dus een perifere trombose) klein, maar als het stolsel aangroeit tot in het kleine bekken (10-20% kans) dan is er sprake van diepe veneuze trombose (DVT) met 50 procent kans op een longembolie (LE). DVT en LE zijn uitingen van dezelfde ziekte: VTE.[2,3]

Door de gestoorde veneuze afvoer in het been kan het posttrombotisch syndroom ontstaan, bestaande uit oedeem, dunne kwetsbare huid (kan tot open been leiden), bruine huidverkleuringen, eczeem, soms spataderen. Er zijn klachten van pijn, krampen, zwaar gevoel, jeuk en tintelingen in het been. Bij onbehandelde patiënten leidt een DVT in 60 procent van de gevallen tot een posttrombotisch syndroom, na drie maanden antistollingstherapie en twee jaar gebruik van een steunkous neemt dit risico met de helft af tot 28 procent.[2] Een posttrombotisch syndroom komt bij perifere kuitvenetrombose vrijwel niet voor.[2]

De diagnose DVT wordt in de huisartspraktijk meer of minder waarschijnlijk geacht (na anamnese en lichamelijk onderzoek) op grond van de eerstelijnsbeslisregel (zie kader), afgeleid van de klinische beslisregels van Wells. Hierna volgt eventueel een D-dimeerbepaling. D-dimeren zijn afbraakproducten van het stolsel en met een D-dimeerlaboratoriumtest (snel, simpel, goedkoop) in combinatie met de eerstelijnsbeslisregel is DVT veilig uit te sluiten, waardoor er minder echo's nodig zijn. De test heeft een hoge voorspellende waarde voor de afwezigheid van trombose.[2] Door compressie-echografie van het been wordt de diagnose DVT bevestigd.

> **Eerstelijnsbeslisregel voor diepe veneuze trombose**
> 1 Tel de punten op:
>   - man: 1
>   - gebruik orale anticonceptie: 1
>   - aanwezigheid maligniteit: 1
>   - operatie in de laatste maand: 1
>   - afwezigheid van trauma dat zwelling in kuit verklaart: 1
>   - uitgezette venen van het been: 1
>   - verschil maximale kuitomvang > 3 cm: 2
> 2 Bij een score ≤ 3: verricht een D-dimeertest zelf of in het laboratorium (cito). Uitslag:
>   - D-dimeertest negatief: DVT onwaarschijnlijk.
>   - D-dimeertest positief: mogelijk DVT, verwijs dezelfde dag voor compressie-echografie.
>   - D-dimeer test positief en echo negatief: herhaal de compressie-echografie na vijf à zeven dagen. Is de echo wederom negatief, dan is er geen sprake van DVT.
> 3 Bij een score ≥ 4: geen D-dimeertest nodig, verwijs dezelfde dag voor compressie-echografie.

Epidemiologie van diepe veneuze trombose

Diepe veneuze trombose treedt op bij 0,1 procent van de mensen in de algemene bevolking,[2,4] longembolie bij 0,05 procent en het posttrombotisch syndroom bij 50 tot 60 procent van de mensen met onbehandelde DVT en bij 28 procent van de mensen met behandelde DVT.[1,2]

De kans op een recidief van een DVT is ongeveer 7 procent per jaar; vooral in de eerste twee jaar na het staken van antistollingstherapie komen recidieven voor. Na acht jaar heeft 28 procent van de patiënten met een behandelde DVT een recidief meegemaakt; risicofactoren zoals een eerder recidief of maligniteit verdubbelen deze kans tot ongeveer 50 procent.[2]

Risicofactoren voor diepe veneuze trombose

niet beïnvloedbaar	beïnvloedbaar
· leeftijd	· immobiliteit
· geslacht	· hormonale belasting
· VTE in voorgeschiedenis	· maligniteit
	· stollingsstoornis
	· veneuze afwijkingen
	· chronische aandoeningen
	· iatrogeen

LEEFTIJD
Ouderen boven de 80 jaar hebben een risico van 0,5 tot 1 procent;[2,3,5] bij kinderen onder de 15 jaar is dat 0,005[2] tot 0,001[3] procent. Het risico op VTE neemt dus sterk toe met de leeftijd, maar blijft klein.

GESLACHT
VTE komt bij vrouwen bijna tweemaal zo vaak voor als bij mannen.[5]

IMMOBILITEIT
Immobiliteit is een risicofactor voor trombose.
Bij neurologische afwijkingen kan een patiënt minder mobiel zijn.
Intensive care-patiënten hebben een sterk verhoogde kans op VTE.
Bij (vlieg)reizen die langer dan vier uur duren, is er een verhoogd risico.[2]
Bij een ziekenhuisopname is de kans op VTE achtmaal verhoogd.[2]
Bij een operatie is er een grotere kans op VTE, vooral bij oncologische ingrepen aan de buik en de thorax, een centrale vaatreconstructie, pneumonectomie, operaties in het kleine bekken en een buikwandreconstructie.
Bij niet-chirurgisch behandelde traumata aan de benen is er op de SEH een incidentie van 6,4 procent van VTE,[6] waarbij rigide immobilisatie, niet belasten, een ernstig trauma of een leeftijd boven de vijftig jaar een hoog risico geven.

HORMONALE BELASTING

In de periode van zwangerschap en kraambed komt trombose bij 0,6 procent van de zwangerschappen voor (bij 90% in het linkerbeen). De kans op VTE is ongeveer vijfmaal verhoogd, postpartum is de kans op VTE ongeveer tienmaal verhoogd, vooral na een sectio.[2]

Bij het gebruik van orale anticonceptiva is het risico op VTE ongeveer driemaal verhoogd bij de tweedegeneratiepil, ongeveer vijfmaal bij de derdegeneratiepil en ongeveer twaalfmaal bij de cyproteronacetaat-combinatiepil. De tweedegeneratiepil verdient dan ook de voorkeur.[5]
In combinatie met roken of overgewicht of een leeftijd boven de 35 jaar is het risico van orale anticonceptiva op het krijgen van VTE nog hoger. Vooral in het eerste jaar van het gebruik van de pil is er een extra verhoogd risico op VTE.

MALIGNITEIT

Vooral maligniteiten van maag, longen, pancreas geven een zesmaal verhoogd risico.

STOLLINGSSTOORNISSEN

Erfelijke stollingsstoornissen zijn vooral belangrijk als er verscheidene stollingsafwijkingen aan de orde zijn, met name bij kinderen en adolescenten:[3]

- hoge concentratie factor VIII (prevalentie 11% in algemene blanke bevolking): RR 2-11;
- factor V Leiden (prevalentie 5%): RR 3-80;
- hyperhomocysteïnemie (prevalentie 5%): RR 2,4-2,6;
- proteïne-C-deficiëntie (prevalentie 0,2-0,4%): RR 7-10;
- proteïne-S-deficiëntie (prevalentie 0,03-0,1%): RR 8-10.

Mensen met een andere bloedgroep dan OO hebben bij de genoemde familiaire stollingsstoornissen nog meer risico op VTE.[7]

VENEUZE AFWIJKINGEN IN HET BEEN

Veneuze afwijkingen in het been geven een hoger risico op VTE:
- varicosis;
- tromboflebitis, waarbij in 6 tot 9 procent van de gevallen DVT voorkomt.[2]

CHRONISCHE AANDOENINGEN

Andere chronische ziekten waarbij het risico op VTE verhoogd is, zijn:
- recent myocardinfarct;
- hartfalen;

- COPD;
- inflammatory bowel disease;
- overgewicht (risico twee- tot driemaal verhoogd);[2]
- nierinsufficiëntie.

IATROGEEN

Iatrogene oorzaken voor VTE kunnen zijn:
- pacemaker of centraalveneuze lijn;
- chemotherapie.

Preventieve mogelijkheden

Bij aanwezigheid van een van de genoemde risicofactoren heeft de patiënt dus een grotere kans op VTE. Het is echter niet duidelijk bij welke individuen preventieve maatregelen geïndiceerd zijn.[4] De risicoreductie van de verschillende vormen van profylaxe is grotendeels nog onbekend.[2]

Mogelijke vormen van profylaxe zijn de volgende.
- Niet-medicamenteus:
  - steunkous;
  - kuitspieroefeningen;
  - mechanisch kuitspierpomp (niet in Nederland);
  - reizigersadviezen.
- Medicamenteus:
  - heparine of injecties met laagmoleculairgewichtheparine (LMWH); LMWH is effectiever (met minder bloedingen) en gemakkelijker toe te dienen (slechts eenmaal daags s.c.) dan heparine;
  - vitamine K-antagonisten of coumarine;
  - fondaparinux (een pentasacharide, remt geactiveerd factor X (= Xa), waardoor zowel de trombinevorming als de trombusformatie geïnhibeerd worden.[8]

De medicamenteuze vormen van profylaxe zijn het meest effectief, de niet-medicamenteuze vormen van profylaxe zijn het veiligst.

PRIMAIRE PREVENTIE

Mensen zonder verhoogd risico kunnen de volgende maatregelen nemen.
- Reizigers doen er verstandig aan bij een (vlieg)reis van meer dan vier uur veel te drinken, kuitspieroefeningen[9] te doen en af en toe rond te lopen, en de inname van koffie en alcohol te beperken.

- Dagelijkse inname van twee tot vier glazen alcohol geeft vermindering van VTE, vooral minder longembolie en vooral bij vrouwen; waarschijnlijk is dit het gevolg van afgenomen fibrinogeenspiegels.[10] Bij vrouwen lijkt vitamine E ook een reductie van het risico op VTE te geven.[11]

Bij mensen met een verhoogd risico zijn de volgende preventieve maatregelen mogelijk.
- Bij immobilisatie in de thuissituatie kan primaire profylaxe met LMWH of vitamine K-antagonisten van nut zijn, vooral bij CVA, hartfalen, COPD, trauma, infecties, maligniteit en leeftijd boven 70 jaar; hierbij kan het lastig zijn de verhoogde kans op VTE af te wegen tegen de eveneens verhoogde kans op bloedingen!
- Bij maligniteiten kan medicamenteuze primaire preventie zinvol zijn; hierbij blijken LMWH's minder bloedingen te geven dan ongefractioneerde heparine of vitamine K-antagonisten.[12]
- Bij acuut opgenomen ziekenhuispatiënten is gevonden dat LMWH een reductie van 50 procent van het risico op VTE geeft; hierbij wordt aangetekend dat het risico op VTE bij de meeste mensen klein is.[13] Bij ziekenhuispatiënten is LMWH effectiever dan ongefractioneerde heparine ter preventie van VTE.[14]
- Reizigers die meer kans lopen op een VTE (vroegere VTE of andere risicofactoren) hebben baat bij secundaire preventie in de vorm van een steunkous (klasse II tot de knie) of LMWH[15] vlak voor de (vlieg)reis.

NIET-GEÏNDICEERDE PREVENTIE
Voorbeelden van niet-werkzame, dus niet-geïndiceerde vormen van preventie van VTE zijn:
- acetylsalicylzuur bij (vlieg)reizen;[16]
- gebruik van orale anticonceptiva staken bij trombofilie;[17]
- verlagen van het homocysteïnegehalte door inname van vitamine B6, B12 of foliumzuur.[18]

Profylaxe, hoe lang?
Na orthopedische operaties wordt in de Verenigde Staten tot een à twee weken na de operatie profylaxe (LMWH of vitamine K-antagonist/coumarine) gegeven voor VTE. In Nederland is dat drie maanden, in de rest van Europa vier tot vijf weken weken.[2] De duur van de medicamenteuze profylaxe kan in de toekomst

wellicht per individu nauwkeuriger vastgesteld worden. Palareti bepaalde de D-dimeer een maand na het staken van de antistollingstherapie.[19] Hij vond een significante toename van de recidieven van trombose bij mensen bij wie een afwijkende D-dimeerbepaling gevonden werd en deze toename werd door het hervatten van de antistollingstherapie gereduceerd. De optimale behandelingsduur is dan ook nog niet geheel opgehelderd.[13]

PREVENTIE VAN POSTTROMBOTISCHE KLACHTEN
Mensen die een DVT hebben, kunnen maatregelen nemen om posttrombotische klachten (eczeem, venectasiën, posttrombotisch syndroom) aan het been te voorkomen. Het twee jaar lang dragen van steunkousen geeft een reductie van 50 procent van de kans op het posttrombotisch syndroom. Snelle mobilisatie na DVT geeft waarschijnlijk ook minder posttrombotische klachten en leidt niet tot meer longembolieën.[2]

Voor de praktijk

- Orale anticonceptiva: de voorkeur gaat uit naar de tweedegeneratiepil. Bij vrouwen met diverse risicofactoren (ouder dan 35 jaar, roken, overgewicht) valt niet-hormonale anticonceptie te overwegen.[2]
- (Vlieg)reizen (langer dan 4 uur): voldoende drinken, kuitspieroefeningen en af en toe lopen. Bij patiënten met een verhoogd risico eventueel steunkousen of LMWH.
- Mobiliseer snel na een DVT en geef steunkousen. Bij het uitblijven van posttrombotische klachten kan na een jaar (op proef) de kous achterwege gelaten worden.[2]
- Gebruikelijk is om patiënten met een eerste VTE in aanwezigheid van een tijdelijke risicofactor (immobilisatie, operatie of recent trauma) drie maanden met antistollingstherapie te behandelen; na een recidief VTE lijkt levenslange antistolling aangewezen.

Literatuur

1 Tick LW. Diagnosis of venous thromboembolism and the postthrombotic syndrome. Proefschrift. LUMC, 2008.
2 CBO Concept Richtlijn: Veneuze Tromboembolie, 2008.
3 Leusden HAIM van. Diagnostisch Kompas, p. 142-3. 3e dr, 2003.

4 Heit JA. The epidemiology of venous thromboembolism in the community: implications for prevention and management. Journal of Thrombosis Thrombolysis 2006;21(1):23-9.
5 Oudega R, et al. NHG-Standaard Diepe veneuze trombose. Huisarts Wet 2008; 51(1):24-37.
6 Riou B, Rothmann C, Lecoules N, et al. Incidence and risk factors for venous tromboembolism in patients with non surgical isolated lower limb injuries. Am J Emerg Med 2007;25(5):502-8.
7 Minano A, Ordonez A, Espana F, et al. ABO blood group and risk of venous or arterial thrombosis in carriers of factor V Leiden or prothrombin G20210A polymorphisms. Haematologica 2008;93(5):729-34.
8 Loenen A van. Farmacotherapeutisch Kompas, p. 252. 24e dr., 2008.
9 Hitos K, Cannon M, Cannon S, et al. Effect of leg exercises on popliteal venous blood flow during prolonged immobility of seated subjects: implications for prevention of travelrelated deep vein thrombosis. J Thromb Haemost 2007;5(9):1890-5.
10 Pomp ER, Rosendaal FR, Doggen CJ. Alcohol consumption is associated with a decreased risk of venous thrombosis. Thromb Haemost 2008;99(1):59-63.
11 Glynn RJ, Ridker PM, Goldhaber SZ, et al. Effects of random allocation to vitamin E supplementation on the occurrence of venous thromboembolism: report from the Women's Health Study. Circulation 2007;116(13):1497-503.
12 Lee AYY. Cancer and venous thromboembolism: prevention, treatment and survival. Journal of Thrombosis and Thrombolysis 2008;25(1):33-6.
13 Själander A, Jansson JH, Bergqvist D, et al. Efficacy and safety of anticoagulant prophylaxis to prevent venous thromboembolism in acutely ill medical inpatients: a meta-analysis. J Intern Med 2008;263(1):52-60.
14 Wein L, Wein S, Haas SJ, et al. Pharmacological venous thromboembolism prophylaxis in hospitalized medical patients: a meta-analysis of randomized controlled trials. Arch Intern Med 2007;167(14):1476-86.
15 Levi M, Rosendaal FR, Büller HR. Diepe veneuze trombose en longembolie door een vliegreis. Ned Tijdschr Geneesk 2006;150:2474-8.
16 Philbrick JT, Shumate R, Siadaty MS, Becker DM. Air travel and venous tromboembolism: a systematic review. J Gen Inter Med 2007;22:107-14.
17 Middeldorp S. Trombofilie: risico voor veneuze trombo-embolie. Bijblijven 2004; 20:12-22.
18 Ray JG, Kearon C, Yi Q, et al. Homocysteine-lowering therapy and risk for venous thromboembolism: a randomized trial. Ann Intern Med 2007;146(11):761-7.
19 Palareti G. Current criteria to determine the duration of anticoagulant therapy. Rec Prog Med 2007;98(12):603-6.

27 Aneurysma van de aorta abdominalis

H.G.L.M. Grundmeijer en D.T. Ubbink

Een aneurysma van de aorta abdominalis (AAA) is een verwijding van de aorta in het abdominale gebied. De buikaorta bij gezonde mannen heeft een diameter kleiner dan 3 cm. De pathogenese van de AAA is onduidelijk. Het is waarschijnlijk een combinatie van non-atherosclerotische factoren zoals een (mogelijk genetisch) defect in de eiwitten van de vaatwand en atherosclerose.[1]

Een AAA is dikwijls asymptomatisch. De gevaarlijkste complicatie van een AAA is een ruptuur. De mortaliteit is dan hoog: 80 procent van de patiënten sterft voor het bereiken van het ziekenhuis. Van de 20 procent die het ziekenhuis wel bereikt, sterft uiteindelijk nog 50 procent van degenen die chirurgisch zijn behandeld.[2,3]

De kans op een ruptuur van een AAA neemt toe met de grootte van het aneurysma: AAA's met een diameter groter dan 5 cm, hebben een sterk verhoogde kans op een ruptuur. In de vijf jaar na het stellen van de diagnose AAA, ruptureert 2 procent van de aneurysmata met een diameter kleiner dan 4 cm en 25 procent van de aneurysmata met een diameter van meer dan 5 cm.[4]

Chirurgische correctie van een AAA is gericht op het voorkómen van een ruptuur. Behandeling is in principe pas geïndiceerd als de diameter van het aneurysma meer dan 5,5 cm is. Er zijn twee behandelingswijzen mogelijk: open correctie via een laparotomie en endovasculaire correctie via de lies. Bij deze ingrepen wordt het aneurysma vervangen door een kunststof (endo)prothese. Beide methoden zijn effectief gebleken.[1] Met name de open methode is een vrij zware ingreep, maar met goede resultaten. De mortaliteit is bij patiënten zonder comorbiditeit laag: 1 tot 5 procent.[3]

Epidemiologie van AAA

Het aantal personen met een AAA wordt geschat op 8,8 per 1000 mannen en 2,1 per 1000 vrouwen per jaar (gestandaardiseerd naar de Nederlandse bevolking in 2000). Het komt dus ruim vier keer zo vaak voor bij mannen als bij vrouwen. Een AAA vóór de leeftijd van 55 jaar komt vrijwel niet voor. Alleen bij zeldzame collageenziekten, zoals het syndroom van Marfan, kan het op jongere leeftijd voorkomen. In 2000 stierven 620 mannen in Nederland ten gevolge van een AAA.[5]

Factoren van invloed op de incidentie van AAA

niet beïnvloedbaar
- genetische factoren
- leeftijd boven de 55 jaar
- mannelijk geslacht

beïnvloedbaar
- diabetes mellitus
- roken
- hypertensie
- hypercholesterolemie

De beïnvloedbare factoren leiden tot atherosclerose.

Opsporen van een AAA

Men kan een aneurysma op het spoor komen door palpatie en echografie.

PALPATIE

Het voelen van een pulserende aorta zegt niets. Bij magere personen of mensen een slappe buikwand zijn de pulsaties van de aorta bijna altijd te voelen. Het lege artis palperen van een aneurysma geschiedt door twee handen aan beide kanten naast de pulserende aorta te leggen (met voldoende huid ertussen) en zo de wijdte van de aorta te schatten. Het palperen van een meer dan 2,5 cm wijde pulserende zwelling boven in de buik kan wijzen op een aneurysma. De voorspellende waarde van de palpatie hangt af van de leeftijd van de patiënt en de grootte van het aneurysma.

De positief voorspellende waarde van palpatie voor AAA's groter dan 3 cm is 43 procent,[6] berekend in een onderzoek waarin twee internisten tweehonderd proefpersonen onderzochten waarvan de helft een echografisch aangetoond aneurysma had (tabel 27.1).

Een afwijkende bevinding bij palpatie zal een aneurysma zeer veel waarschijnlijker maken, terwijl een niet-afwijkende bevinding weinig betekenis heeft. Overigens is gebleken dat een aneurysma dat geopereerd moet worden (> 5 cm), meestal wel gevonden wordt bij lichamelijk onderzoek.

Tabel 27.1	Palpatie en de kans op een aneurysma		
diameter van het aneurysma	sensitiviteit	positieve waarschijnlijkheidsratio	negatieve waarschijnlijkheidsratio
3,0-3,9 cm	29%	12,0	0,72
4,0-4,9 cm	50%	15,6	0,51
> 5 cm	76%		

ECHOGRAFIE

Echografie is veilig, goedkoop, niet-invasief en heeft een sensitiviteit van bijna 100 procent.[7] Echografie is verder zeer snel en in een screeningssetting kunnen er tot vijftien personen per uur gescand worden.[8]
Echografie is in verschillende 'population-based' screeningprogramma's gebruikt. De drie grootste meta-analyses tonen aan dat screening op AAA de mortaliteit ten gevolge van AAA verlaagt (OR: 0,55-0,60) (tabel 27.2). Een hogere leeftijd vermindert de effectiviteit van screening. Onder de leeftijd van 63 jaar zijn geen gegevens bekend. Door de lage incidentie van AAA is er geen significant effect op de totale mortaliteit. Uitgaande van de Cochrane meta-analyse is de relatieve risicodaling door screening gedurende zes jaar 40 procent.[4] De absolute risicodaling is 0,186%. Het 'number needed to screen' in zes jaar om de dood van één patiënt door ruptuur van een AAA te voorkomen is 526.

Tabel 27.2	Aantal doden per aantal deelnemers met tussen haakjes het absolute sterfterisico aan AAA in procenten in drie verschillende onderzoeken		
	Fleming-studie[9]	Cosford-studie[10] Cochrane	Takagi-studie[11]
onderzoeksgroep	99/62.735 (0,158)	93/56.396 (0,165)	121/62.524 (0,194)
controlegroep	174/62.860 (0.277)	155/56.541 (0,274)	220/62.677 (0,351)
oddsratio (95%-BI)	0,57 (0,45-0,74)	0,60 (0,47-0,78)	0,55 (0,37-0,83)

Voor de praktijk

- Denk aan een aneurysma van de aorta abdominalis bij mannen boven de 55 jaar bij reeds aanwezige vaatafwijkingen (vooral bij

perifeer arterieel vaatlijden) en/of meerdere risicofactoren voor hart- en vaatziekten.
- Wordt een pulserende zwelling meer dan 3 cm groot gevoeld, dan is echoscopie geïndiceerd (zeker bij risicogroepen).
- Bij een aneurysma met een diameter van meer dan 4 cm is jaarlijkse controle en correctie van de risicofactoren (met name stoppen met roken) sterk geïndiceerd.
- Een aneurysma met een diameter van 5,5 cm of groter komt in principe in aanmerking voor chirurgie.

Literatuur

1 Tilson MD. Aortic aneurysms and atherosclerosis. Editorial. Circulation 1992;85: 378.
2 Basnyat PS, Biffin AH, Moseley LG, et al. Mortality from ruptured aortic aneurysm in Wales. British Journal of Surgery 1999;86(6):765-70.
3 Johnston KW. Ruptured aortic aneurysm: six year follow up results of a multi-center prospective study. Canadian Society for Vascular Surgery Aneurysm Study Group. Journal of Vascular Surgery 1994;19(5):888-900.
4 Ernst CB. Abdominal aortic aneurysm. New England Journal of Medicine 1993; 328(16):1167-72.
5 www.rivm.nl.
6 Lederle FA, Simel DL. The rational clinical examination. Does this patient have abdominal aortic aneurysm? JAMA 1999;281:77-82.
7 LaRoy LL, Cormier PJ, Matalon TA, et al. Imaging of abdominal aortic aneurysms. Am J Roentgenol 1989;152(4):785-92.
8 Bergqvist D, Bjorck M, Wanhainen A. Abdominal aortic aneurysm - To screen or not to screen. Eur J Vasc Endovasc Surg 2008;35(1):13-8.
9 Fleming C, Whitlock EP, Beil TL, et al. Screening for abdominal aortic aneurysm: a best-evidence systematic review for the U.S. Preventive Services Task Force. Ann Intern Med 2005;142(3):203-11.
10 Cosford, PA, Leng GC. Screening for abdominal aortic aneurysms. Cochrane database of systematic reviews 2007, issue no. 2.
11 Takagi H, Tanabashi T, Kawai N, et al. Abdominal aortic aneurysm screening reduces mortality: meta-analyses of randomized, controlled trials. Eur J Vasc Endovasc Surg 2007;33(1):132-3.

28 Osteoporose

H.G.L.M. Grundmeijer

Osteoporose is een op zich klachtenloze risicofactor voor osteoporotische fracturen. De kans op een fractuur neemt toe met de ernst van de osteoporose en met de leeftijd. Osteoporose begint meestal al rond het 50^e jaar, maar de osteoporotische fracturen treden op rond het 75e levensjaar. Osteoporotische wervelfracturen treden meestal spontaan zonder enig trauma op. Voor de veel voorkomende collum- en polsfracturen bij 70-plussers is niet alleen de osteoporose verantwoordelijk, maar vooral ook de verhoogde valneiging door slechter zien, een gestoorde propriocepsis, vertraagd reactievermogen en soms ook iatrogeen door het gebruik van psychofarmaca. Bij storingen in de calciumhuishouding en/of -resorptie komen fracturen ook vaker voor (bijvoorbeeld bij IBD, osteogenesis imperfecta, malabsorptiesyndroom, anorexia nervosa, primaire hyperparathyreoïdie en maagresectie).

PATHOFYSIOLOGIE
Tijdens de groei en met name tijdens de groeispurt overheerst de botaanmaak. Op 25- tot 30-jarige leeftijd wordt de zogeheten piekbotmassa bereikt. Na het 40e jaar gaat de afbraak overheersen, hetgeen resulteert in een geleidelijk botverlies van 0,3 tot 0,5 procent per jaar. Mannen verliezen in de rest van hun leven 20 tot 30 procent van hun botmassa. Bij vrouwen is het botverlies rond de menopauze gedurende enkele jaren versneld (3-5% per jaar) ten gevolge van daling van het oestrogeengehalte in het serum. Bij een aantal vrouwen loopt het totale verlies aan botmassa op tot 40 à 50 procent.
Door de afgenomen botmassa en een verslechtering van de microarchitectuur neemt de kans op fracturen toe. Vooral bij vrouwen na de menopauze kan een gering trauma reeds een fractuur veroorzaken.

Densimetrie

Osteoporose kan vastgesteld worden door een rontgenologische botdichtheidsmeting (dexa-meting). De botdichtheid bij personen onder de 70 jaar wordt uitgedrukt in de zogenaamde T-score: het aantal standaarddeviaties dat de waarde afwijkt van de gemiddelde piekbotmassa die op jongvolwassen leeftijd wordt bereikt. Voor mannen en vrouwen gelden verschillende piekbotmassa's.

Bij personen ouder dan 70 jaar wordt bij voorkeur de Z-score gebruikt. Bij de Z-score is het aantal standaarddeviaties dat de botdichtheid afwijkt, gerelateerd aan de gemiddelde botmassa van mensen van overeenkomstige leeftijd en geslacht. Een Z-score van 0,0 betekent dat de botdichtheid overeenkomt met het gemiddelde van de eigen leeftijdsgroep. Een negatieve Z-score wijst op een geringere en een positieve Z-score op een grotere botdichtheid dan het gemiddelde in de eigen leeftijdsgroep.

Epidemiologie van osteoporose

De prevalentie van osteoporose en van ernstige werveldeformatie is grafisch weergegeven in de figuren 28.1 en 28.2. In tabel 28.1 is de incidentie en prevalentie van osteoporose en fracturen te vinden, naar geslacht.

Risicofactoren voor osteoporose

niet beïnvloedbaar
- hoge leeftijd
- vrouw-zijn
- familieanamnese
- vroege menopauze
- fractuur na het 50^e levensjaar

beïnvloedbaar
- laag lichaamsgewicht (< 60 kg)
- weinig of geen gebruik van zuivelproducten
- geen of geringe expositie aan de zon
- gebruik corticosteroïden
- immobiliteit

FAMILIEANAMNESE
In het bijzonder een heupfractuur bij de moeder geeft een verhoogde kans op de aanwezigheid van osteoporose.

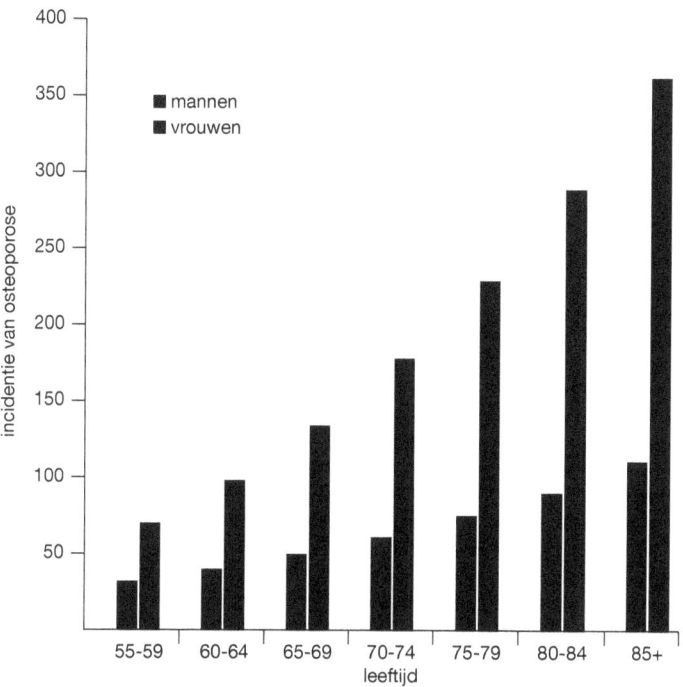

Figuur 28.1 Prevalentie van osteoporose in bevolkingsonderzoek (per 1000 mensen).[1]

CORTICOSTEROÏDENGEBRUIK

Mensen die langer dan drie maanden meer dan 7,5 mg prednison of equivalenten daarvan per dag gebruiken, hebben significant meer kans op osteoporose. Uit een meta-analyse van het effect van corticosteroïdengebruik op de fractuurkans en de botdichtheid bleek dat bij langdurig gebruik van meer dan 5 mg corticosteroïden per dag in het eerste jaar van de behandeling ongeveer 7 procent botverlies optreedt.[4]

IMMOBILITEIT

Ernstige immobiliteit leidt tot verlies van de botmassa en daardoor van osteoporose en tot een verhoogde valneiging door verminderde coördinatie en spiercontrole.

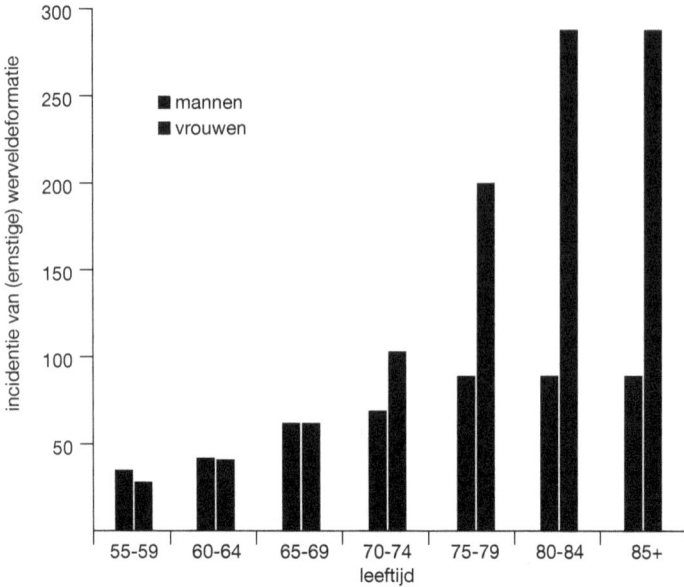

Figuur 28.2 *Prevalentie van ernstige werveldeformatie in bevolkingsonderzoek (per 1000 mensen).*[1]

Preventieve mogelijkheden

PRIMAIRE PREVENTIE

Niet-medicamenteuze preventie

Osteoporose is over het algemeen pas een probleem na het 50^e levensjaar. Een aantal adviezen is geldig voor iedereen van die leeftijd: bewegen, veel naar buiten en zorgen dat er voldoende calcium in het dieet zit.

Medicamenteuze preventie

Calcium

De calciuminname van Nederlandse oudere vrouwen (ook in verzorgingstehuizen) is hoog. Slechts 18 procent van de vrouwen gebruikt minder dan 800 mg per dag.[5] Suppletie is dan ook zelden nodig. Het preventieve effect van een verhoogde calciuminname op de fractuurfrequentie is nooit overtuigend aangetoond.[6] Adviseer ten minste 1000-1200 mg calcium per dag te nuttigen, hetgeen overeenkomt met circa vier zuivelconsumpties (glazen melk of melkproducten of plakken kaas van 20 g). Suppletie van calcium in tabletvorm is bij gezonde personen alleen nodig als de helft van de geadviseerde hoeveelheid niet haalbaar is.

Vitamine D

De vitamine D-inname in Nederland is hoog vergeleken met de ons omringende landen. Suppletie is dan ook zelden zinvol. Het effect van suppletie op de kans op fracturen is in een Nederlands onderzoek niet aangetoond, in buitenlands onderzoek wel. Daarbij was de NNT bij een jaar behandeling ongeveer 50.[7]

Bifosfonaten

De NNT bij twee jaar behandeling met bifosfonaten is 72 voor wervelfracturen en 24 voor niet-wervelfracturen.[8] Bifosfonaten worden niet voor alle vrouwen boven de 50 met osteoporose aangeraden. De effectiviteit is te gering en ze moeten vanaf het 50^e levensjaar ingenomen worden om fracturen na het 70e levensjaar te voorkomen. Eerder staken van het gebruik doet het risico op osteoporose weer snel toenemen tot dat van niet-gebruiksters.

VROEGOPSPORING OSTEOPOROSE

Vraag een botdichtheidsmeting aan bij een risicoscore van 4 of meer. De score wordt berekend op grond van tabel 28.2.

Voor de praktijk

Tabel 28.1 Incidentie en prevalentie osteoporose en fracturen		
	mannen > 55 jaar	vrouwen > 55 jaar
prevalentie abnormaal verminderde botdichtheid[2]	52 per 1000 per jaar	166 per 1000 per jaar
prevalentie werveldeformaties[2]		
• matig	80 per 1000 per jaar	70 per 1000 per jaar
• ernstig	40 per 1000 per jaar	80 per 1000 per jaar
incidentie fracturen per jaar[3]	bij 65 jaar: 1 per 1000 per jaar	bij 65 jaar: 2 per 1000 per jaar
	bij 85+: 17 per 1000 per jaar	bij 85+: 27 per 1000 per jaar

- Leefstijladviezen voor ouderen:
  - inactiviteit of immobilisatie vermijden; stimuleer lichaamsbeweging;
  - ten minste 1000 à 1200 mg calcium per dag;
  - regelmatig naar buiten gaan en gedeelten van de huid blootstellen aan de zon.

Tabel 28.2 De risicoscore voor osteoporose		
risicofactor	risicoscore	geslacht
doorgemaakte wervelfractuur*	4	m en v
langdurig gebruik van een hoge dosis corticosteroïden[1] (> 3 maanden > 7,5 mg/dag)	4	m en v
fractuur doorgemaakt na het 50e levensjaar	4	v
leeftijd > 70 jaar	2	v
leeftijd > 60 jaar	1	v
heupfractuur bij een eerstegraadsfamilielid	1	v
gewicht < 60 kg	1	v
ernstige immobiliteit	1	v

* Bij meer dan één wervelfractuur bestaat er een indicatie voor preventieve medicamenteuze therapie zónder voorafgaande botdichtheidsmeting.

- Calciumsuppletie wordt geadviseerd:
  - bij gezonde personen: alleen bij inname van minder dan twee zuivelconsumpties per dag (< 400-500 mg);
  - bij patiënten die langer dan drie maanden meer dan 7,5 mg corticosteroïden of equivalenten daarvan per dag gebruiken;
  - bij patiënten die bisfosfonaten of vitamine D (gaan) gebruiken.
- Vitamine D-suppletie van 10 microgram (400 IE) per dag valt te overwegen:
  - voor personen die nooit in de buitenlucht komen;
  - voor personen met een aangetoonde vitamine D-deficiëntie.
- Het gebruik van bifosfonaten is aan te raden voor:
  - personen met een abnormaal verminderde botdichtheid jonger dan 70 jaar bij een T-score van -2,5 of minder;
  - personen met een abnormaal verminderde botdichtheid ouder dan 70 jaar bij Z-score van -1,0 of minder;
  - personen met verscheidene röntgenologisch aangetoonde wervelfracturen;
  - personen die langer dan drie maanden meer dan 7,5 mg corticosteroïden of equivalenten daarvan per dag (gaan) gebruiken: bij 7,5-15 mg/dag alleen voor postmenopauzale vrouwen en mannen boven de 70 jaar, bij een dosis van meer dan 15 mg/dag voor alle patiënten.

Literatuur

De adviezen in dit hoofdstuk zijn gebaseerd op: Elders PJM, Leusink GL, Graafmans WC, et al. NHG-Standaard Osteoporose. http://nhg.artsennet.nl.

1 Klift M van der, Burger H, Laet CEDH de, et al. Hoe vaak komt osteoporose voor en hoeveel mensen sterven eraan? In: Volksgezondheid Toekomst Verkenning, Nationaal Kompas Volksgezondheid. Bilthoven: RIVM, 2003. www.nationaalkompas.nl.
2 RIVM. Nationaal Kompas Volksgezondheid 2005. http://www.nationaalkompas.nl.
3 Prismant. Landelijke LMR-informatie 2007. http://www.prismant.nl, geraadpleegd januari 2009.
4 Staa TP van, Leufkens HG, Cooper C. The epidemiology of corticosteroid-induced osteoporosis: a meta-analysis. Osteoporos Int 2002;13:777-87.
5 Beresteijn EC van, Hof MA van 't, Schaafsma G, et al. Habitual dietary calcium intake and cortical bone loss in perimenopausal women: a longitudinal study. Calcif Tissue Int 1990;47:338-44.
6 Shea B, Wells G, Cranney A, et al. Calcium supplementation on bone loss in postmenopausal women. Cochrane Database Syst Rev 2004(1):CD004526.
7 Chapuy MC, Arlot ME, Duboeuf F, et al. Vitamin D3 and calcium to prevent hip fractures in the elderly women. N Engl J Med 1992;327:1637-42.
8 Cranney A, Wells G, Willan A, et al. Meta-analyses of therapies for postmenopausal osteoporosis. II. Meta-analysis of alendronate for the treatment of postmenopausal women. Endocr Rev 2002;23:508-16.

Register

ABCDE-regel 226
acetosal 41
actinische keratose 222
adenocarcinoom 183
adenomateuze poliepen 191
adipositas, zie obesitas 97
aids 284
alcohol 133
alcoholgebruik 38, 147
 –, risico 55
aneurysma aorta abdominalis 305
antidepressiva 155
antihypertensiva 68
antioxidatieve werking 146
antivirale middelen 245
antizonnebrandmiddelen 224
asbest, en longtumoren 185
atherosclerose 47

baarmoederhalskanker, zie cervixcarcinoom 171
basaalcelcarcinoom 213
belaste familieanamnese 52
besmettingspreventie 236
bevolkingsonderzoek, zie screening 179
beweging, zie lichaamsbeweging 40
bewegingsarmoede 40, 111
 –, risico 55
bifosfonaten 313
bijnierwerking, verstoord 64
bingedrinken 136
bioactieve stoffen 145
bloeddruk 61
body mass index (BMI) 97
borstkanker, zie mammacarcinoom 161
borstzelfonderzoek 166
botdichtheidsmeting 310
BRCA-gen 163
Breslow-dikte 213

calcium 312
cardiovasculair risicomanagement, bij diabetes mellitus 124
cerebrovasculaire aandoeningen, prevalentie 51
cervixcarcinoom 171
chlamydia 281
cholesterol 73
cholesterolsyntheseremmers, zie statines 84
circumcisie 176
colitis ulcerosa 194
collectieve preventie 22
colonoscopie 198
colorectale carcinomen 191
condoomgebruik 175, 291
condylomata acuminata 283
coronaire hartziekten, prevalentie 50
corticosteroïden 154
 –, risico 56
corticosteroïdengebruik 311

darmkanker, zie colorectale carcinomen 191
D-dimeerbepaling 298
deathly quartet 56
dermatoscopie 227
dexa-meting 310
diabetes mellitus 119
 –, en colorectale carcinomen 194
 –, risico 55
diabetes mellitus type 2 80
diastolische bloeddruk 61
diepe veneuze trombose 297
dislipidemie 74

echografie, bij aneurysma 307
endocarditis 263
endocarditisprofylaxe 265

erythroplasie 222

familiaire adenomateuze polyposis 193
familiaire hypercholesterolemie 77
familieanamnese, belaste 52
farmacotherapie, bij obesitas 105
fecaaloccultbloedtest 197
fruit 145
fysieke activiteit, zie lichaamsbeweging 40

gewichtstoename 101
gewichtsverlies 99
Gleasonscore 204
glucoseverlagende middelen 123
gonorroe 282
griep, zie influenza 239
griepepidemieën 242
groente 145

HDL, zie lipoproteïnen 73
hepatitis 249
hepatitis B 284
hereditaire nonpolyposis colorectaal carcinoom 193
heriditair prostaatcarcinoom 206
herpes genitalis 283
hiv 284
hoge bloeddruk, zie hypertensie 53
holiday heart 134
huidcarcinomen 213
humaan papillomavirus 172
hygiënemaatregelen 243
hypercholesterolemie 73
 –, risico 54
hyperplastische poliepen 191
hypertensie 61
 –, risico 53

immobiliteit 299, 311
immunisatie 252
inactieve levensstijl, zie bewegingsarmoede 55
incidentie 27
incubatieperiode, influenza 240
individuele preventie 21
influenza 239
in-situcarcinoom 161
inspanning, zie 40
insuline 119

insulineresistentiesyndroom, zie metabool syndroom 57

kerathoacanthoom 223
kleincellig longcarcinoom 183
koffie 147
KOPAC-B-extra 178

LDL, zie lipoproteïnen 73
leefstijladviezen, bij diabetes mellitus 121
leukoplakie 222
lichaamsbeweging 40, 66, 80, 111
lichen sclerosus et atroficans 223
lipoproteïnen 73
longembolie 297
longtumoren 183
lymfogranuloma venereum 282

maligne hypertensie 62
mammacarcinoom 161
meeroken 88
melanoom 213
metabole eenheid (MET) 112
metabool syndroom 57, 98
middel-heupratio, zie middelomtrek 98
middelomtrek 98
 –, risico 54
minimale interventiestrategie (MIS) 93
mond- en tandhygiëne 266
mond-neusmasker 243

Nederlandse Norm Gezond Bewegen 111
nicotine 87
nierarteriestenose 64
NSAID's 155
 –, risico 56

obesitas 38, 97
 –, risico 54
oddsratio (OR) 27
onbeschermd seksueel contact 289
orale anticonceptie 41, 175
orale anticonceptiva 153, 300
 –, risico 56
osteoporose 309
overgewicht 97
 –, bij diabetes mellitus 122
 –, risico 54
overgewicht 38

packyears 88, 185
pandemie 239
PAP-classificatie 178
pediculosis pubis 284
pilgebruik, zie orale anticonceptiva 56
plaveiselcelcarcinoom 183, 213
pneumokokken 257
poliepen 191
postexpositieprofylaxe, tetanus 276
posttrombotisch syndroom 297
preëclampsie 62
prevalentie 27
preventieparadox 23
primaire hypertensie 63
primaire preventie 25
profylaxe, endocarditis 265
prostaat interepitheliale neoplasie (PIN) 203
prostaatcarcinoom 203
PSA-bepaling 208

radon, en longtumoren 185
rectumcarcinoom, zie colorectale carcinomen 191
relatieve risico (RR) 27
Richtlijnen Goede Voeding 148
rijksvaccinatieprogramma 235
risicoprofiel 49
rodewijnhypothese 135
roken 37, 80, 87, 174, 185
–, risico 54

safe sex 289
SCORE-risicofunctie 49
screening 179, 188, 208, 307
screeningsmammografie 166
secundaire hypertensie 63
secundaire preventie 25
seksueel contact 174
seksueel overdraagbare aandoeningen 281
soa, zie seksueel overdraagbare aandoeningen 281

sociaal-economische status 41
Stages of Change-model 139
statines 41, 84
stoppen met roken 91, 187
syfilis 283
systolische bloeddruk 61

tabak, verbranding 87
tertiaire preventie 26
tetanus 274
trichomoniasis 282
triglyceriden 73
typen influenzavirussen 240

uitstrijkje 178
UKPDS 126

vaccinatie 177, 252, 258
–, influenza 244
veilig seksueel gedrag, zie safe sex 289
veneuze trombo-embolie 297
verzadigd vet 144
virale hepatitis 249
visconsumptie 145
vitamine D 41, 313
voeding 39
–, risico 55
–, vetten 79
voedingsadviezen 144

werveldeformatie, prevalentie 312
wittejassenhypertensie 62
wondreiniging 273
wondsluiting 273

ziekte van Bowen 222
zonlicht 40, 221
–, gunstige effecten 225
zoutconsumptie 146
zwangerschapshypertensie, zie preëclampsie 62

GPSR Compliance

The European Union's (EU) General Product Safety Regulation (GPSR) is a set of rules that requires consumer products to be safe and our obligations to ensure this.

If you have any concerns about our products, you can contact us on

ProductSafety@springernature.com

In case Publisher is established outside the EU, the EU authorized representative is:

Springer Nature Customer Service Center GmbH
Europaplatz 3
69115 Heidelberg, Germany